マンガで学ぶ漢方薬

著：板倉 英俊
作画：石野 人衣　制作：株式会社トレンド・プロ

GUIDEBOOK OF **KAMPO MEDICINE**

AUTHOR HIDETOSHI ITAKURA　COMIC ARTIST TOI ISHINO　PRODUCE TREND-PRO Co., LTD.

中外医学社

まえがき

漢方薬は効くの？

答えは、YESでもあり、NOでもあります。

周囲に葛根湯を飲んだ経験があるか尋ねると、かなりの割合で飲んだ経験があります。そして、効いたという人と効かないという人とは、半々くらいでしょうか？

前者は、ゾクゾクと寒気があって、頭や肩が痛いときに飲むと、汗をかきよくなると答えてくれます。本当に模範解答のように答えてくださいます。

後者は、風邪をひいたから、一日3回4日間葛根湯を飲んだけれど効かなかった、とおっしゃります。これまた、典型的な効かない飲み方をしてくださっています。

葛根湯が効くと評価してくださった方は、どういう時期に、どういう症状で、どのように飲むとよくて、どうなるのが治る「サイン」なのかを把握してくださっているのです。素晴らしい！

一方、風邪だから葛根湯を内服するというのは、西洋医学的な考えと投与法です。ここには本来、必要とされるコツや知恵が含まれていません。

今回、この本を書くにいたったのは上のようなことがきっかけです。

漢方医学とは、ただ薬を飲めばいいというのではなくて、病気のどんな時期に、どんな症状で、どれくらいの期間飲むかという、薬にまつわる色んなコツや知恵、養生などを総合的にまとめたものなのです。

「おばあちゃんの知恵の体系化」みたいなものが漢方医学なのです。

昔の人が観察して蓄積したことをあーでもない、こーでもないと、色んな成功や失敗を繰り返して、今の世の中に残してくれた大きなコツと知恵の財産なのです。

こうしたコツや知恵を学ぶには、少し昔の時代背景やその言葉を知っておく必要があります。最初はそこに難しさを感じるかもしれませんが、実際に多くの人が使ってきたものなので、すぐ慣れてしまいます。漢方の上達の鍵は「学ぶより慣れろ」です。

実際に臨床をはじめると、西洋医学だけでは「診断できない」「治療できない」、そんな病態がいっぱいあります。そのため、患者さんが訴えていることを西洋医学的には適切に診断をつけられなくて、不定愁訴として片付けられていることもよく見かけます。こうした不定愁訴でも、視点が異なる漢方医学の理論や知識を勉強することで、はじめて病態が理解できて、納得して共感して医療が行えるようになります。しっかりと漢方医学を学べば、本当の難病にも役立つ武器となります。

この本は、大学病院に臨床研修に来ている学生や研修医の指導内容をもとに記載しました。マンガだからこそ伝わる行間や雰囲気があるのではないかと思っています。

この本から、漢方の世界に一歩を踏み出していただければと思います。そして、さらにステップアップしたい方には素晴らしい書籍があります。加島雅之先生の『漢方薬の考え方、使い方』です。こちらの本も続けて読んでいただければと思います。

ようこそ、すてきな漢方の世界へ！

板倉 英俊

もくじ

プロローグ

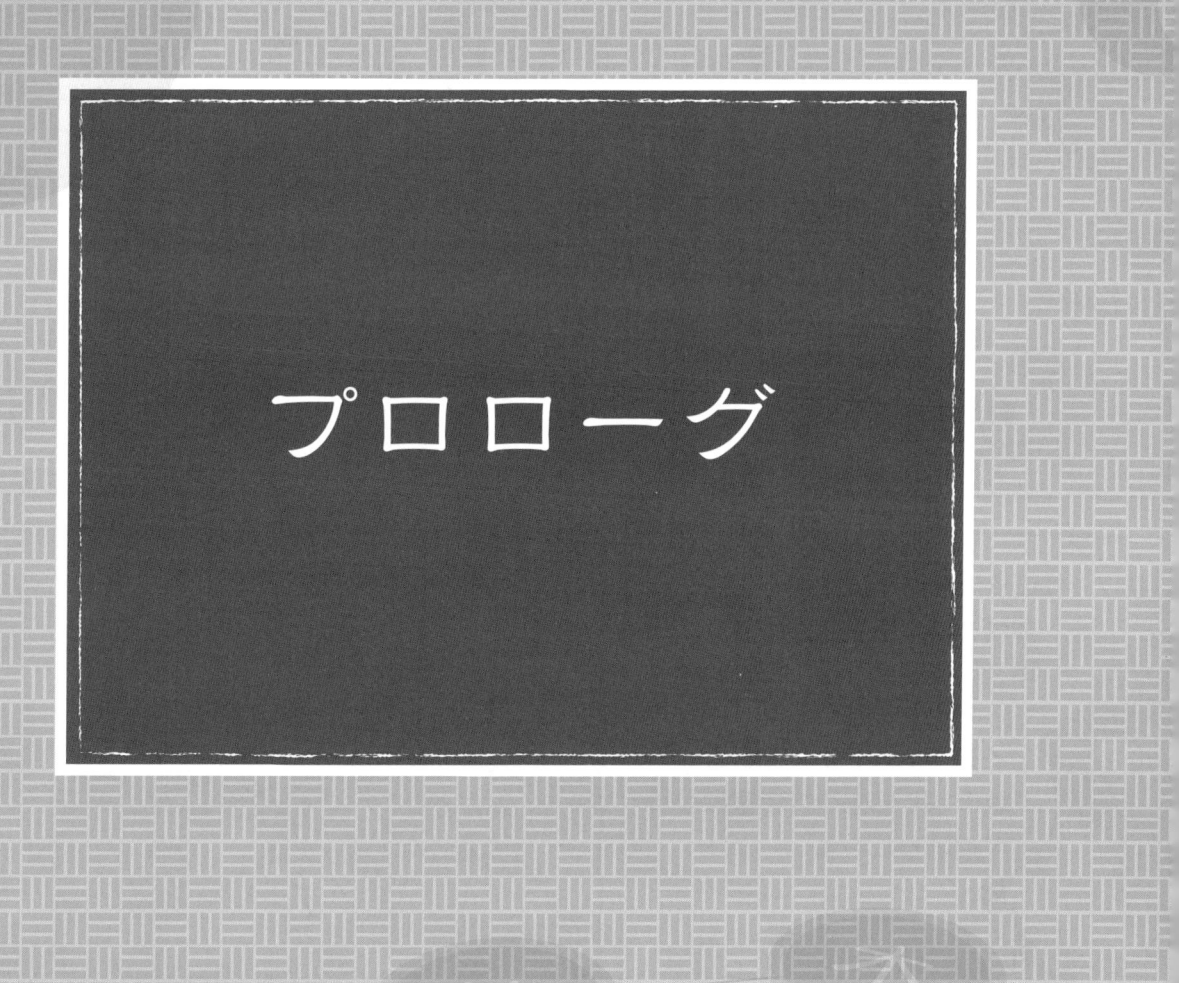

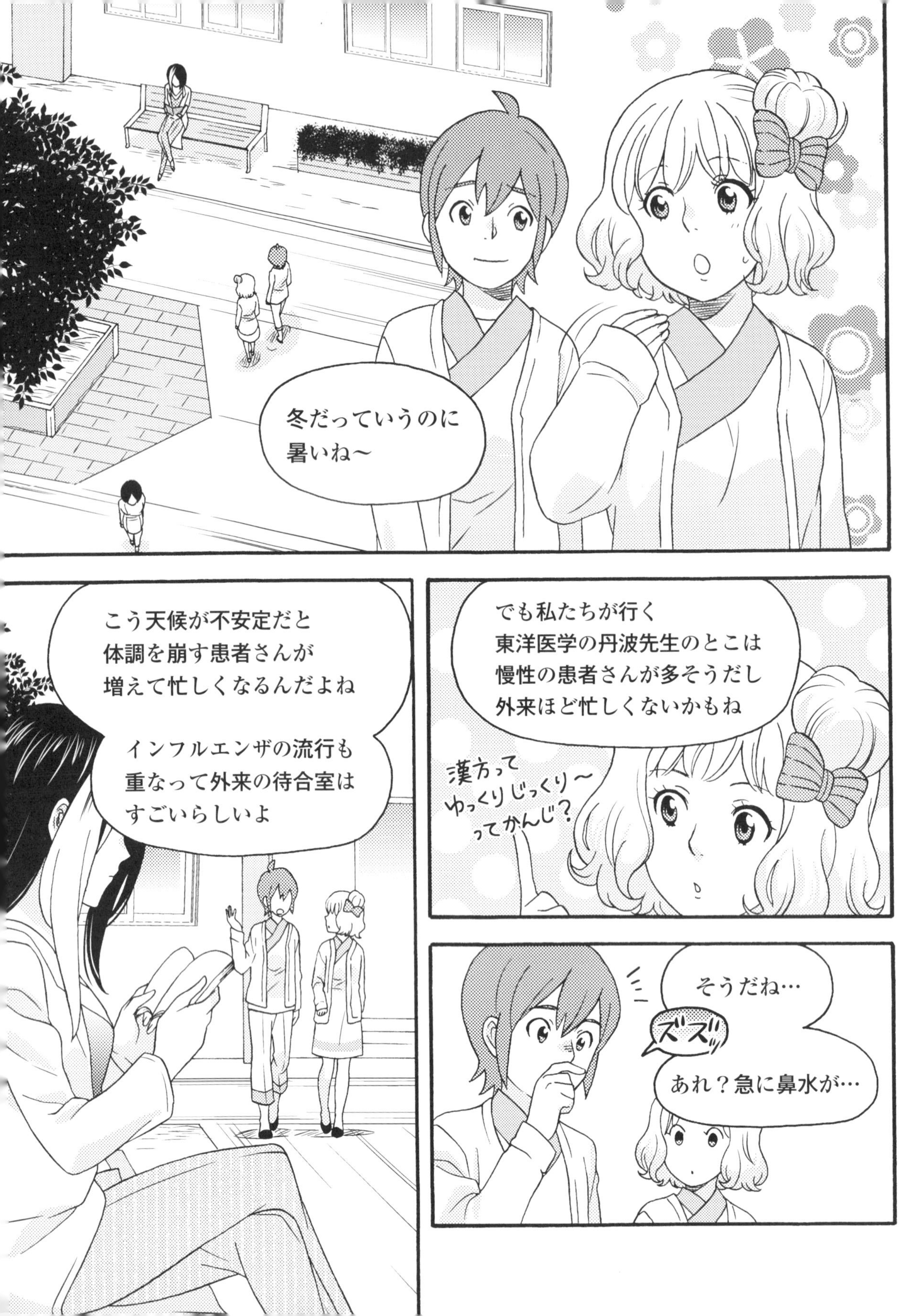
冬だっていうのに
暑いね～
こう天候が不安定だと
体調を崩す患者さんが
増えて忙しくなるんだよね
インフルエンザの流行も
重なって外来の待合室は
すごいらしいよ
でも私たちが行く
東洋医学の丹波先生のとこは
慢性の患者さんが多そうだし
外来ほど忙しくないかもね
漢方って
ゆっくりじっくり～
ってかんじ？
そうだね…
ズズ
あれ？急に鼻水が…

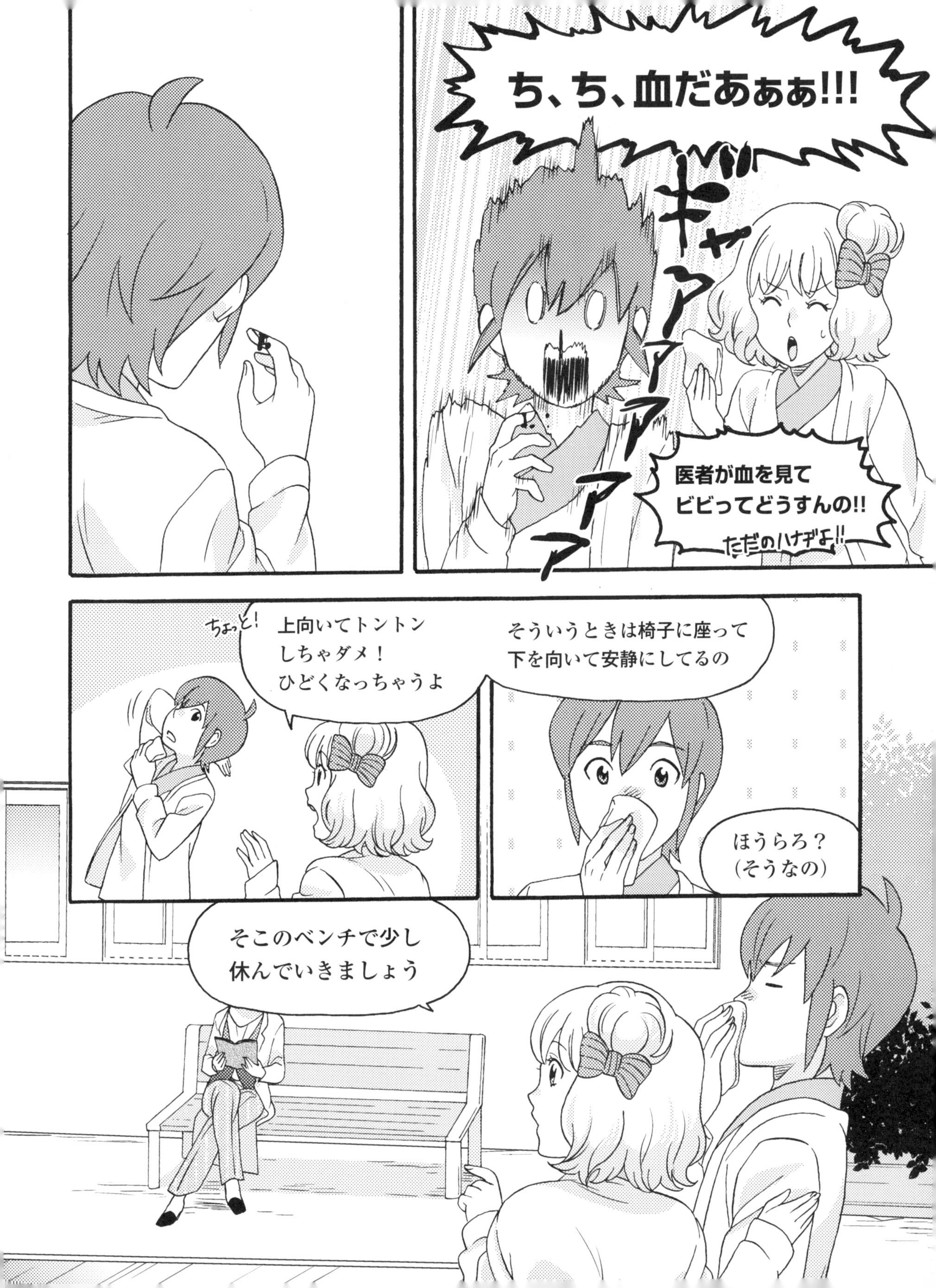

ち、ち、血だあぁぁ!!!
ギャァアアアア
医者が血を見て
ビビってどうすんの!!
ただのハナヂよ!!
ちょっと!
上向いてトントン
しちゃダメ！
ひどくなっちゃうよ
そういうときは椅子に座って
下を向いて安静にしてるの
ほうらろ？
(そうなの)
そこのベンチで少し
休んでいきましょう

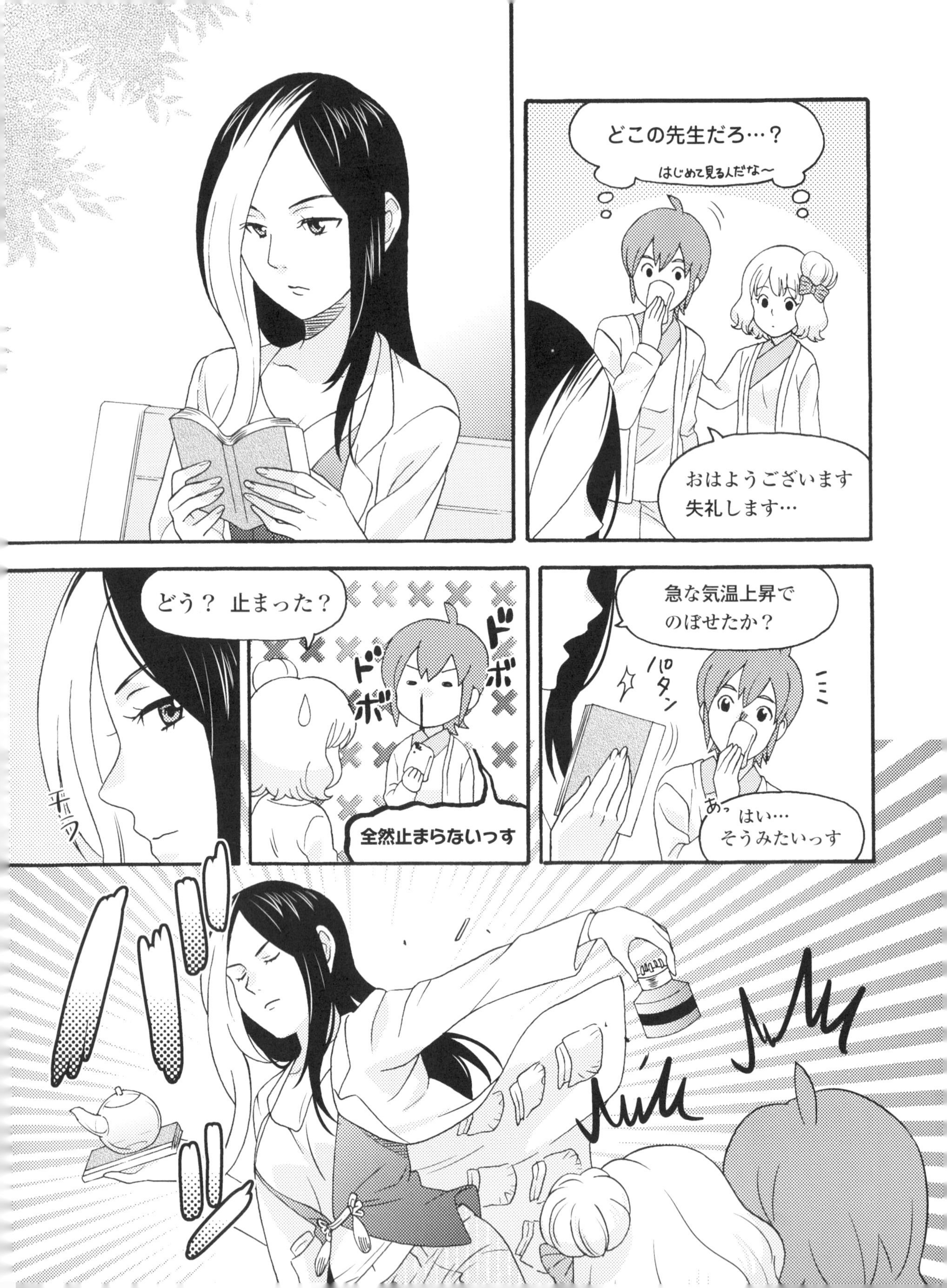
どこの先生だろ…？
はじめて見る人だな〜
おはようございます
失礼します…
急な気温上昇で
のぼせたか？
パタン
あっ
はい…
そうみたいっす
どう？ 止まった？
ドボドボ
全然止まらないっす

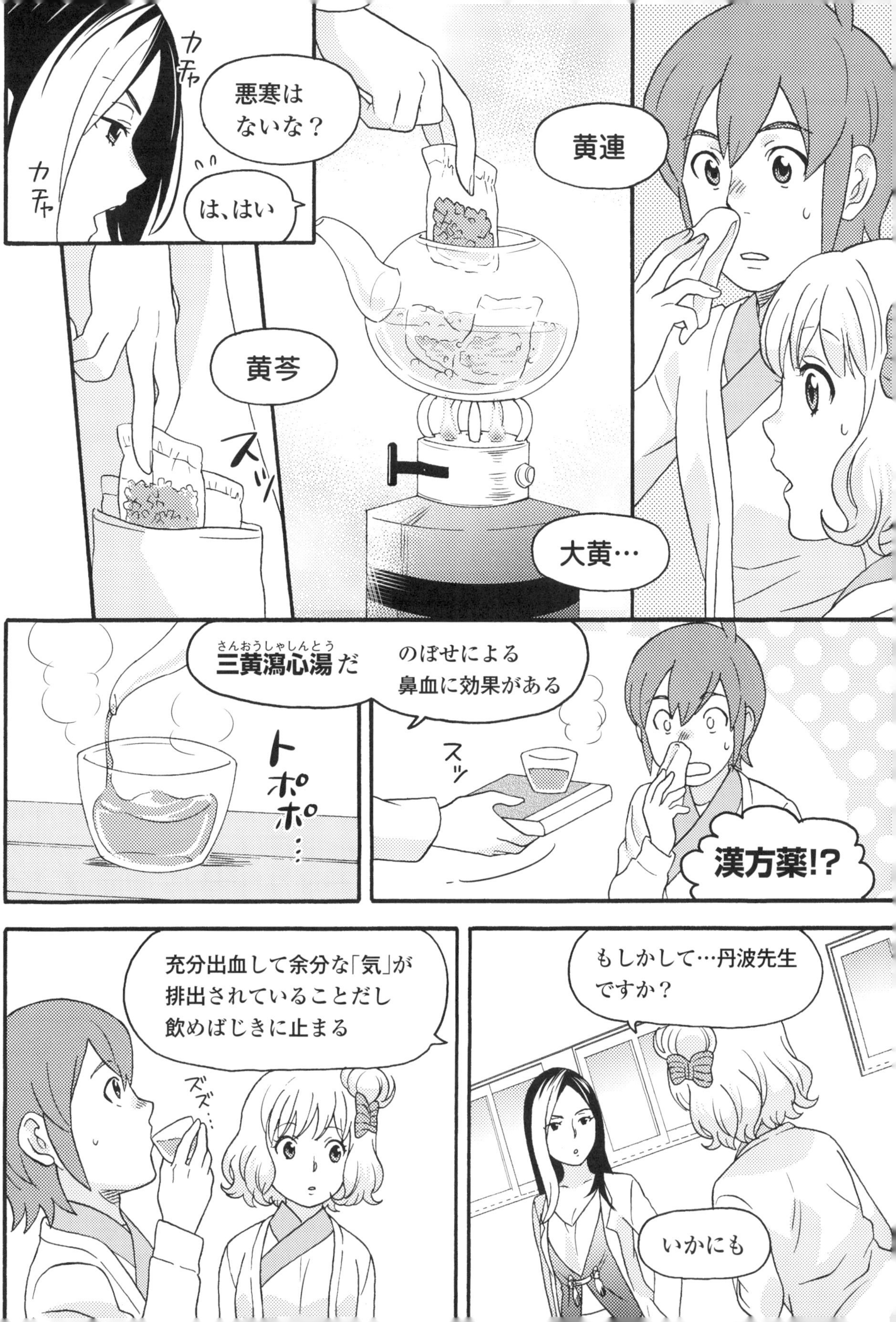
カチャ
カチャ
悪寒はないな？
は、はい
黄芩
スッ
黄連
大黄…
トポポ…
スッ
三黄瀉心湯《さんおうしゃしんとう》だ のぼせによる鼻血に効果がある
漢方薬!?
充分出血して余分な「気」が排出されていることだし飲めばじきに止まる
ズズ…
もしかして…丹波先生ですか？
いかにも

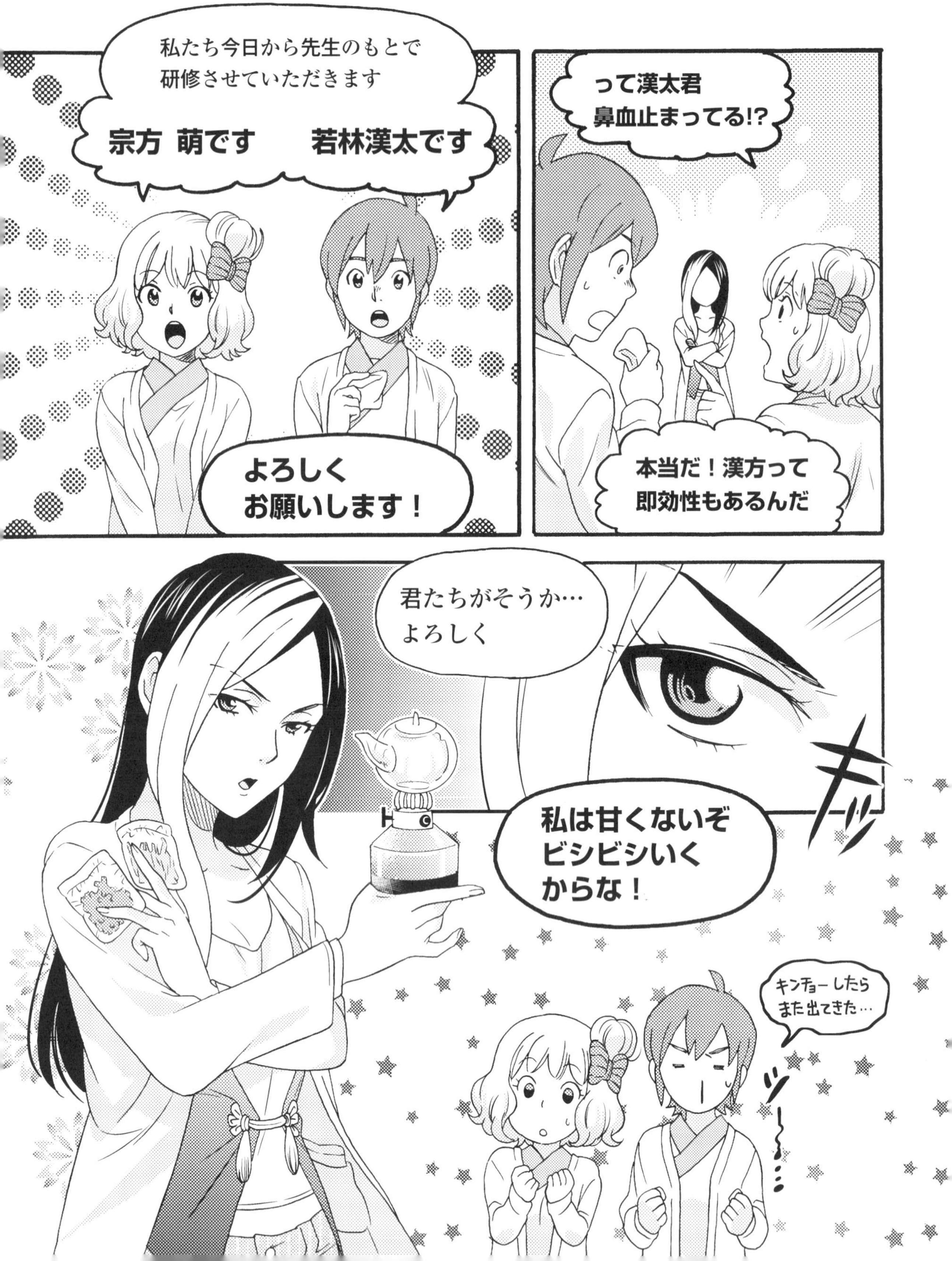
私たち今日から先生のもとで
研修させていただきます
宗方 萌です
若林漢太です
よろしく
お願いします！
って漢太君
鼻血止まってる!?
本当だ！漢方って
即効性もあるんだ
君たちがそうか…
よろしく
キッ
私は甘くないぞ
ビシビシいく
からな！
キンチョーしたら
また出てきた…
ツー…

第1章

証

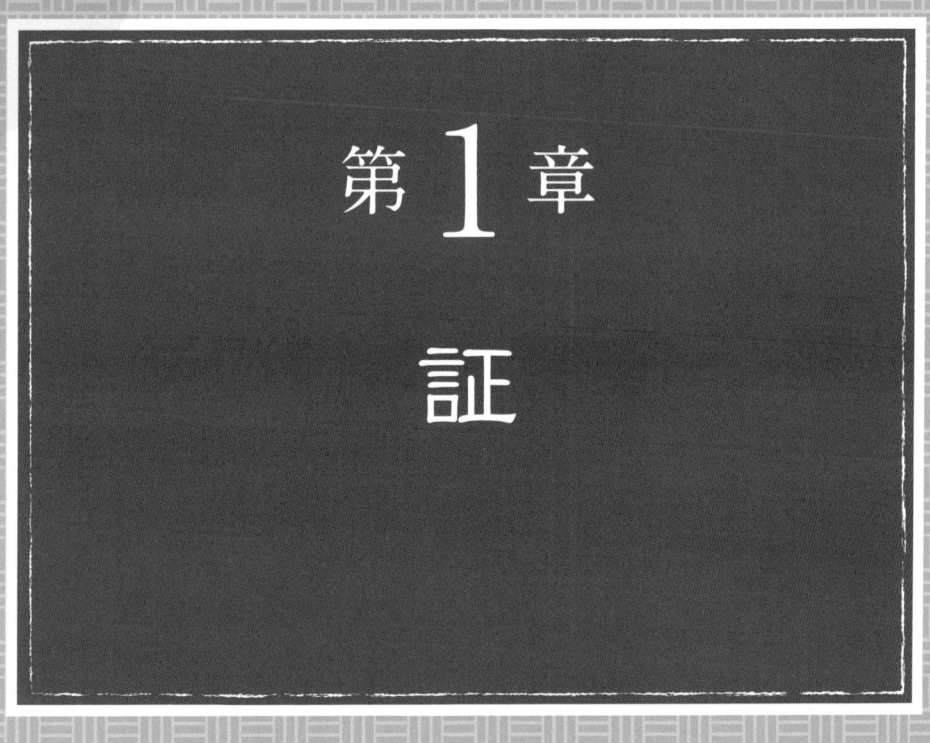

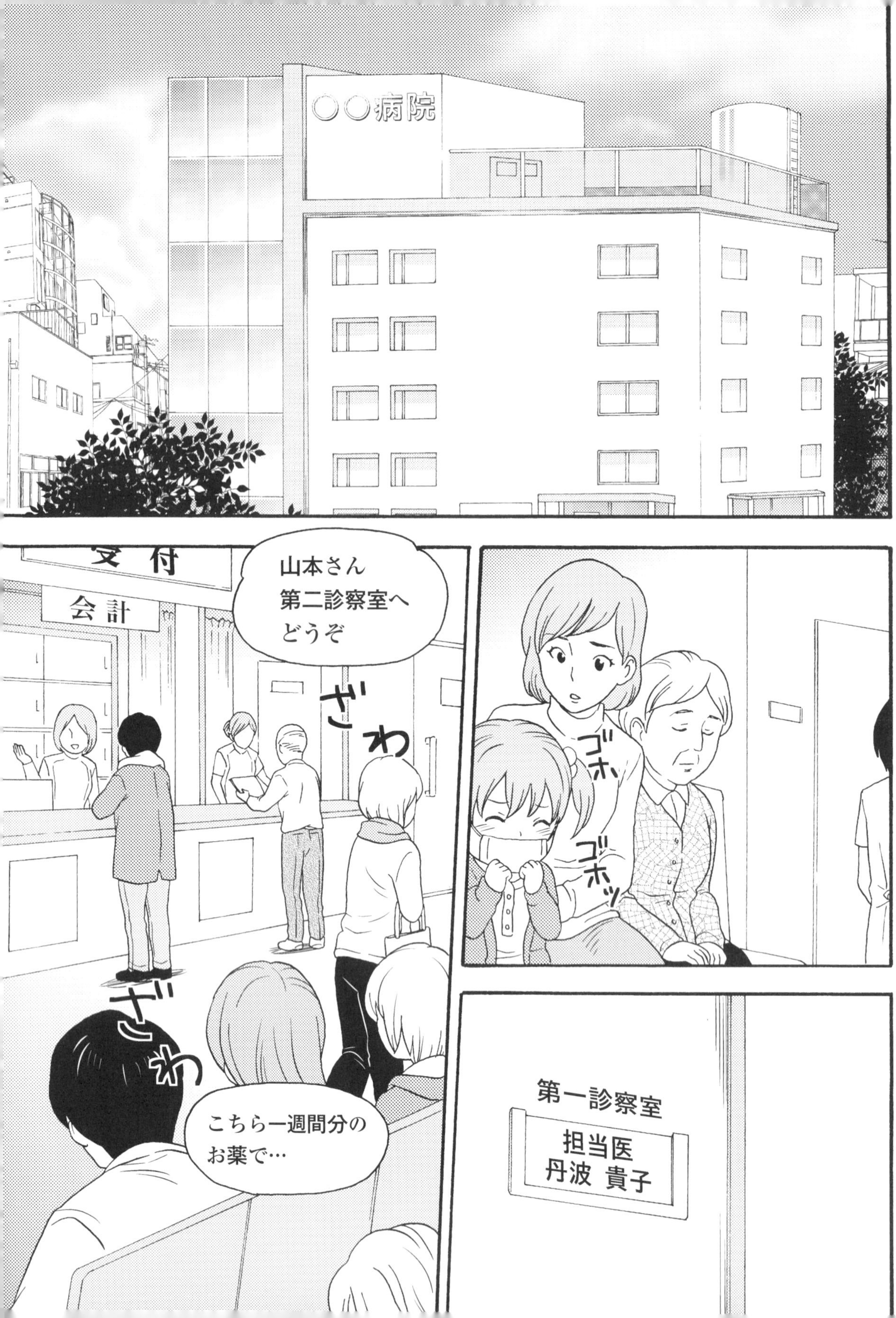
○○病院
受付
会計
山本さん
第二診察室へ
どうぞ
ざわ
ざわ
こちら一週間分の
お薬で…
ゴホ
ゴホッ
第一診察室
担当医
丹波 貴子

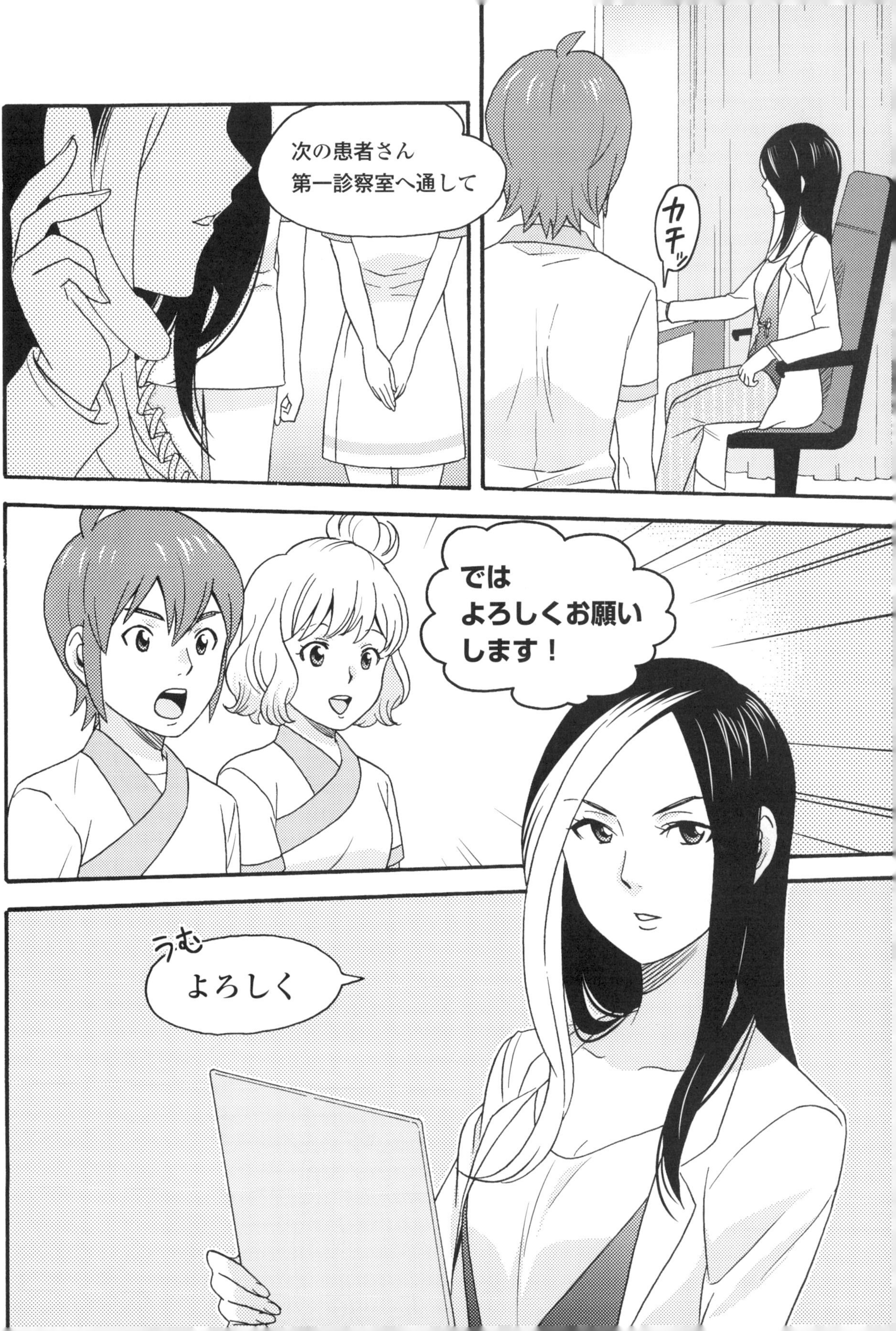
カチッ
次の患者さん
第一診察室へ通して
では
よろしくお願い
します！
うむ
よろしく

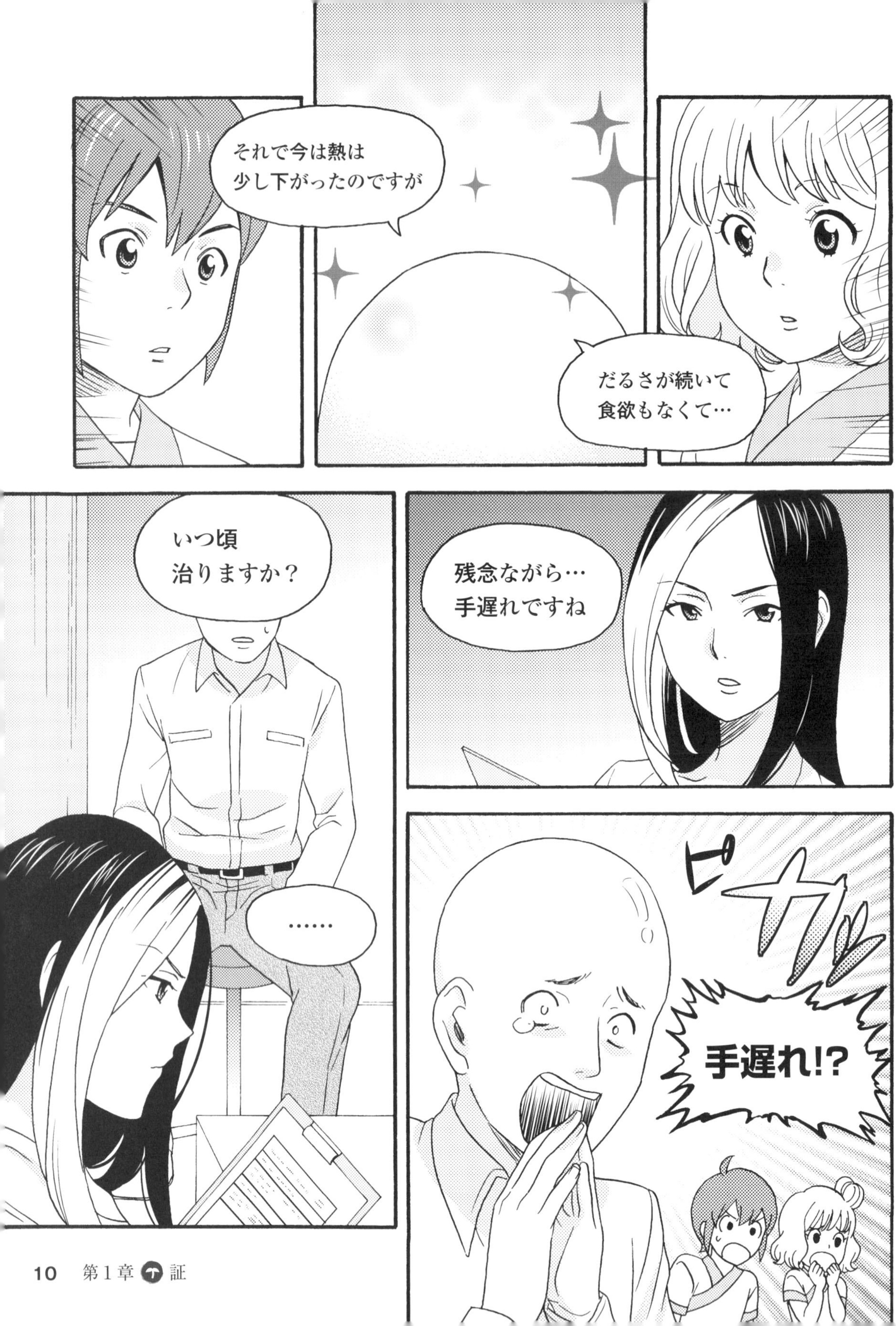

それで今は熱は
少し下がったのですが
だるさが続いて
食欲もなくて…
いつ頃
治りますか？
残念ながら…
手遅れですね
……
ピカッ
手遅れ!?

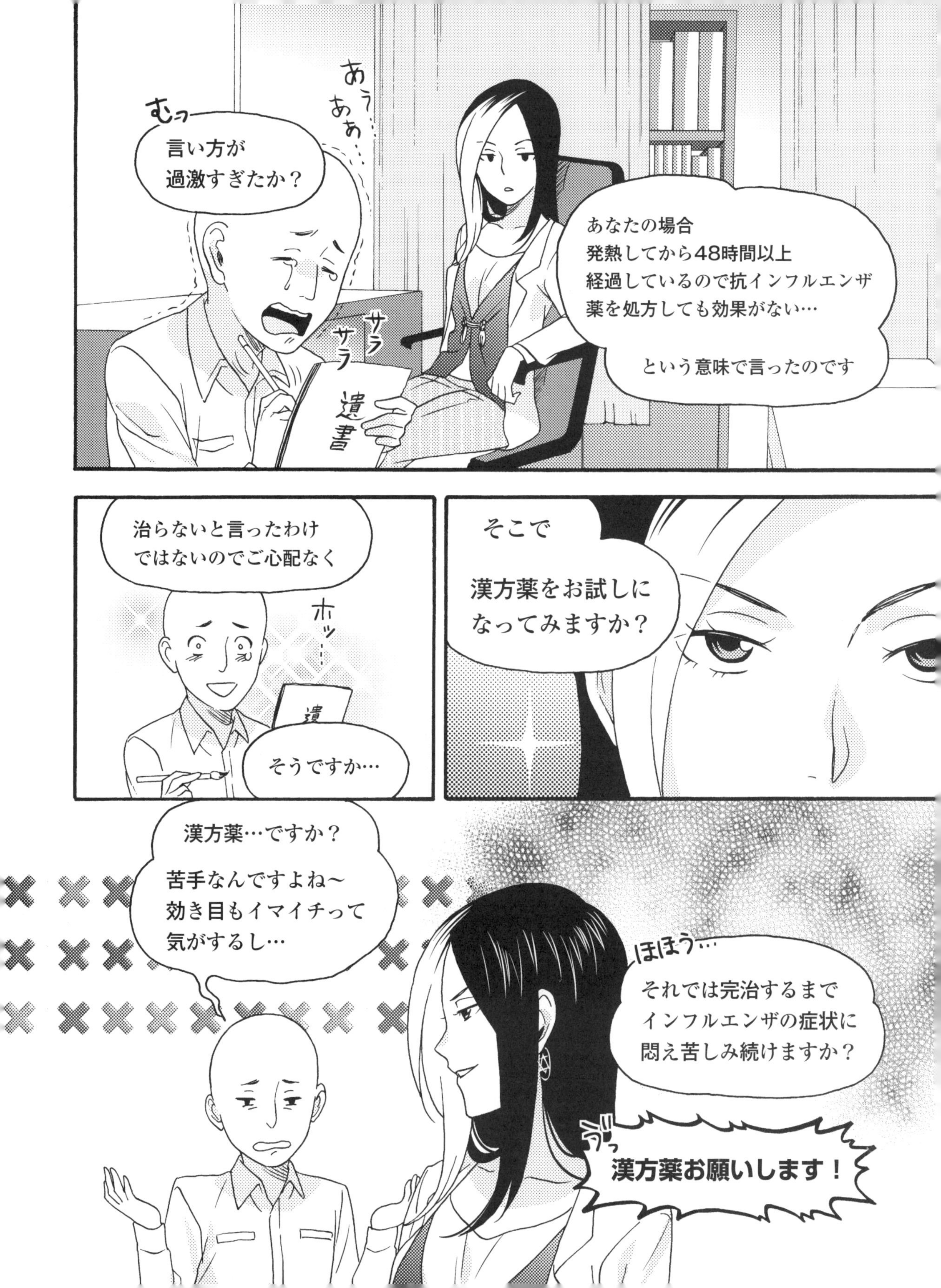
あなたの場合
発熱してから48時間以上
経過しているので抗インフルエンザ
薬を処方しても効果がない…
という意味で言ったのです
あぅ
あぁ…
むっ
言い方が
過激すぎたか？
サラ
サラ
遺書
そこで
漢方薬をお試しに
なってみますか？
治らないと言ったわけ
ではないのでご心配なく
ホッ…
遺
そうですか…
漢方薬…ですか？
苦手なんですよね～
効き目もイマイチって
気がするし…
ほほう…
それでは完治するまで
インフルエンザの症状に
悶え苦しみ続けますか？
ぶっ
漢方薬お願いします！

● 西洋医学と東洋医学

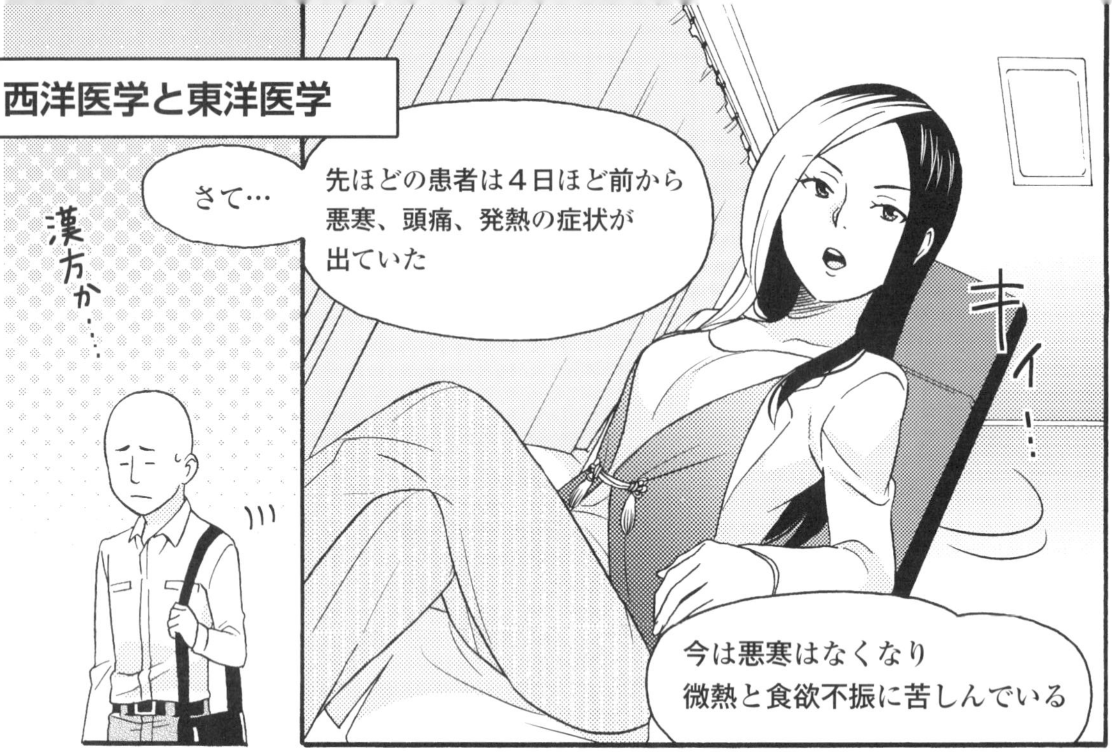
さて…
先ほどの患者は４日ほど前から
悪寒、頭痛、発熱の症状が
出ていた
キィ…
今は悪寒はなくなり
微熱と食欲不振に苦しんでいる
漢方か…

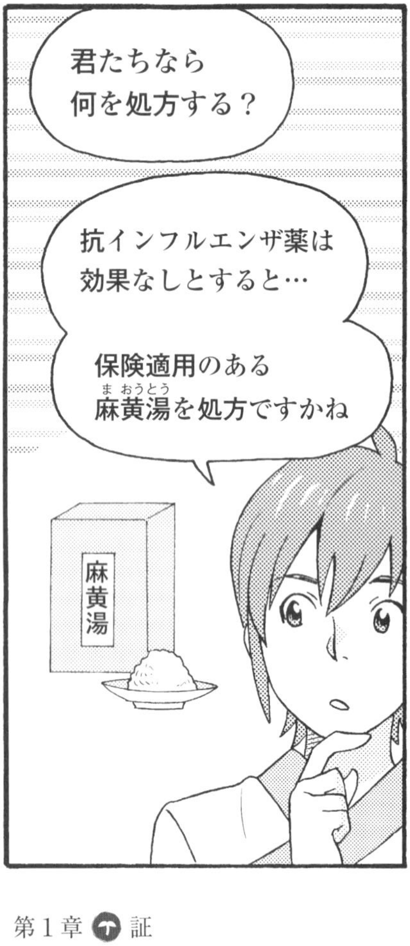
君たちなら
何を処方する？
抗インフルエンザ薬は
効果なしとすると…
保険適用のある
麻黄湯《まおうとう》を処方ですかね
麻黄湯

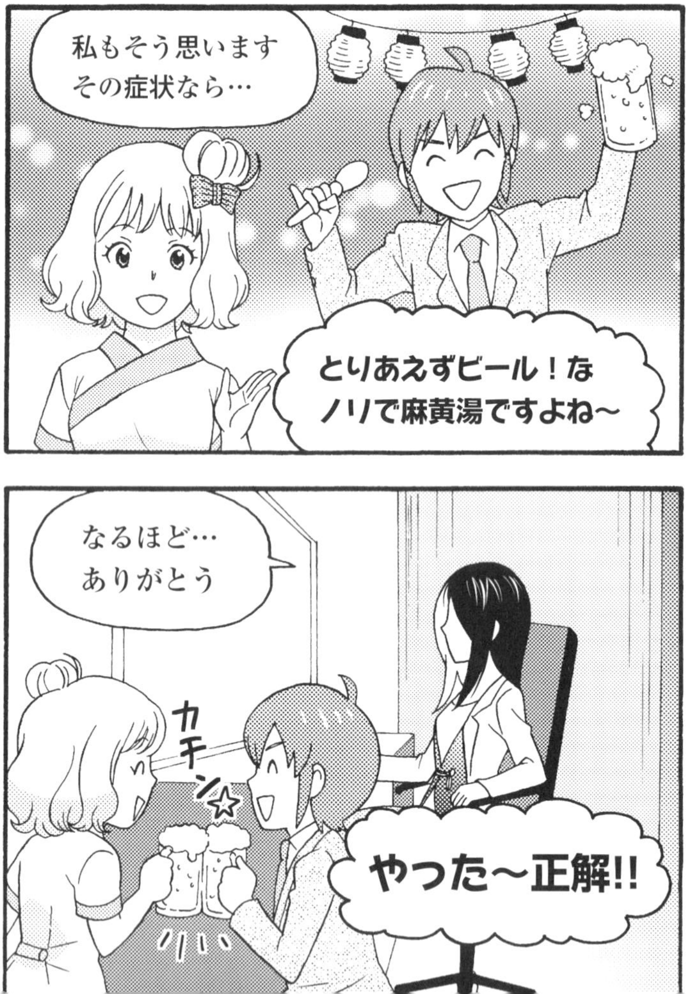
私もそう思います
その症状なら…
とりあえずビール！な
ノリで麻黄湯ですよね～
なるほど…
ありがとう
カチン☆
やった～正解!!

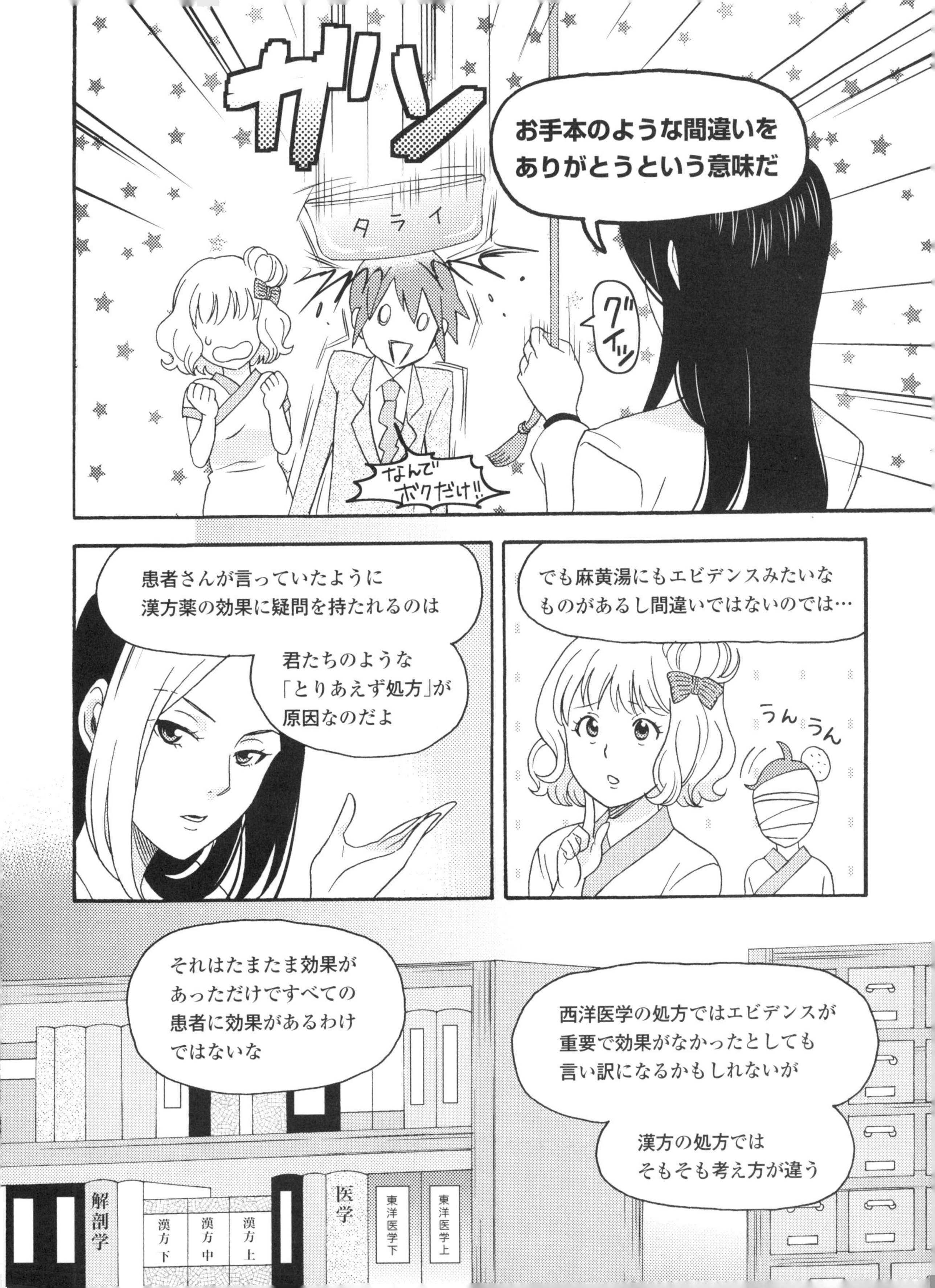
お手本のような間違いを
ありがとうという意味だ
グイッ
タライ
なんで
ボクだけ!!
でも麻黄湯にもエビデンスみたいな
ものがあるし間違いではないのでは…
うんうん
患者さんが言っていたように
漢方薬の効果に疑問を持たれるのは
君たちのような
「とりあえず処方」が
原因なのだよ
それはたまたま効果が
あっただけですべての
患者に効果があるわけ
ではないな
西洋医学の処方ではエビデンスが
重要で効果がなかったとしても
言い訳になるかもしれないが
漢方の処方では
そもそも考え方が違う
解剖学
漢方下
漢方中
漢方上
医学
東洋医学下
東洋医学上

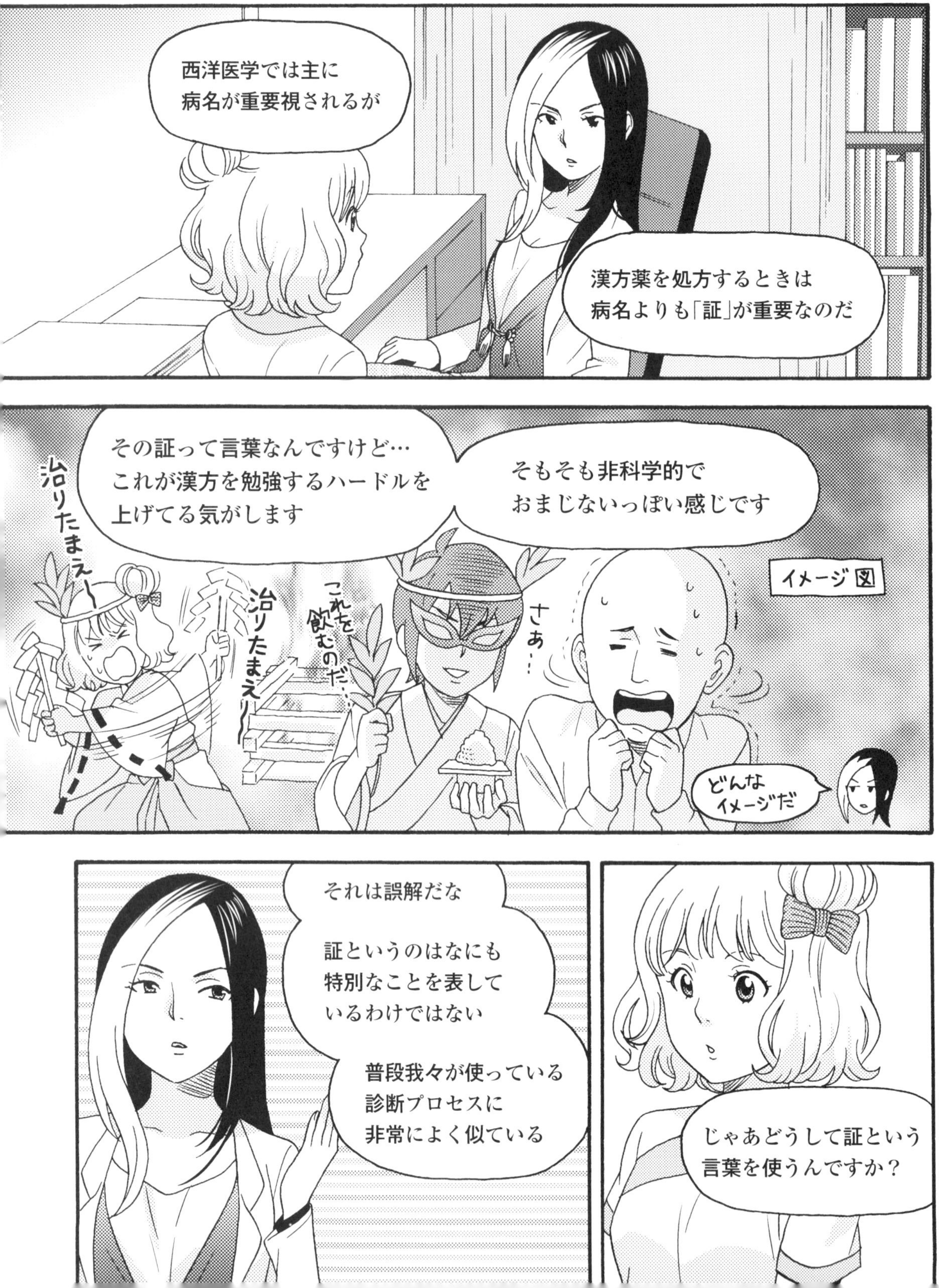
西洋医学では主に病名が重要視されるが
漢方薬を処方するときは病名よりも「証」が重要なのだ
その証って言葉なんですけど…これが漢方を勉強するハードルを上げてる気がします
そもそも非科学的でおまじないっぽい感じです
イメージ図
治りたまえ～
治りたまえ～
これを飲むのだ…
さぁ…
どんなイメージだ
それは誤解だな
証というのはなにも特別なことを表しているわけではない
普段我々が使っている診断プロセスに非常によく似ている
じゃあどうして証という言葉を使うんですか？

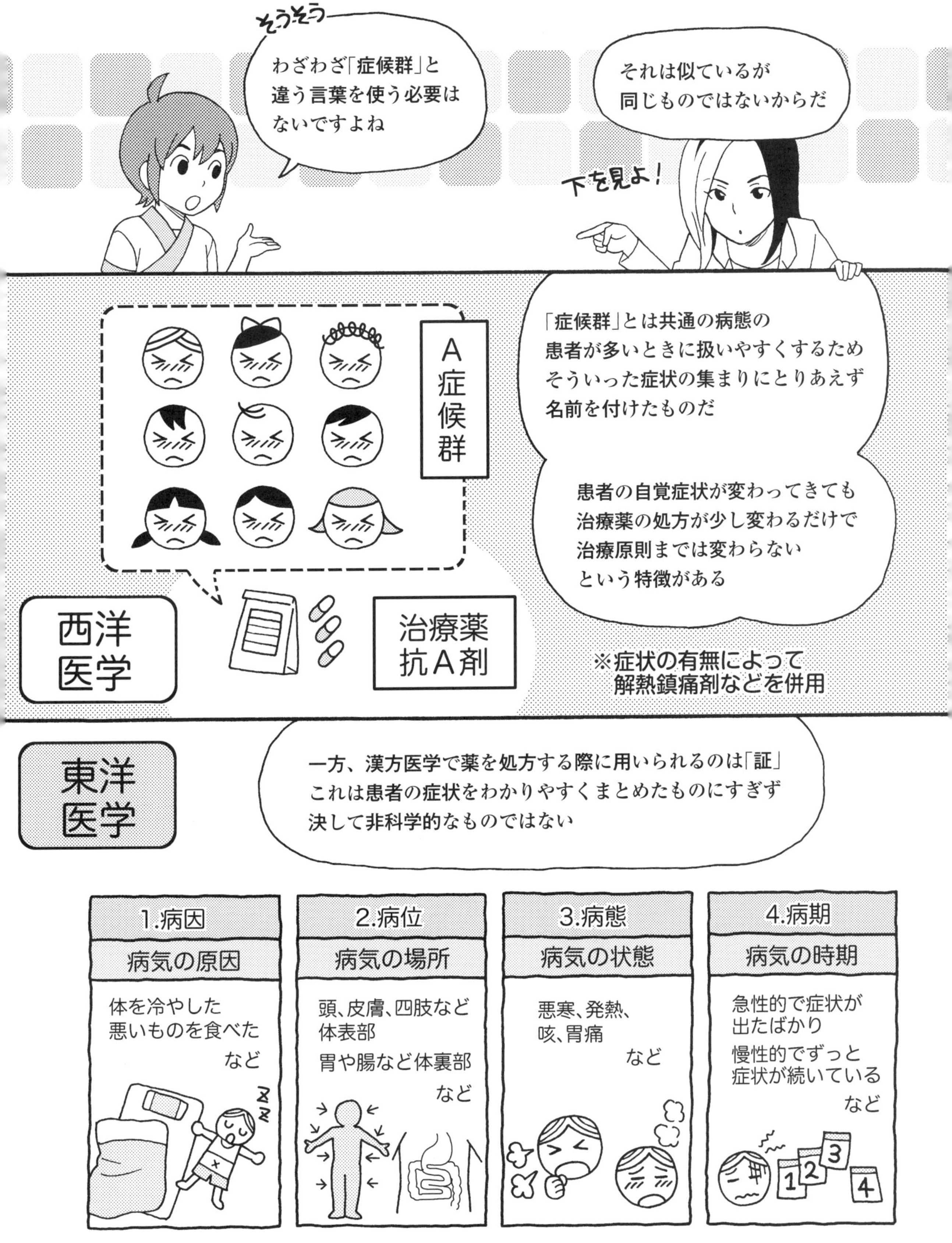

そうそう
わざわざ「症候群」と違う言葉を使う必要はないですよね
それは似ているが同じものではないからだ
下を見よ!
A症候群
西洋医学
治療薬 抗A剤
「症候群」とは共通の病態の患者が多いときに扱いやすくするためそういった症状の集まりにとりあえず名前を付けたものだ
患者の自覚症状が変わってきても治療薬の処方が少し変わるだけで治療原則までは変わらないという特徴がある
※症状の有無によって解熱鎮痛剤などを併用
東洋医学
一方、漢方医学で薬を処方する際に用いられるのは「証」これは患者の症状をわかりやすくまとめたものにすぎず決して非科学的なものではない
1.病因
病気の原因
体を冷やした
悪いものを食べた
など
2.病位
病気の場所
頭、皮膚、四肢など体表部
胃や腸など体裏部
など
3.病態
病気の状態
悪寒、発熱、咳、胃痛
など
4.病期
病気の時期
急性的で症状が出たばかり
慢性的でずっと症状が続いている
など
Z
Z
1
2
3
4

● 証

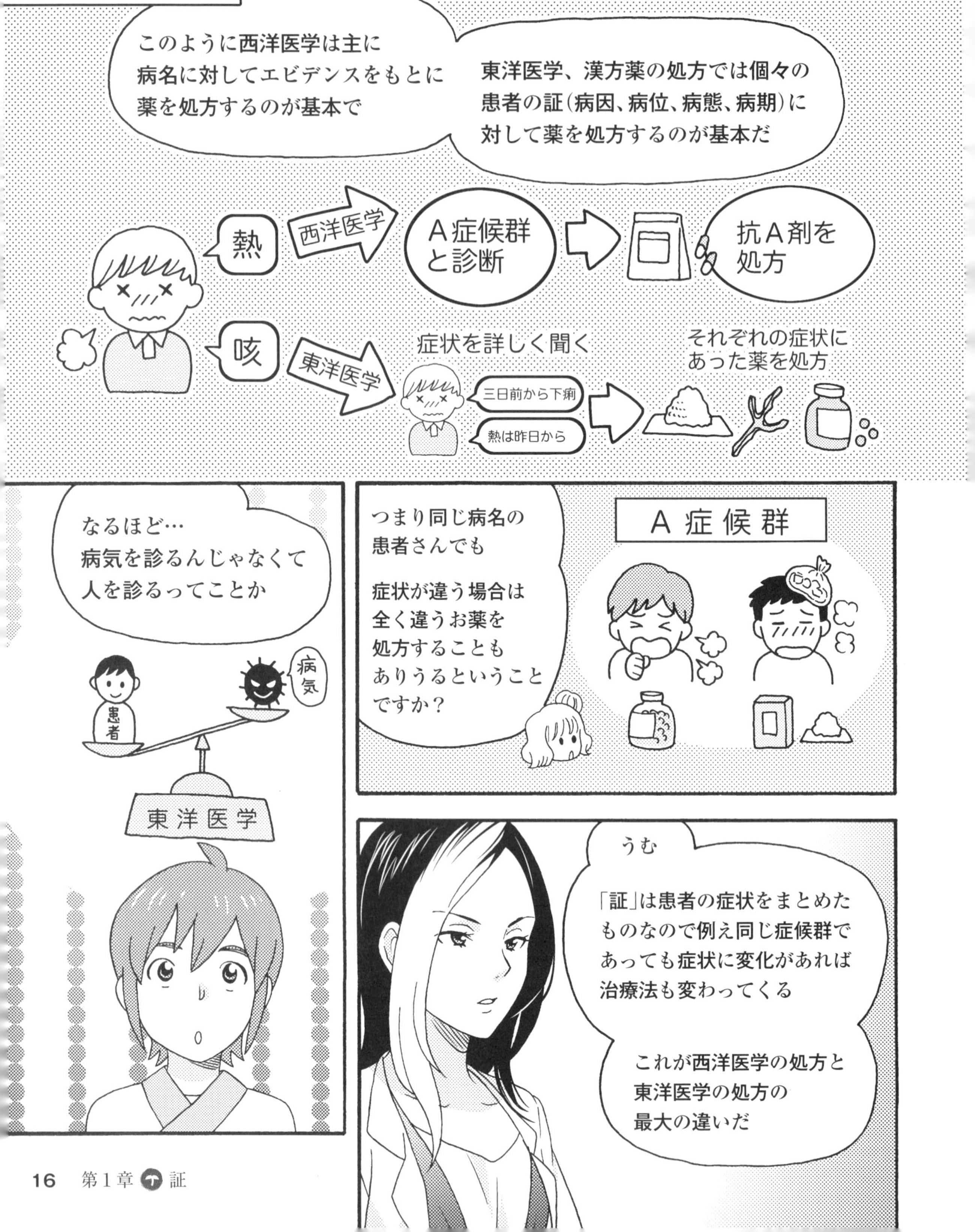
このように西洋医学は主に
病名に対してエビデンスをもとに
薬を処方するのが基本で
東洋医学、漢方薬の処方では個々の
患者の証(病因、病位、病態、病期)に
対して薬を処方するのが基本だ
熱
西洋医学
A症候群
と診断
抗A剤を
処方
咳
東洋医学
症状を詳しく聞く
三日前から下痢
熱は昨日から
それぞれの症状に
あった薬を処方
なるほど…
病気を診るんじゃなくて
人を診るってことか
患者
病気
東洋医学
つまり同じ病名の
患者さんでも
症状が違う場合は
全く違うお薬を
処方することも
ありうるということ
ですか？
A 症 候 群
うむ
「証」は患者の症状をまとめた
ものなので例え同じ症候群で
あっても症状に変化があれば
治療法も変わってくる
これが西洋医学の処方と
東洋医学の処方の
最大の違いだ

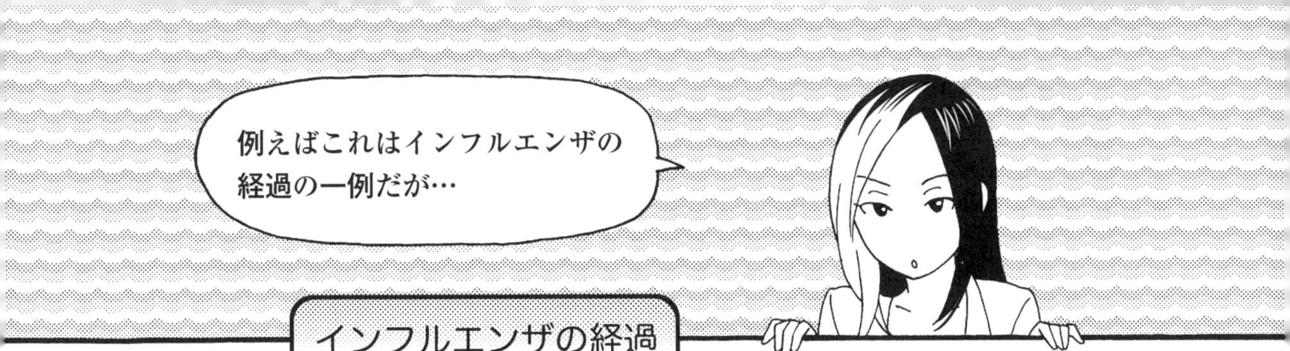
例えばこれはインフルエンザの
経過の一例だが…

インフルエンザの経過

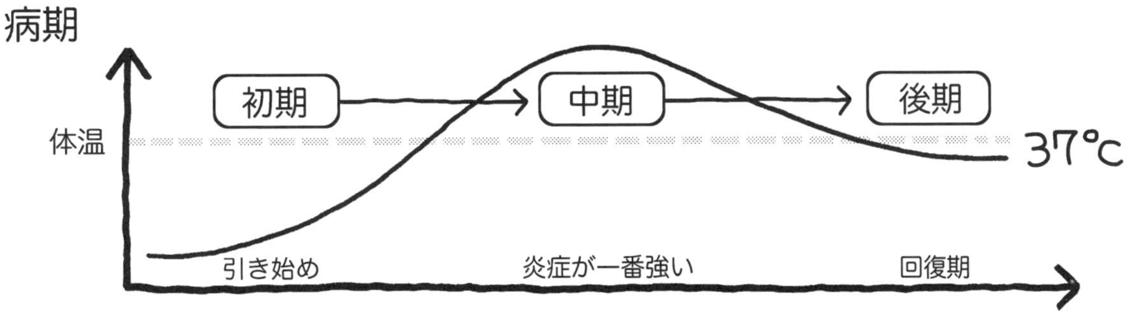
病期
初期
中期
後期
体温
37℃
引き始め
炎症が一番強い
回復期

病状	悪寒 寒気がある 頭痛、関節痛	悪態 発熱のピーク 熱でうなされる 口渇、発汗、脱水傾向	微熱 ほとんど平熱なのに熱感が続く 食欲低下、倦怠感
病因	風寒 （外から侵入した邪）	風寒が裏に入り熱化する	風寒にかかったことで正気が傷つけられる
病位	表　（太陽）	裏　（陽明胃）	裏　（脾）
病態	実証	実証	虚証
証 （まとめ）	風寒表実証 （太陽表実証）	裏熱実証 （陽明裏熱証）	気虚発熱証 （差後労復病）
処方	麻黄湯《まおうとう》	白虎《びゃっこ》加《か》人参《にんじん》湯《とう》	補中益気《ほちゅうえっき》湯《とう》

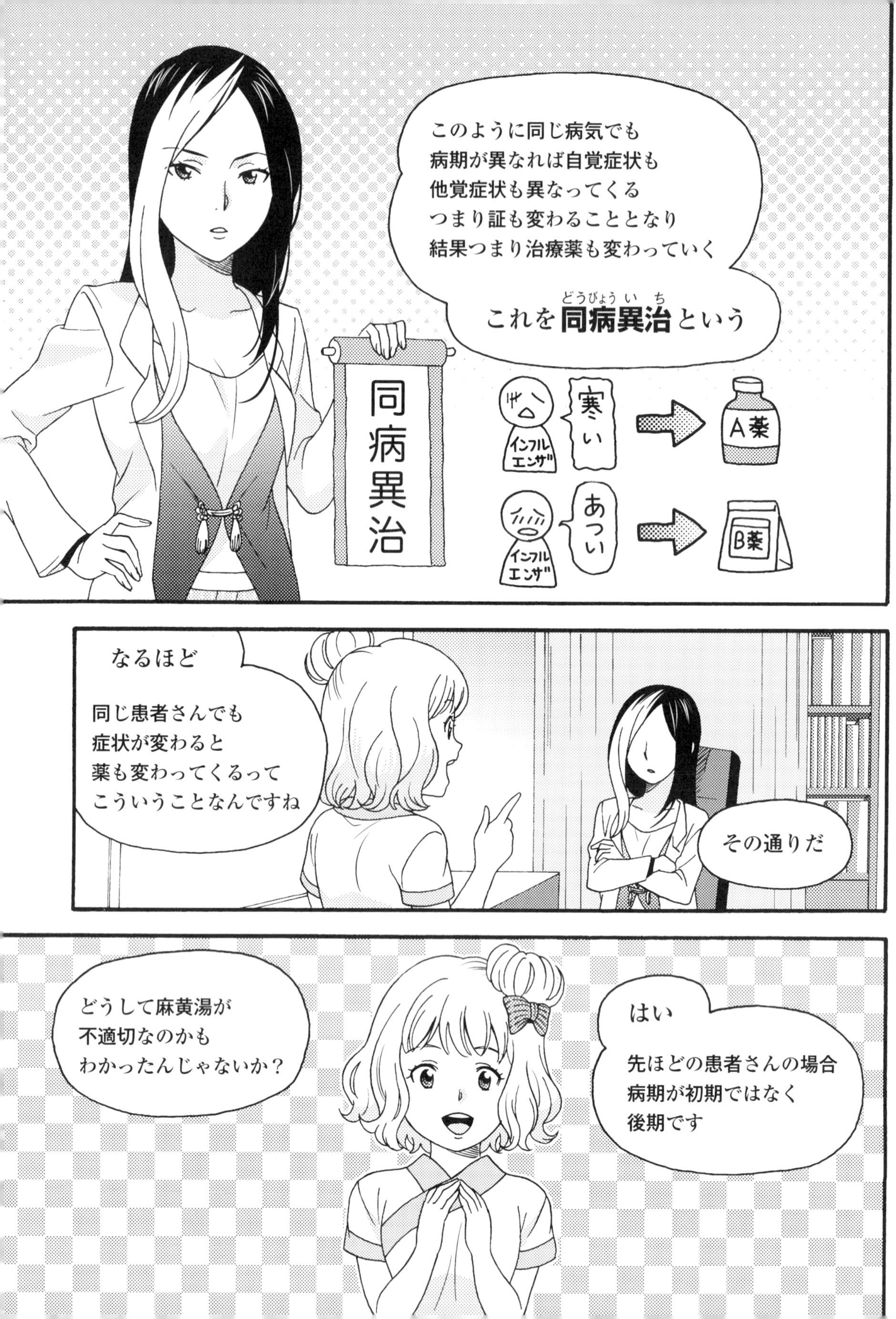
このように同じ病気でも
病期が異なれば自覚症状も
他覚症状も異なってくる
つまり証も変わることとなり
結果つまり治療薬も変わっていく
これを**同病《どうびょう》異《い》治《ち》**という
同病異治
インフルエンザ
寒い
A薬
インフルエンザ
あつい
B薬
なるほど
同じ患者さんでも
症状が変わると
薬も変わってくるって
こういうことなんですね
その通りだ
どうして麻黄湯が
不適切なのかも
わかったんじゃないか？
はい
先ほどの患者さんの場合
病期が初期ではなく
後期です

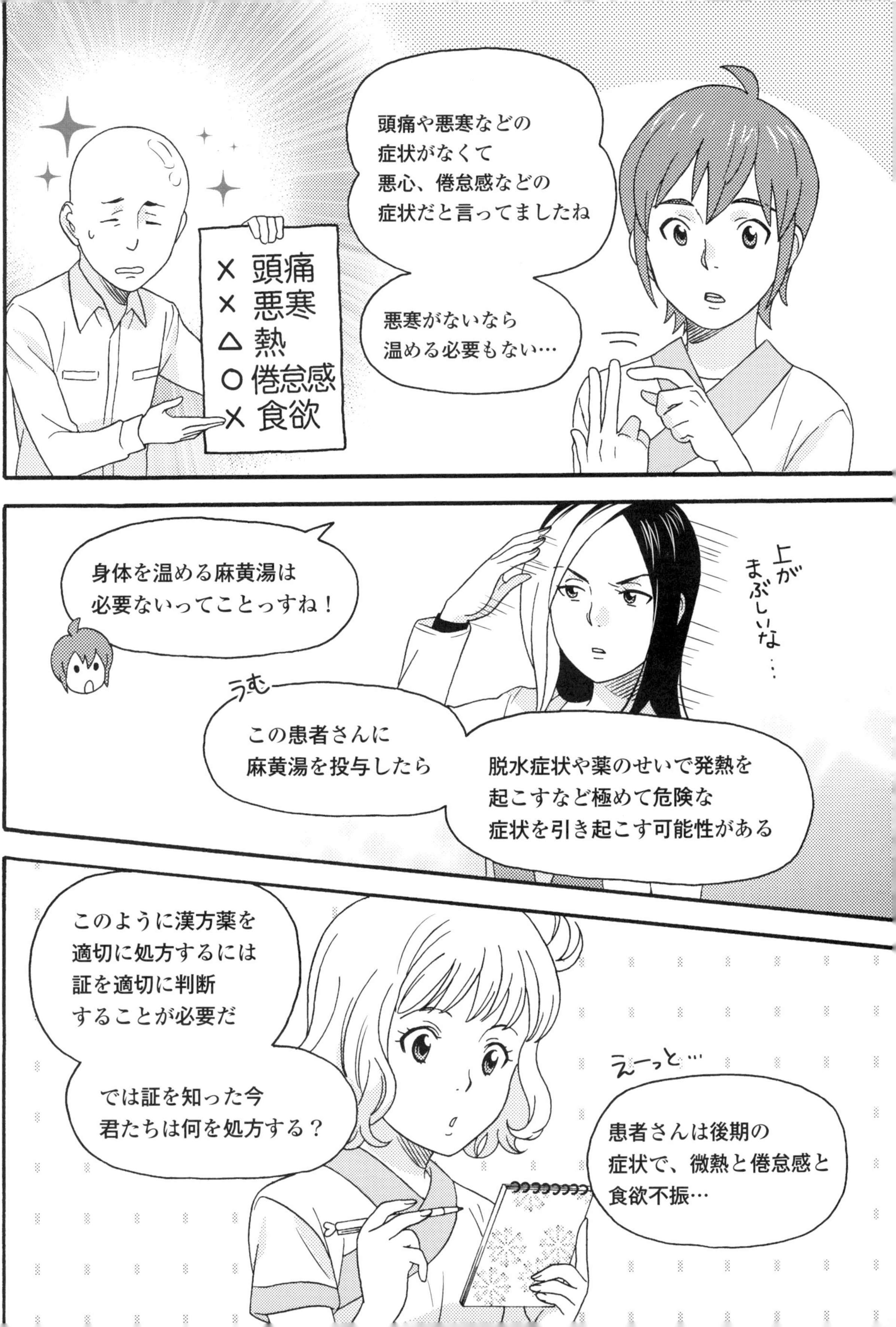
頭痛や悪寒などの
症状がなくて
悪心、倦怠感などの
症状だと言ってましたね
悪寒がないなら
温める必要もない…
× 頭痛
× 悪寒
△ 熱
○ 倦怠感
× 食欲
上がまぶしいな…
身体を温める麻黄湯は
必要ないってことっすね！
うむ
この患者さんに
麻黄湯を投与したら
脱水症状や薬のせいで発熱を
起こすなど極めて危険な
症状を引き起こす可能性がある
このように漢方薬を
適切に処方するには
証を適切に判断
することが必要だ
では証を知った今
君たちは何を処方する？
えーっと…
患者さんは後期の
症状で、微熱と倦怠感と
食欲不振…

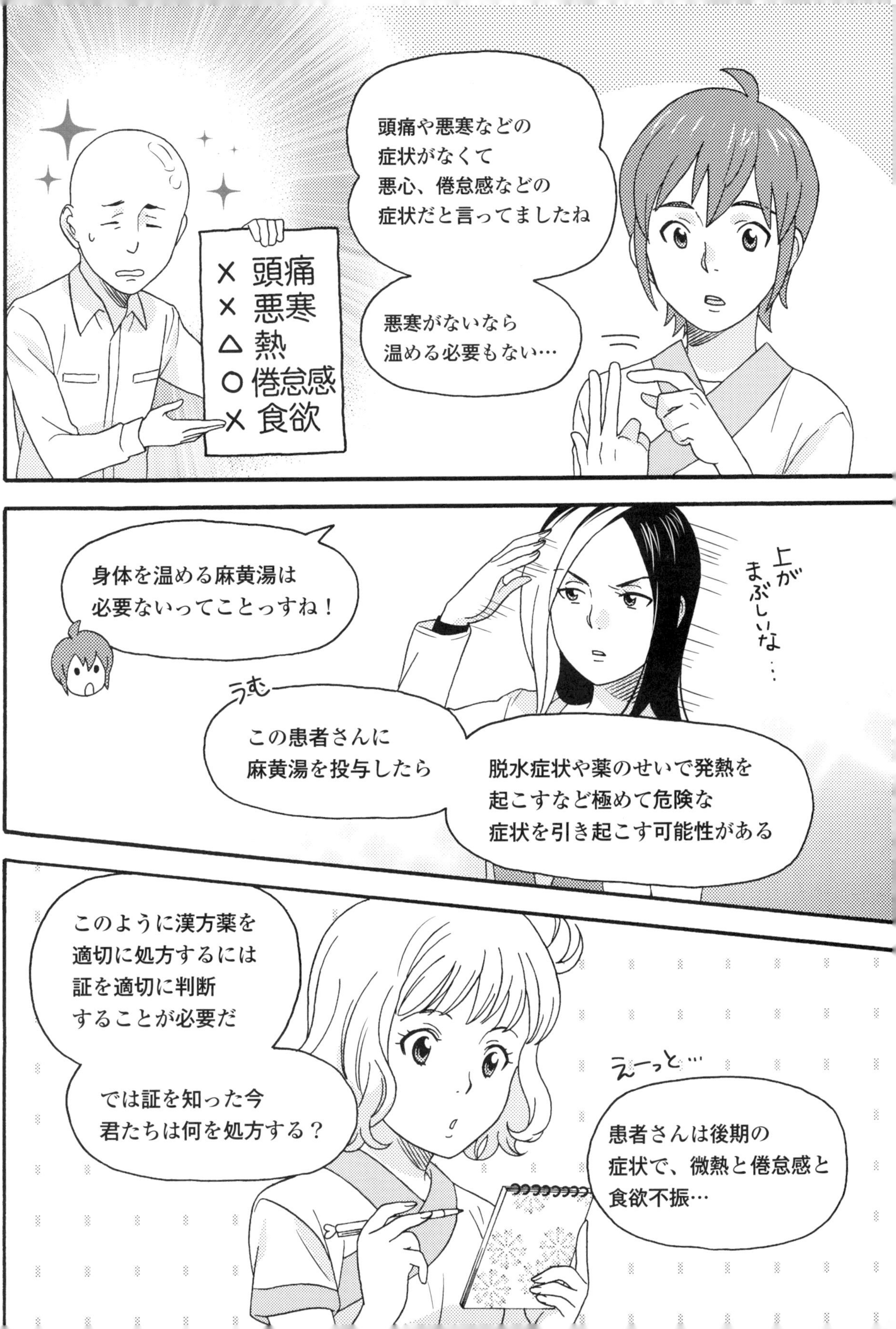

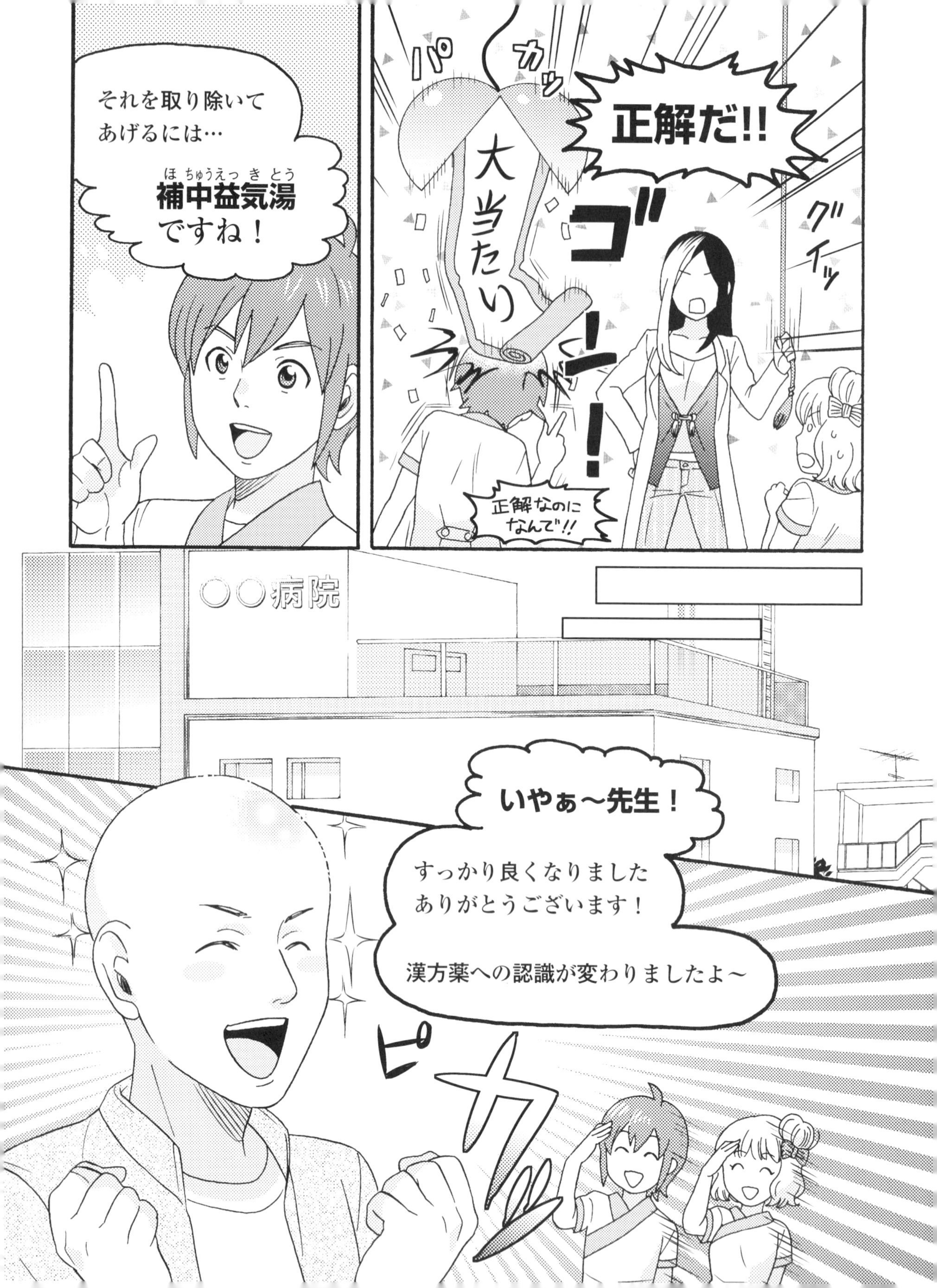
それを取り除いて
あげるには…
補中益気湯《ほちゅうえっきとう》
ですね！
パ
カッ
大当たり
正解だ!!
ゴー!
グイッ
正解なのに
なんで!!
○○病院
いやぁ～先生！
すっかり良くなりました
ありがとうございます！
漢方薬への認識が変わりましたよ～
ピカ

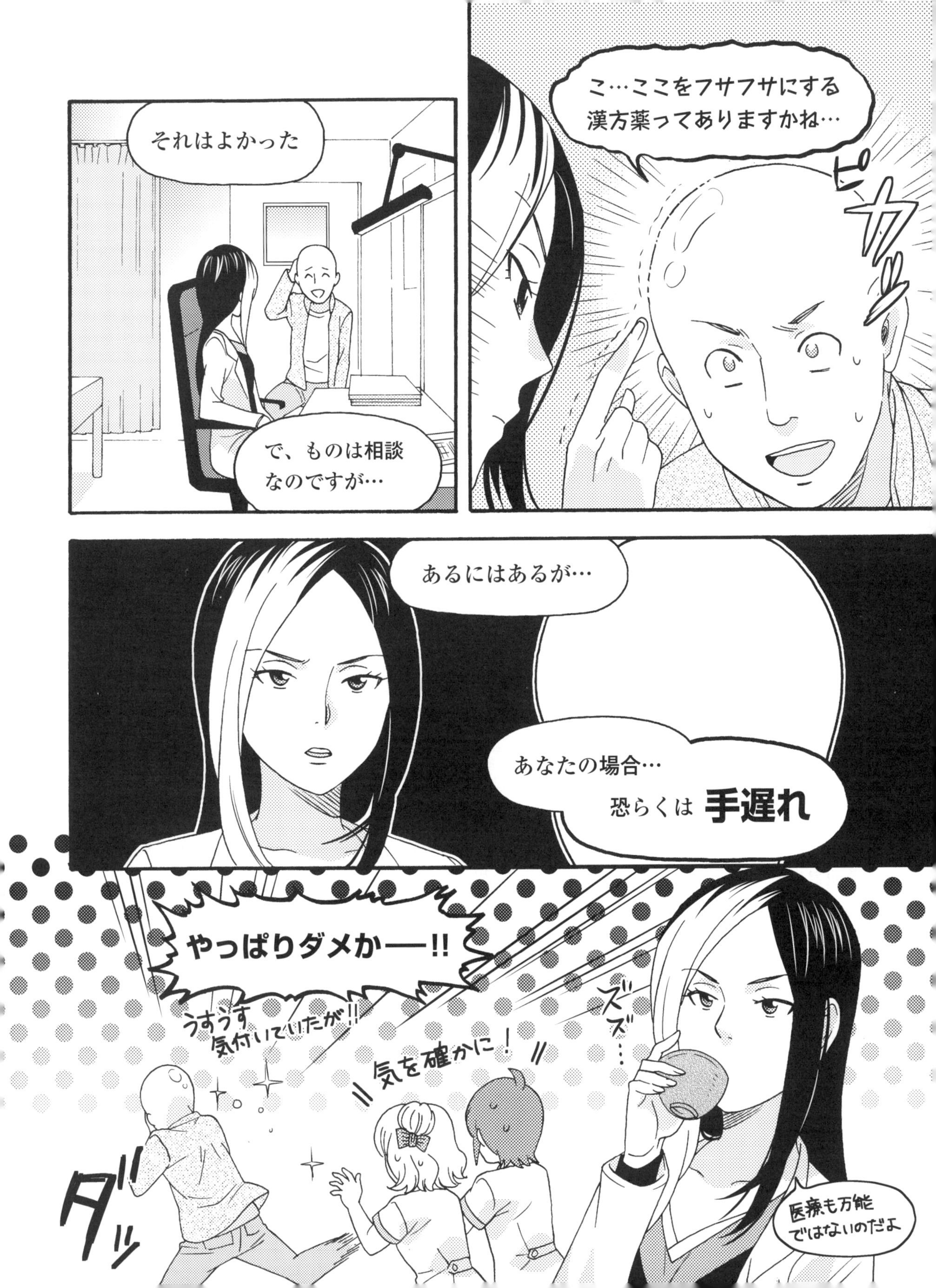
それはよかった
で、ものは相談なのですが…
こ…ここをフサフサにする漢方薬ってありますかね…
ピカッ
あるにはあるが…
あなたの場合…恐らくは **手遅れ**
やっぱりダメかー!!
うすうす気付いていたが!!
気を確かに!
ズズ…
ダッ
医療も万能ではないのだよ

病因とは？

現代の人と同じように、昔の人も病気の原因（病因）を探求しました。

ですが現代とは違って、顕微鏡や細菌培養などの科学的手法がないために、当時の自然に対する考え方にそって病因の探求をしました。この考え方を「**整体観**」といいます。

整体観というのは、「自然界と人の体内は、別々の存在だけれど、連続した関係にもある。そのため自然界で起こることは人間の体内でも起こりうる。そして自然界で起こったことの対処法は、体内のトラブルにも応用できる」という考え方をいいます。

例えば、もし部屋の湿気がひどければ除湿して、乾燥していれば保湿します。同じように、体の中の湿が多ければ湿を除く治療（平胃散《へいいさん》など祛湿剤《きょしつざい》）をして、反対に津液（体にとって必要な水液 78ページ参照）が足りなければ津液を補う治療（麦門冬湯《ばくもんどうとう》など補陰薬）を行います。このように、整体観に基づいて病因を考え、自然に対する対処法を体内の治療にも応用してきました。

六淫とは

このような「整体観」にそって、体の外から体内に影響する病因（外因）を六種類に分類して、**六淫**と名付けました。六淫には、「**風寒暑湿燥熱**」があります。

風寒暑湿燥熱はいずれも気候と関係のある言葉です。風が吹いたり、寒かったり、暑かったり、湿気ていたり、乾燥していたり、夏のように蒸し蒸しと暑かったりという自然現象が、体にも連動して影響し、体内に特有の症状を引き起こします。漢方医学では、この六つの外因に対する治療原則をたてて、それぞれの治療薬を長い歴史をかけて、見つけてきました。

例えば、風邪（ふうじゃ）は、風のように外から体表へ吹きつける性質があります。風邪は単独で病因とならずに、「百病の長」といって、風寒・風熱のように他の病邪を伴いながら体表から体内へ侵入しようとします。体表に風邪がくっつくと症状は、悪風（風をいやがり）し、風邪に阻害されて皮膚の気血の流れが悪くなるので頭痛、関節の痛みが出現します。このような症状に対する治療原則は、体表にある風邪を発散させて除く、祛風《きょふう》を行います。祛風の作用のある薬（祛風薬）には、麻黄、桂枝、荊芥《けいがい》、防風、薄荷《はっか》などがあります。

このように漢方医学では病因を六淫に分けることで、それぞれの病因に特徴的な症状をまとめて、治療原則を定めて、治療薬を分類しています。

七情とは

七情とは**喜怒憂思悲恐驚**の七種類の感情変化をいいます。それぞれの感情は特定の臓腑と関連すると考えられています。

精神的な刺激が強すぎたり、精神的な刺激に長くさらされていると、臓腑の調節がうまくできなくなり、病気になります。肝と関係する怒は、気を昇らせて、頭や目に影響し、頭痛や、目の痛みや、口の苦みや渇きを引き起こし、肝の経絡の通りを悪くするために脇の痛みを引き起こしたりします。（例えばこのようなときは抑肝散《よくかんさん》で肝を治療すると、怒りの症状が緩和します。）長く憂慮を抱えていると、憂慮は脾と関係するため、胃痛や腹痛、食欲不振、腹部の膨満、大便の不調などが引き起こされます。（例えばこのようなときは帰脾湯で脾を治療すると、憂慮の症状が軽減します。）このように体内にトラブルを引き起こす精神的な刺激を七情といいます。六淫と七情との大きな違いは、**六淫が主に表から裏に症状が伝わるのに対して、七情は臓腑（裏）にいきなり症状を引き起こす**ことです。七情のような精神的ストレスが続くことは、体にとても負担がかかることなのです。

病位とは？

表裏について

病位とは、病気が体の中のどこにあるか？　を示します。一般的に感冒は全身の病気となりますが、**体の表面の症状**と**体の内部への症状**に区別できます。例えば感冒の初期に見られる、悪寒・頭痛・関節の痛みなどは、皮膚や筋肉などの体の表面の症状と考え、このときの病位を**表**と考えます。一方、腹痛や腹部膨満など体の内部にある消化管の症状（脾胃）があるとき、この病位を裏と考えます。病位が表にあるときは、表から発汗法で、外に発散させられる治療（例：麻黄湯・葛根湯）を行い、病位が裏にあるときは、吐法（嘔吐させる）や下法（通便させる）で、外に排出させる治療（例：瓜蒂散《かていさん》・大承気湯《だいじょうきとう》）を行います。このように漢方医学で病位を定めるのは、**病位によって治療法を決定する**からです。

五臓六腑について

体の裏には色々な器官があって、さまざまな体の働きを担っています。これら体の生理機能を担っている器官を五臓六腑といいます。五臓六腑とは、**心肺脾肝腎の五つの臓**と**小腸・大腸・胃・胆・膀胱・三焦の六つの腑**をいいます。もともと、五臓六腑は現在と同じような解剖的な言葉だったのですが、体内で起こるさまざまな生理機能を何千年ものあいだにたった11の臓腑に当てはめて整理分類してしまったために、現在の解剖医学の臓器と五臓六腑はかけ離れた存在になってしまいました。

五臓六腑は、表裏でいえば裏に含まれます。慢性病やストレスによる疾患は、体の裏にさまざまな症状を引き起こすので、病位をただ裏とするだけでは、充分な治療方針を組み立てることができません。このため慢性病では、五臓六腑のどこの問題かを詳細に検討して、治療部位をハッキリさせて治療を行います。

病態とは？

病位がわかったら、その部位がどのように悪いのかを示すのが病態です。病態で特に大事なのが**虚実**と**寒熱**です。

虚実について

虚実を考えるためには、正気と邪気を理解しなければなりません。正気の「正」は、秩序を維持するという意味の文字です。だから正気というのは、**健康を維持するためのエネルギー**で、抵抗力や回復力を意味します。

正気には、**体の寒熱を調節する陰・陽**と、**体をめぐる気・血・津液（体に必要な水）**があります。この正気が不足している状態を**虚証**といいます。陽が足りなければ**陽虚**、陰が足りなければ**陰虚**、気が足りなければ**気虚**、血が足りなければ**血虚**といいます。（津液が不足しているときは津液不足といったり、広義の陰虚といったりします。）虚証のときの治療は、正気を補うことです。陽虚なら、陽を補い（補陽）、気虚ならば、気を補い（補気）、血虚ならば、血を補い（補血）ます。このような虚証の治療原則を「**虚なる者はこれを補す**」といいます。

一方、邪気の「邪」は、奥歯（＝牙）のかみ合わせが悪く、しっくりしないという意味の文字であることから、邪は秩序に合わない状態を意味します。このことから、**邪気は不正常・不自然な状態を引き起こすもの**を意味します。先ほど記載した六淫や、めぐりの異常のため体内に生じる病理物質である瘀血や痰飲などが邪気に含まれます。

実証の治療は、邪気を除くことで祛邪《きょじゃ》といいます。祛邪とは、邪気を外に追い出す治療法です。体と外との境界を開き、発汗、嘔吐、排尿、排便といった排泄物を外に出すことで、邪気も一緒に外に導き出せます。例えば、体表から寒邪が侵入しようとしているのを麻黄湯で発汗させることで外に導きます。同様に、嘔吐をうながすことで胸腹部の邪気を外に導く瓜蒂散、排便を促進することで腹部の邪気を排出する大承気湯などがあります。このような実証の治療原則を「**実なる者はこれを瀉す**」といいます。

寒熱について

寒熱も漢方医学を特徴づけている大事な概念です。西洋医学でも体温を測ったり、サーモグラフィーで他覚的な温度は測定するけれども、自覚的な寒熱はあまり重視しません。一方、漢方医学では、他覚症状である「熱・寒」だけでなく、**自覚症状である「熱い・冷え」**をとても大事にします。

というのは、人間には温度を適切に維持するための生理機能があって、体内の温度が適切な温度から外れると異常と感じられるからです。例えば、その人にとって不利益な寒さであったら、冷えを感じるし、過剰な発熱であれば、悪熱（熱でしんどくなる）を感じます。もちろん、他覚的な寒熱も自覚症状と同じように大切で、皮膚の温度、舌の色や尿の色や便のにおいなどから患者さんが自覚しない寒熱を類推していくことも必要です。寒熱の治療原則は、「**寒なる者はこれを熱す**」「**熱なる者はこれを寒す**」というように、冷えていれば暖めて、熱していれば冷やすのが基本ですが、気血のめぐりの問題で寒熱となることもあるので注意が必要です。もしめぐりの問題で寒熱が異常となるときは、ある部分では熱があり、ある部分では寒があり……と寒と熱がひとつの体のなかに混在します。これは気血がうっ滞しているところには熱がこもり、気血が届かないところは寒してしまうからです。めぐりの問題で寒熱があるときは、めぐっていない何かを特定してめぐらせます。

病期とは？

今回のマンガでは、わかりやすくするために、病期を早期・中期・後期と分けましたが、昔の人はもうちょっとむずかしく病期の名前をつけました。**六経**や**衛気営血**などが、それに該当します。これらの言葉がむずかしいところは、単純に病期だけをあらわすのではなくて、病位と病期・病態をも内包する言葉だからです。

六経《ろっけい》について

六経とは、卑弥呼の時代の前後に記載された傷寒論《しょうかんろん》という本で定義された病期と病位の分類です。六経は、三つの陽病＋三つの陰病にわけられます。陽病には、**太陽病・陽明病・少陽病**の三つがあり、陰病には、**太陰病・少陰病・厥陰病**があります。

陽病は実証で比較的早期のことが多く、陰病は虚証で後期のことが多いです。体の弱っている人は、いきなり陰病で発症することがあるので、早期とか後期に必ずしも当てはまらないこともあります。（医学には例外がつきものなのです。）

一般的には、体の外から病源が入ってくると、まず体表に症状が現れます。悪寒・発熱・頭痛です。これらの症状を引き起こす証を太陽病といいます。その後、病源が体内に侵入すると、発熱が中心になる証と、機能障害が中心になる証にわかれます。発熱中心の反応を示すことを陽明病といいます。陽明病では、大熱（弛張熱）・発汗・強い口渇・洪大脈（脈が波のように湧き上がり、退くようなもの。多くは裏の勢が盛んなこと示す）がみられます。一方、機能障害が中心のことを少陽病といいます。少陽病では、寒熱往来（間欠熱）・めまい・口苦・食欲不振・弦脈がみられます。

病気が進行したり、もともと体の弱い人は陰病になります。陰病では、体の裏のさまざまな症状が出現します。腹部の虚寒が主で、腹満・腹痛するときを太陰病といいます。陽気がもっと不足し、起きているのがしんどかったり、排尿障害するときを少陰病といいます。陰と陽がうまく接続できなくなり、四肢厥冷《けつれい》（四肢が冷たくなる）したり、または上熱下寒したりすると厥陰病となります。

六経は、外感に対して作られた分類ですが、内傷にも広く応用できるため、その詳細が書かれた傷寒論は漢方必読の本です。

衛気営血について

六経はとても良くできていますが、六経だけでは説明しにくい病気が出てきました。時代が進んで、世界中と貿易するようになったことや、未開地の開発が進んだことで、いままで見られなかった**感染症**が出現したことと関連します。こうした**熱性疾患に対する治療学を温病学《うんびょうがく》といいます**。

温病学では、体内を浅いところから深いところまで、**衛気営血**と４つの層に分類して考えました。六経による治療法と比べて、より細かく**清熱薬・補陰薬・活血薬・解毒薬・化痰薬**を使い分ける方法を確立し、この方法で出血熱や DIC・脳症などの難病についても伝統医療で治療を試みました。日本では温病学は軽視されがちですが、感染症だけでなく、アトピー性皮膚炎や膠原病などの炎症と関係ある病気に広く応用できます。

症　例

風寒証

24歳男性、普段は元気でめったに風邪をひかない。

飲み会があったためにたくさん飲んで帰宅し、服をぬいで下着だけで寝てしまった。午前3時、あまりに寒いので目が覚めた。頭がガンガンと痛み、手足の関節も痛む。寒気は背中が強く、ふとんにまるまっていても収まらない。来院時には熱は38.5℃と上昇しているが、むしろ寒くて、厚着をしていてもガタガタと震えてしまう。汗はかかず、口渇もなく、少し咳がでる。

脈は浮緊（浮は病位が表証であること、緊は病因が寒であることを示す）、舌は淡紅、薄白苔。

風寒証

分析

体を冷やす…………………………………風寒が皮膚（表）から浸入

頭が痛い、関節が痛い、悪寒、脈浮緊…表に風寒の邪がある

汗がない…………………………………風寒の邪が皮膚をふさいで汗をとじこめている。（実証）

口渇なし、少し咳がでる…………………津液（78ページ参照）の消耗はない。

舌の所見は異常なし………………………体の裏にはまだ病気は入り込んでいない。

咳…………………………………………皮膚に寒邪があると皮膚と関連する肺が影響を受ける。「肺は皮膚を主る」この肺の生理機能のうち、宣発・粛降がかるく障害されるので、咳が出る。
（ちなみにこの症例は、六経でいう太陽病です。）

麻黄＋桂枝…………皮膚にある寒邪を発散して除去する。

麻黄＋杏仁…………肺気を調える。麻黄で宣発《せんぱつ》※1をよくして、杏仁で粛降《しゅくこう》※2を改善する。

甘草…………………津液を保護して、麻黄や杏仁などの副作用を予防する。

※1　気や水（津液）を外に向けて発散させること。
※2　体の内側や下側へ気や水（津液）を収納すること。

経過

麻黄湯を2回飲んだところ、体が温かくなってきて、心地よく汗をかいた。汗をかいたら、熱が37度台に下がり、一晩寝たら平常に回復した。

第2章

五臓理論

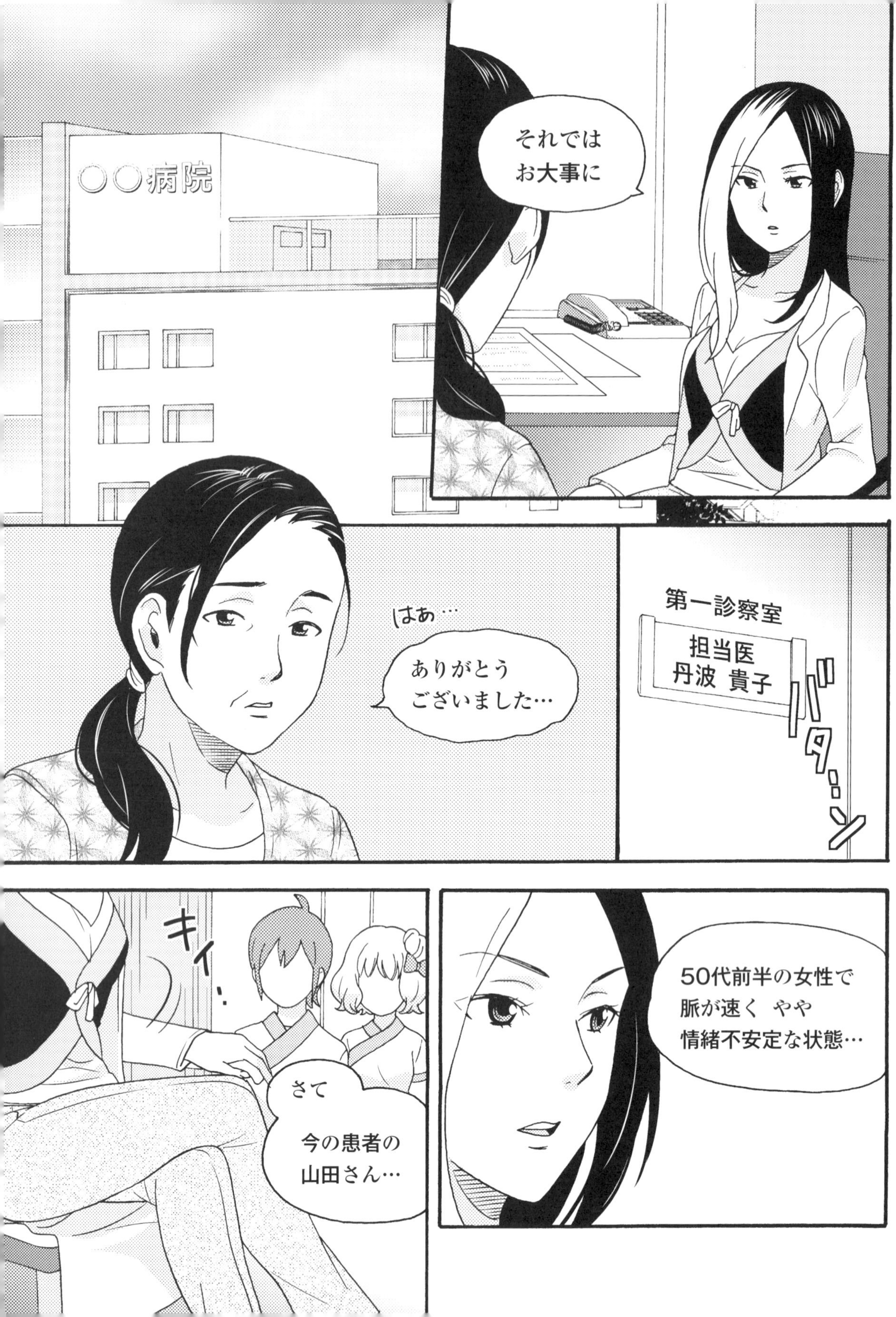
それでは
お大事に
○○病院
第一診察室
担当医
丹波 貴子
バタ…ン
はぁ…
ありがとう
ございました…
50代前半の女性で
脈が速く やや
情緒不安定な状態…
キィ…
さて
今の患者の
山田さん…

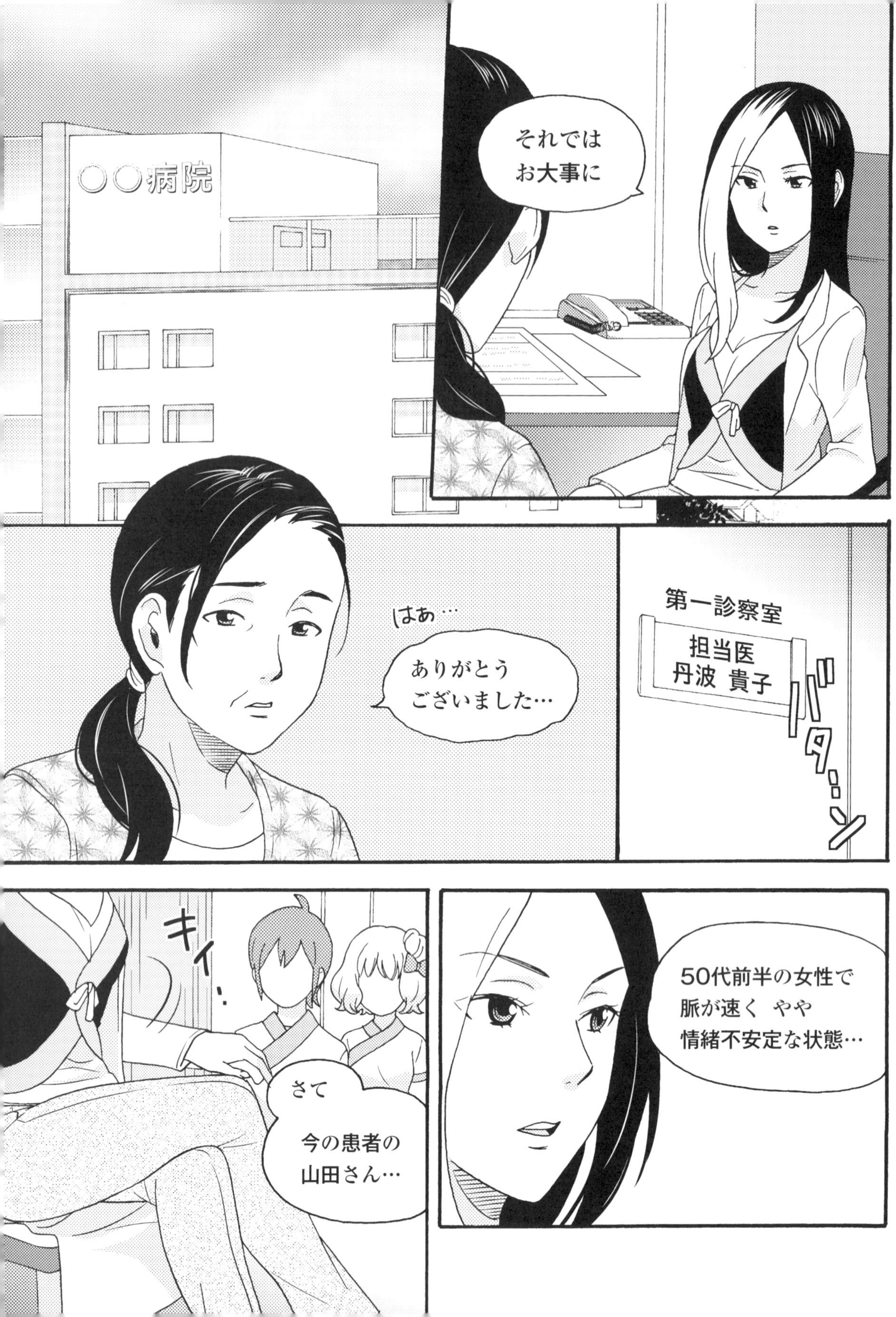

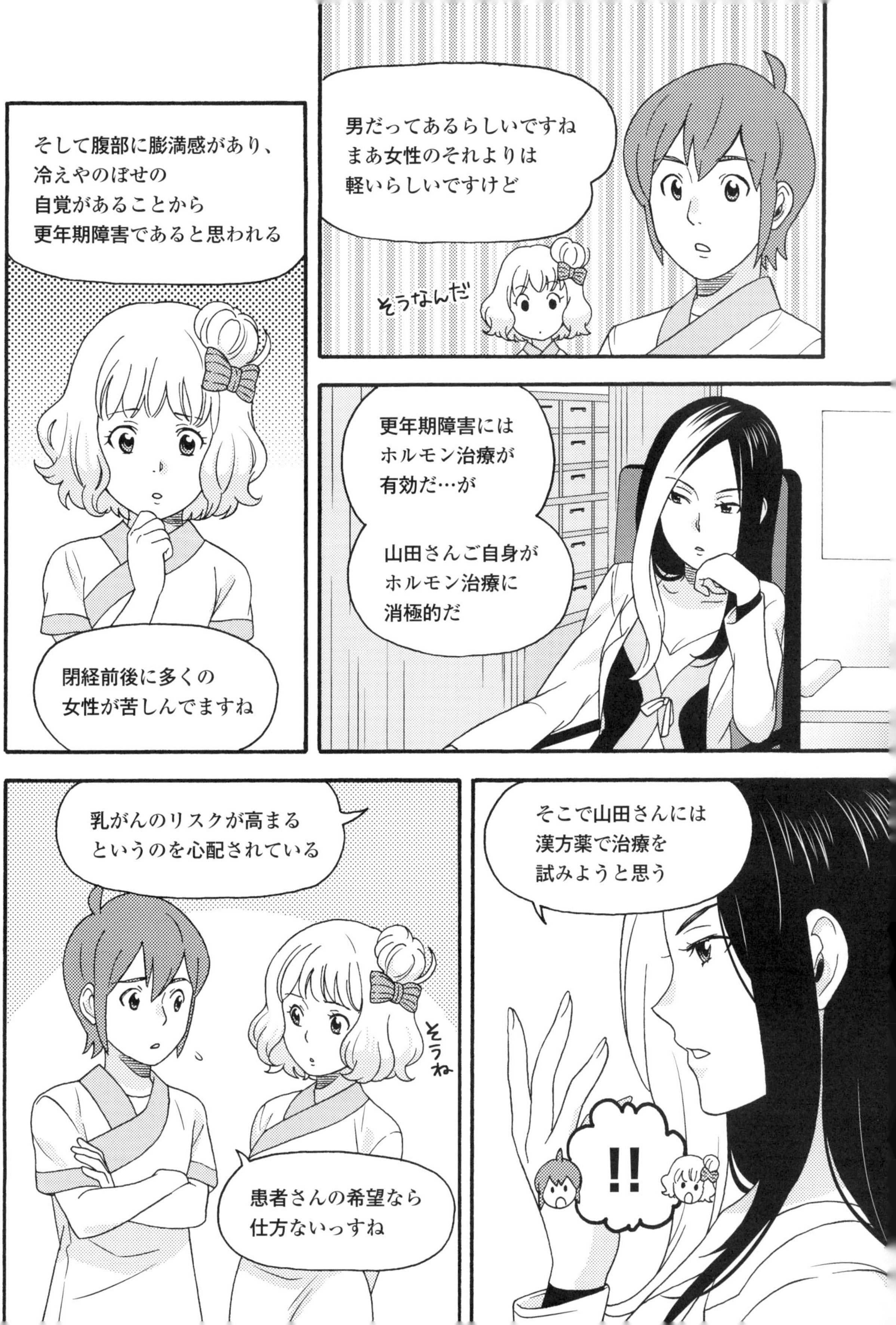
そして腹部に膨満感があり、
冷えやのぼせの
自覚があることから
更年期障害であると思われる
閉経前後に多くの
女性が苦しんでますね
男だってあるらしいですね
まあ女性のそれよりは
軽いらしいですけど
そうなんだ
更年期障害には
ホルモン治療が
有効だ…が
山田さんご自身が
ホルモン治療に
消極的だ
乳がんのリスクが高まる
というのを心配されている
患者さんの希望なら
仕方ないっすね
そうね
そこで山田さんには
漢方薬で治療を
試みようと思う
!!

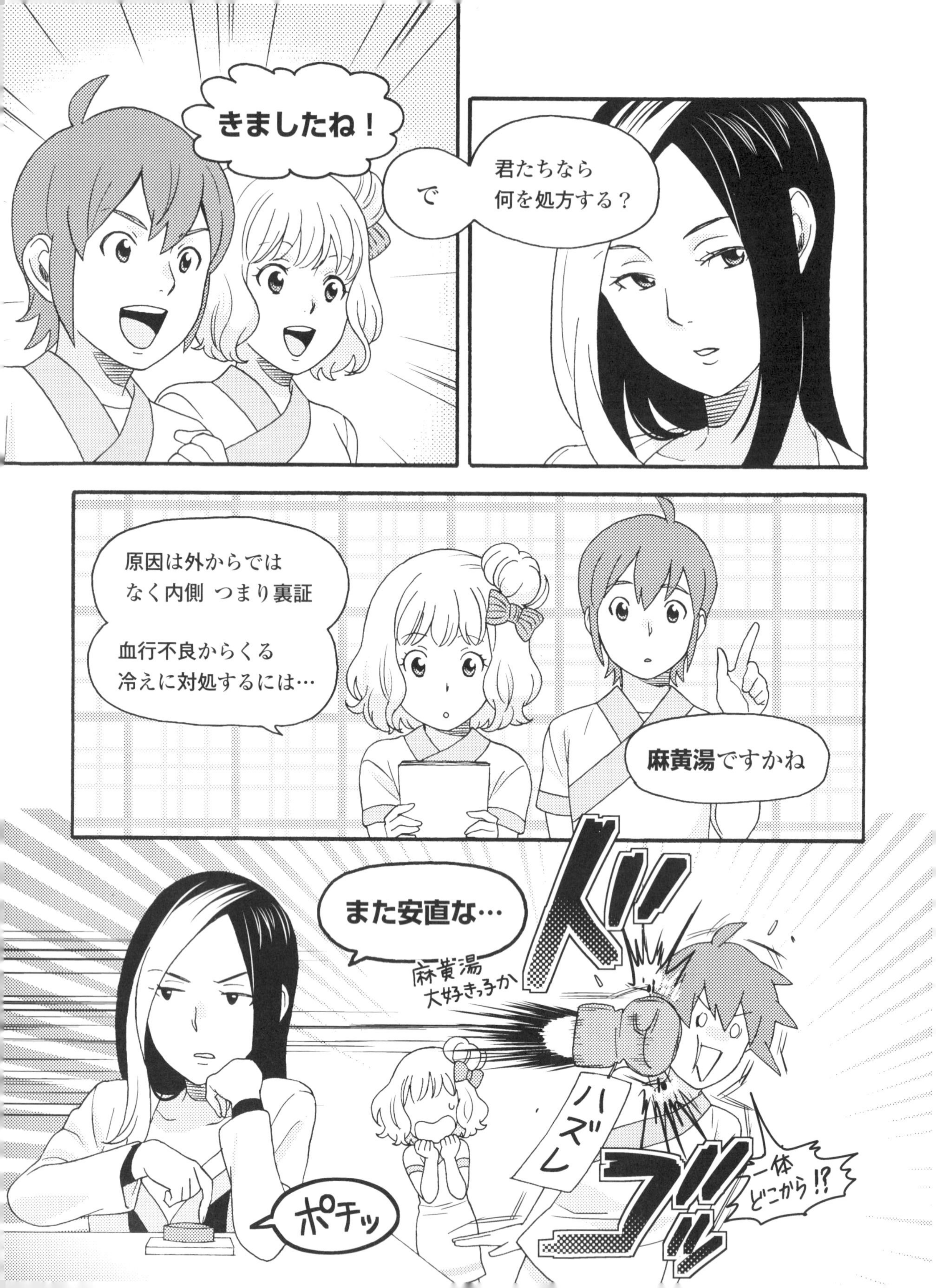
きましたね！
で
君たちなら
何を処方する？
原因は外からでは
なく内側 つまり裏証
血行不良からくる
冷えに対処するには…
麻黄湯ですかね
また安直な…
麻黄湯
大好きっ子か
ポチッ
ハズレ
ドゴ!!
一体
どこから!?

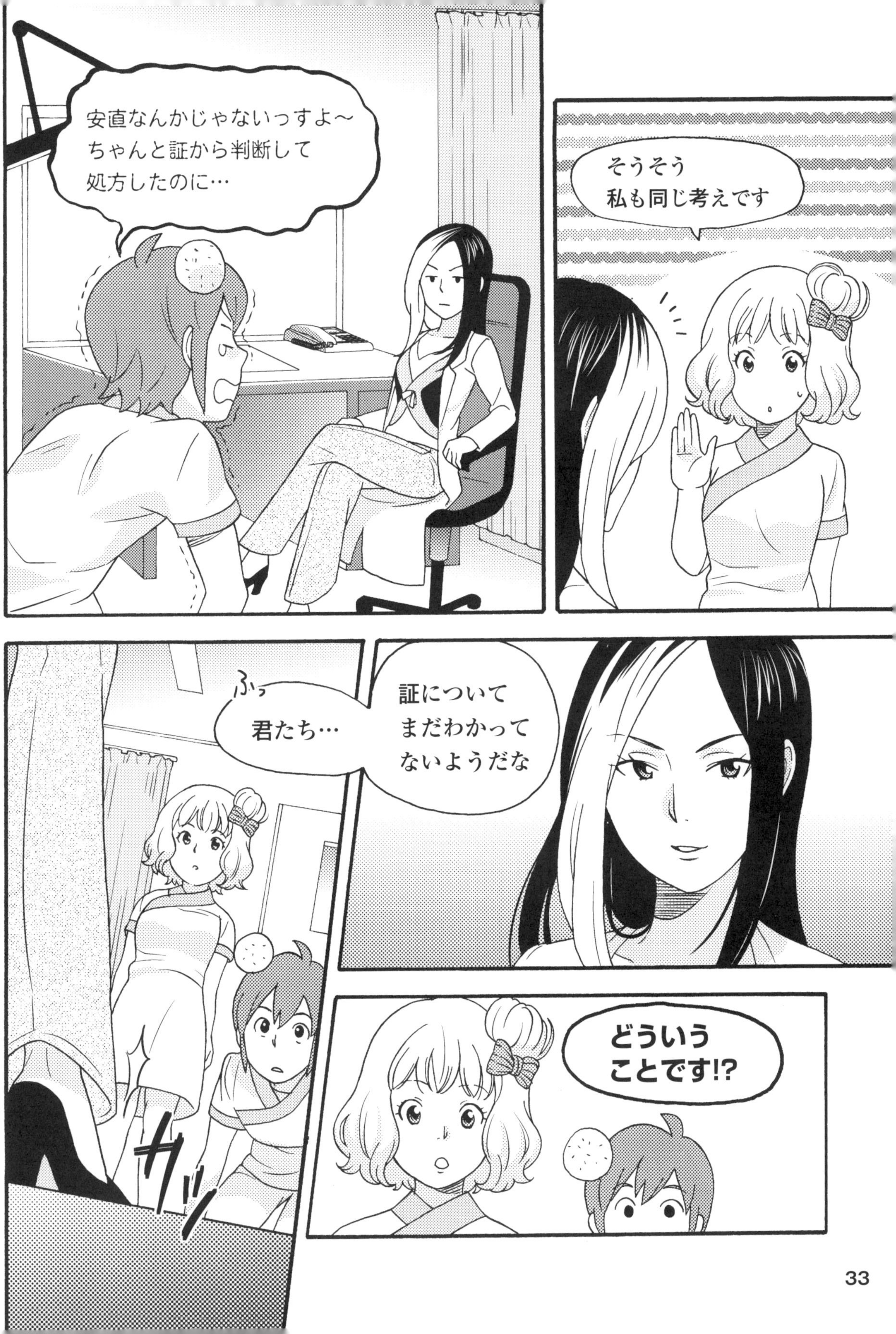
安直なんかじゃないっすよ〜
ちゃんと証から判断して
処方したのに…
そうそう
私も同じ考えです
ふっ
君たち…
証について
まだわかって
ないようだな
どういう
ことです!?

● 五臓理論

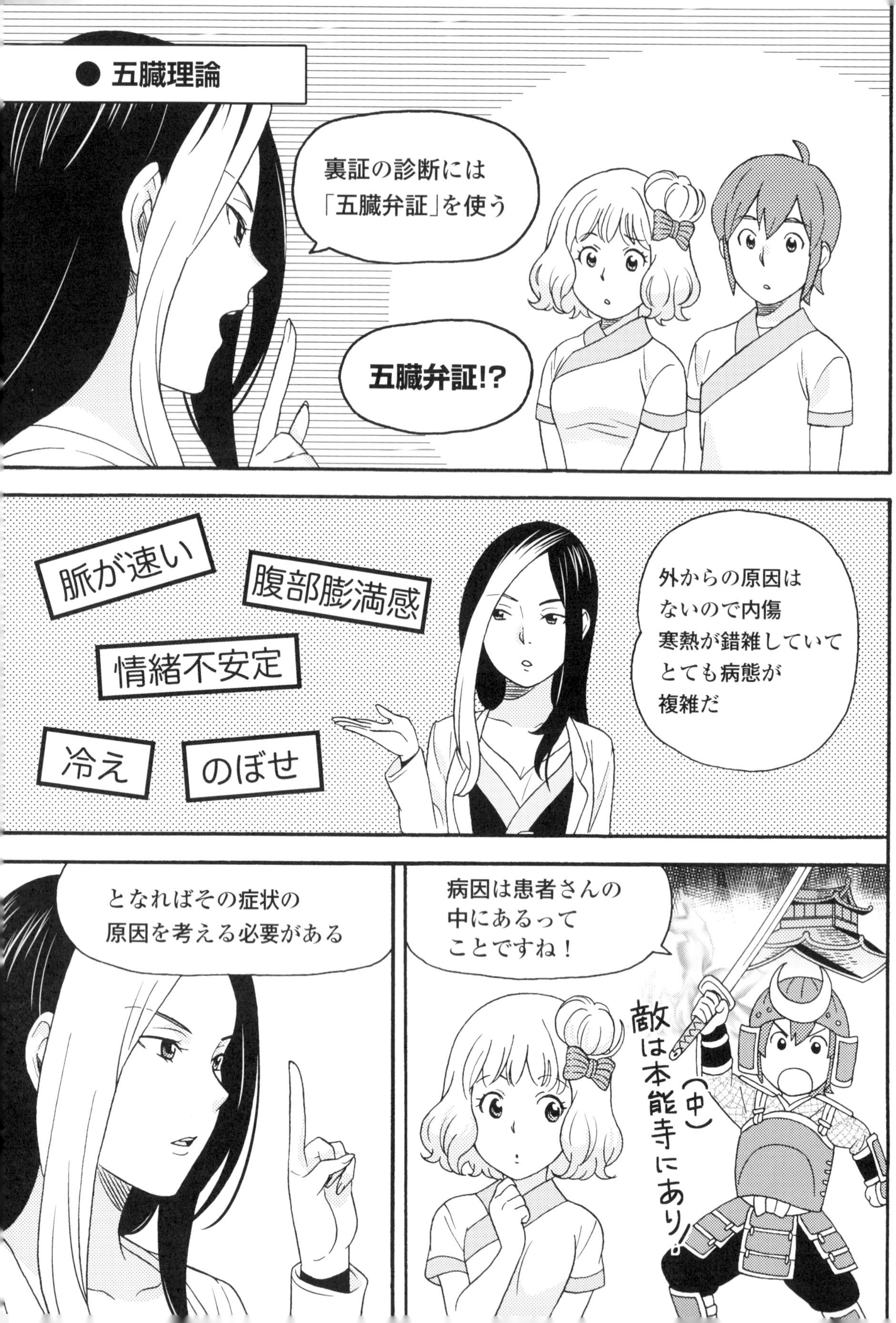
裏証の診断には
「五臓弁証」を使う
五臓弁証!?
脈が速い
腹部膨満感
情緒不安定
冷え
のぼせ
外からの原因は
ないので内傷
寒熱が錯雑していて
とても病態が
複雑だ
となればその症状の
原因を考える必要がある
病因は患者さんの
中にあるって
ことですね!
敵は本能寺にあり!
(中)

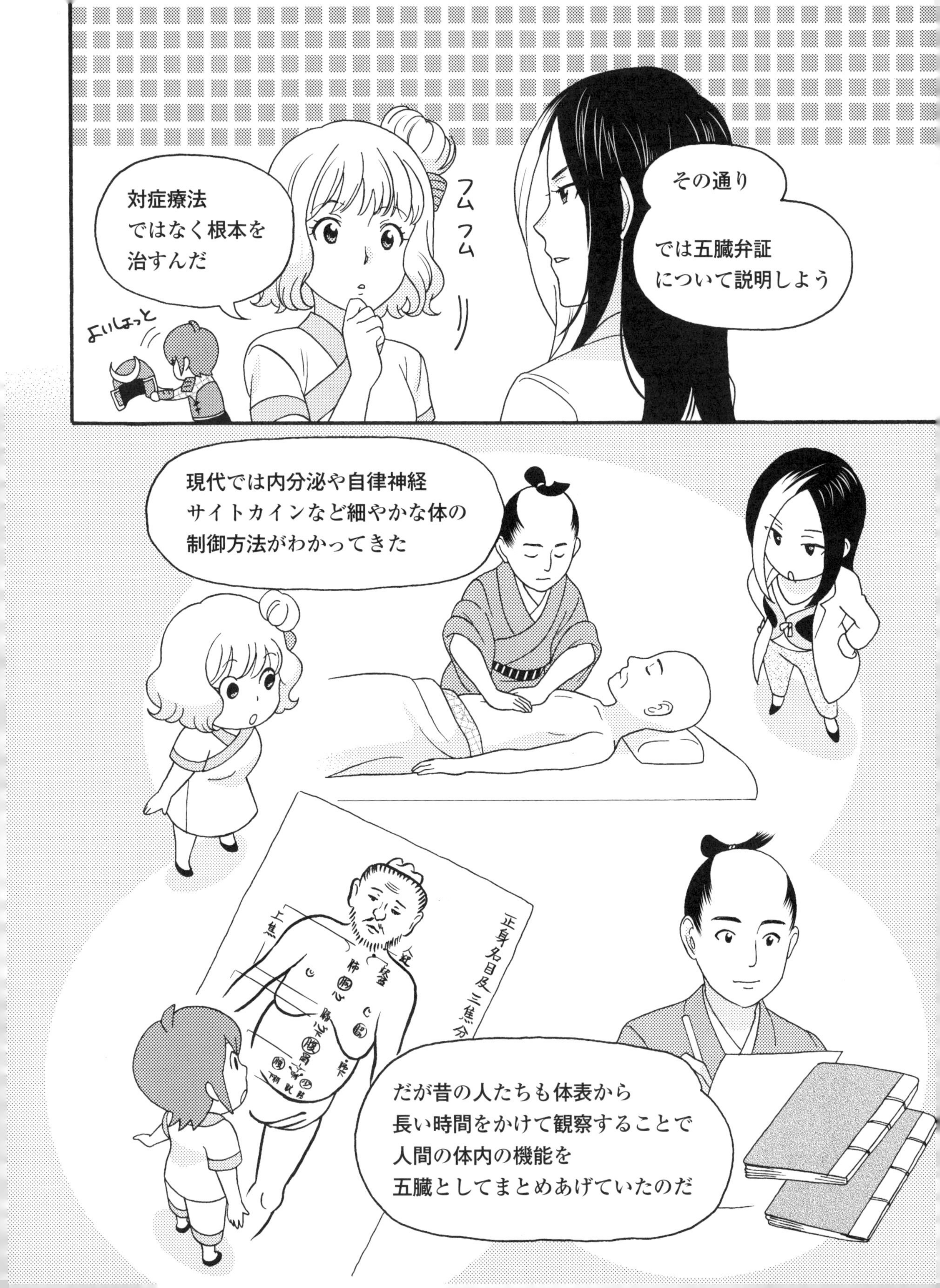
対症療法
ではなく根本を
治すんだ
よいしょっと
フムフム
その通り
では五臓弁証
について説明しよう
現代では内分泌や自律神経
サイトカインなど細やかな体の
制御方法がわかってきた
正身名目及三焦分
上焦
だが昔の人たちも体表から
長い時間をかけて観察することで
人間の体内の機能を
五臓としてまとめあげていたのだ

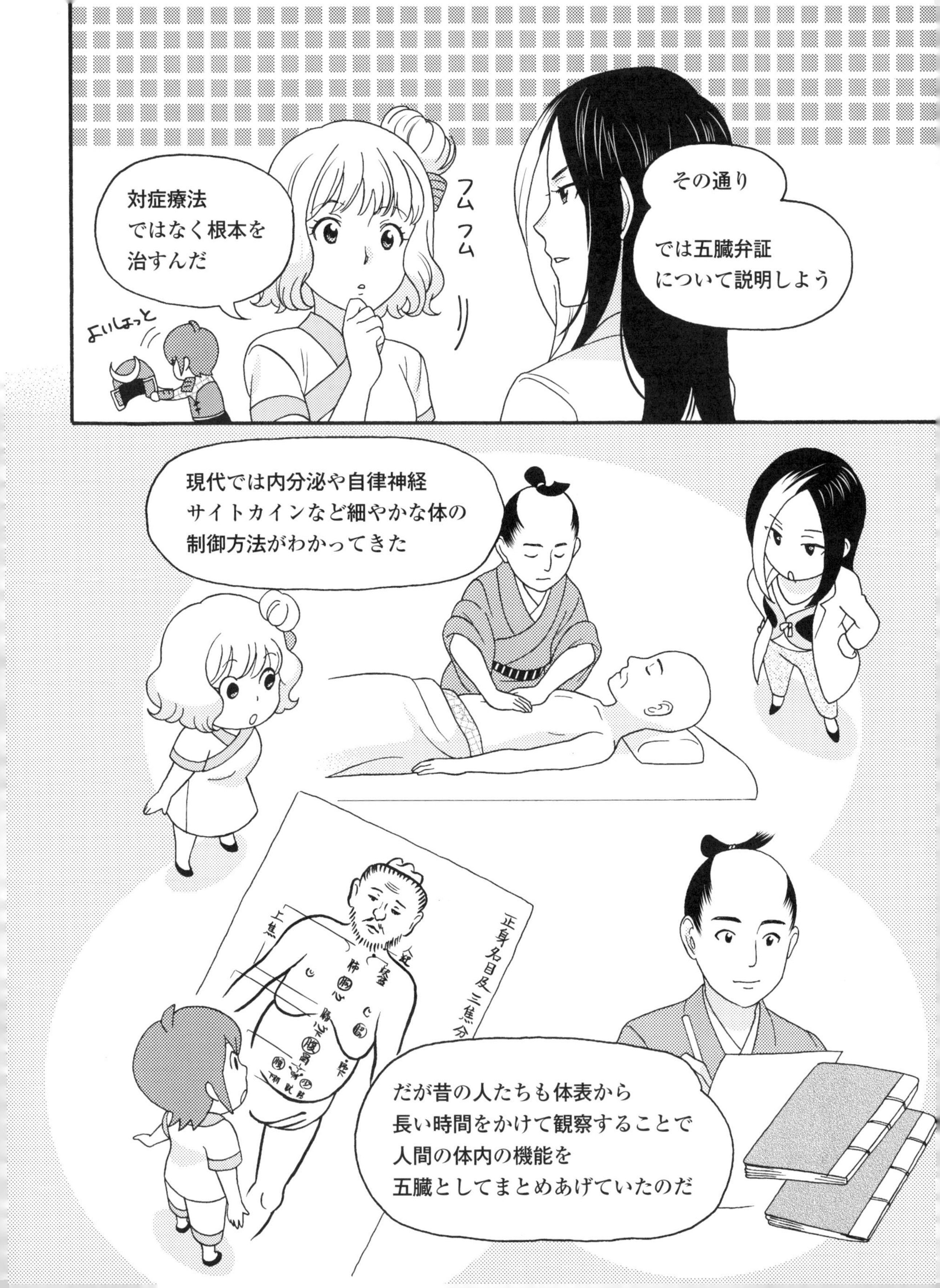

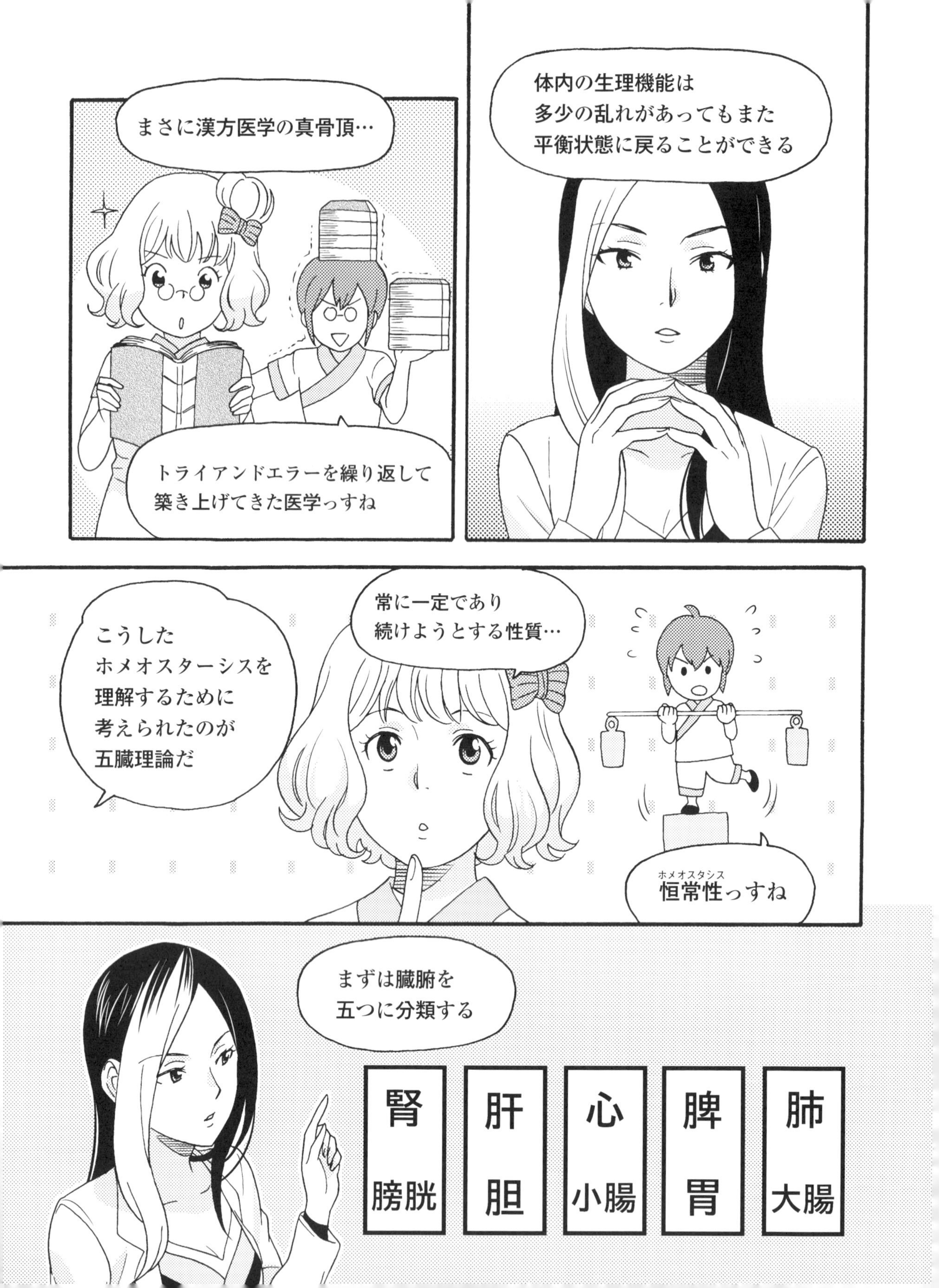
体内の生理機能は
多少の乱れがあってもまた
平衡状態に戻ることができる
まさに漢方医学の真骨頂…
トライアンドエラーを繰り返して
築き上げてきた医学っすね
常に一定であり
続けようとする性質…
恒常性《ホメオスタシス》っすね
こうした
ホメオスターシスを
理解するために
考えられたのが
五臓理論だ
まずは臓腑を
五つに分類する
腎 膀胱
肝 胆
心 小腸
脾 胃
肺 大腸

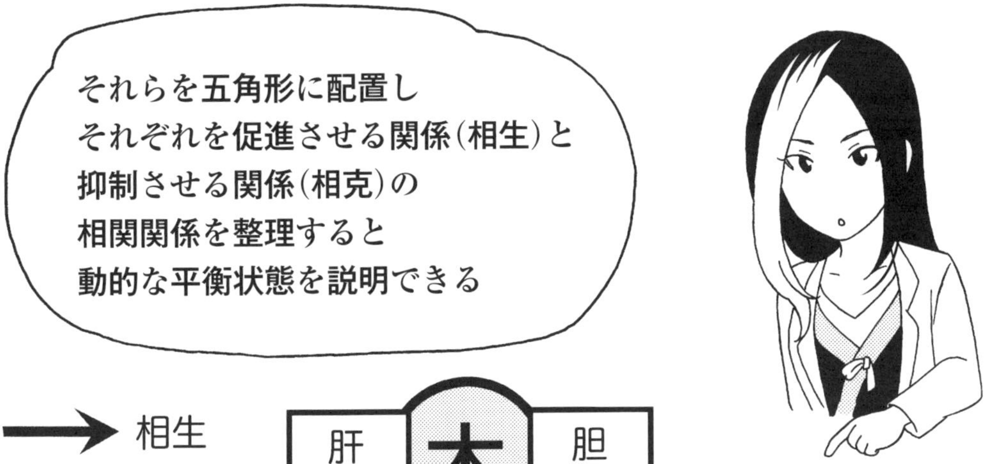
それらを五角形に配置し
それぞれを促進させる関係（相生）と
抑制させる関係（相克）の
相関関係を整理すると
動的な平衡状態を説明できる

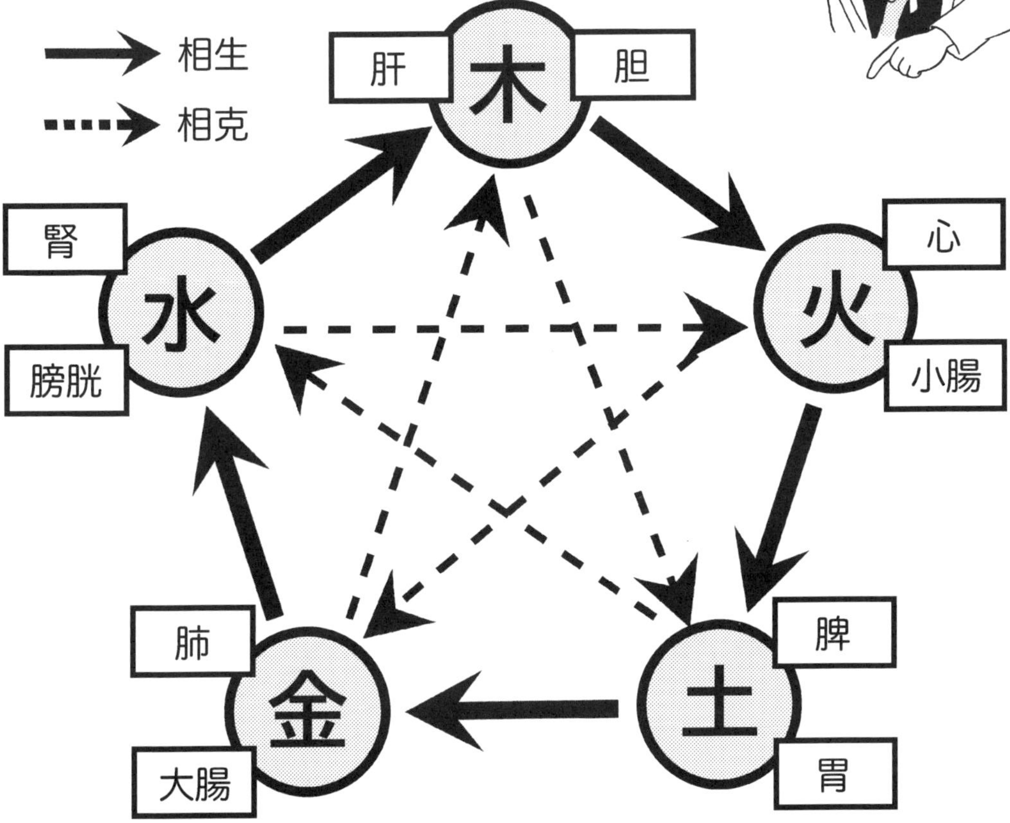
相生
相克
木
肝
胆
火
心
小腸
土
脾
胃
金
肺
大腸
水
腎
膀胱

肝→脾→腎→心→肺　ブレーキ

肝→心→脾→肺→腎　アクセル

例　**肝の気が強い** → **心気（相生の関係）が強くなる……イライラする**
　　　　　　　　　→ **脾気（相克の関係）が弱くなる……下痢・腹満しやすい**

→　肝と心が強い　→　腎は肝へのアクセルをゆるめ心のブレーキを強くする

→　腎から肝への供給が減ることで肝気の過剰はおさまってくる

このように臓腑のちから関係は循環して、平衡状態を保つようにできている

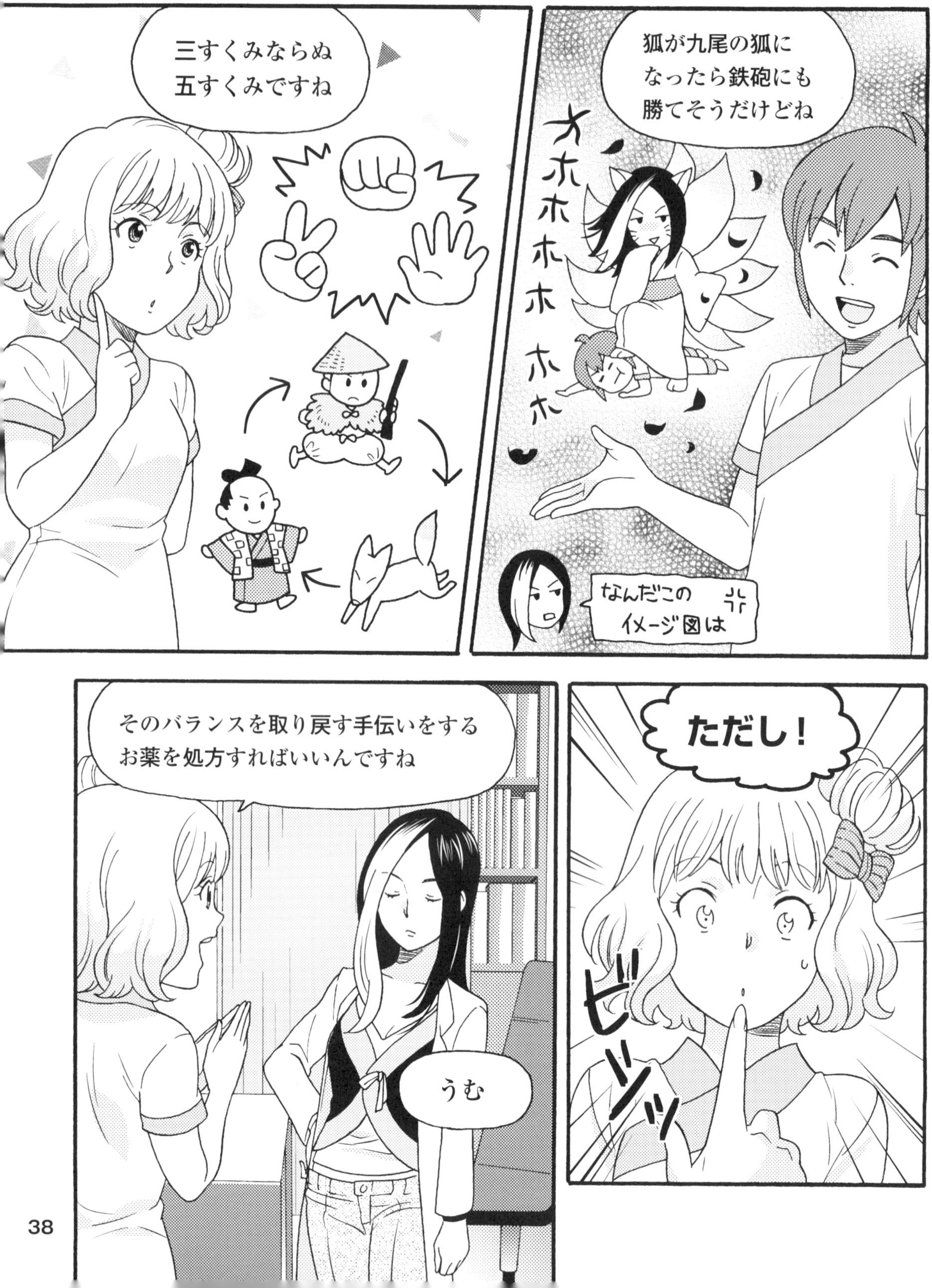

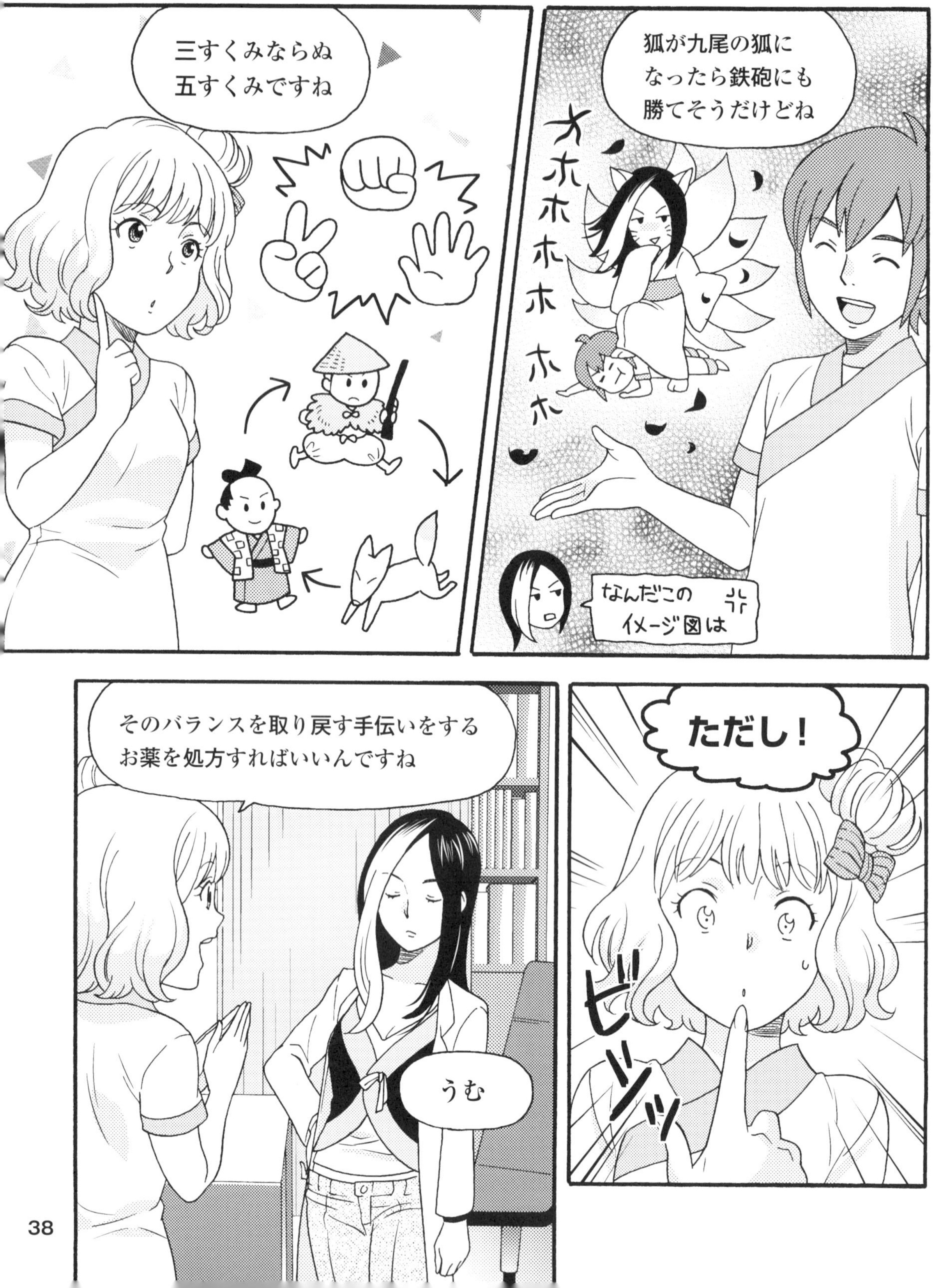

三すくみならぬ
五すくみですね
狐が九尾の狐に
なったら鉄砲にも
勝てそうだけどね
オホホホホホホ
なんだこの
イメージ図は
そのバランスを取り戻す手伝いをする
お薬を処方すればいいんですね
うむ
ただし!
ビシッッ

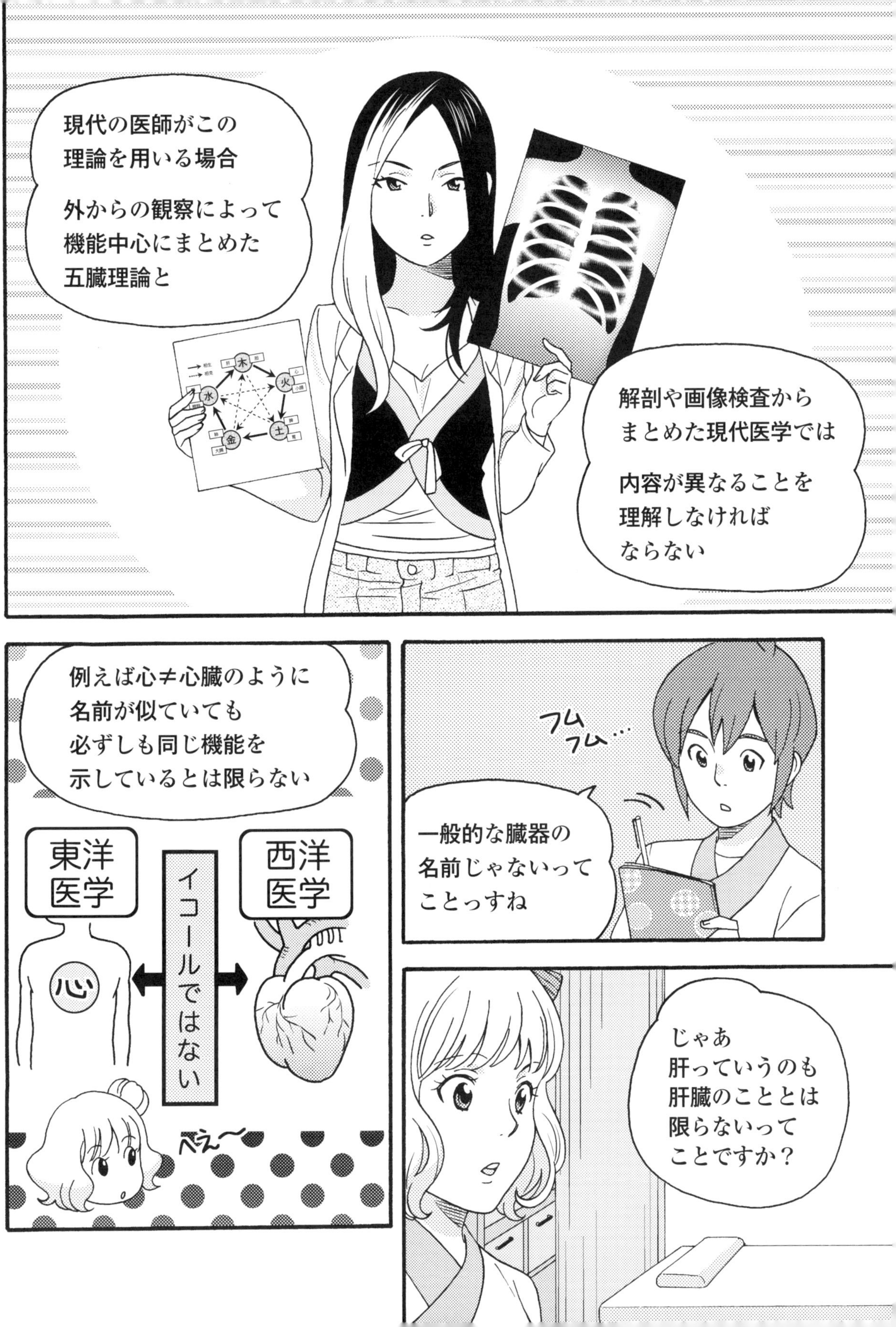
現代の医師がこの
理論を用いる場合
外からの観察によって
機能中心にまとめた
五臓理論と
相生
相克
木
肝
胆
火
心
小腸
土
脾
胃
金
肺
大腸
水
解剖や画像検査から
まとめた現代医学では
内容が異なることを
理解しなければ
ならない
例えば心≠心臓のように
名前が似ていても
必ずしも同じ機能を
示しているとは限らない
東洋医学
心
イコールではない
西洋医学
へえ〜
フムフム…
一般的な臓器の
名前じゃないって
ことっすね
じゃあ
肝っていうのも
肝臓のこととは
限らないって
ことですか？

●「肝」≠肝臓

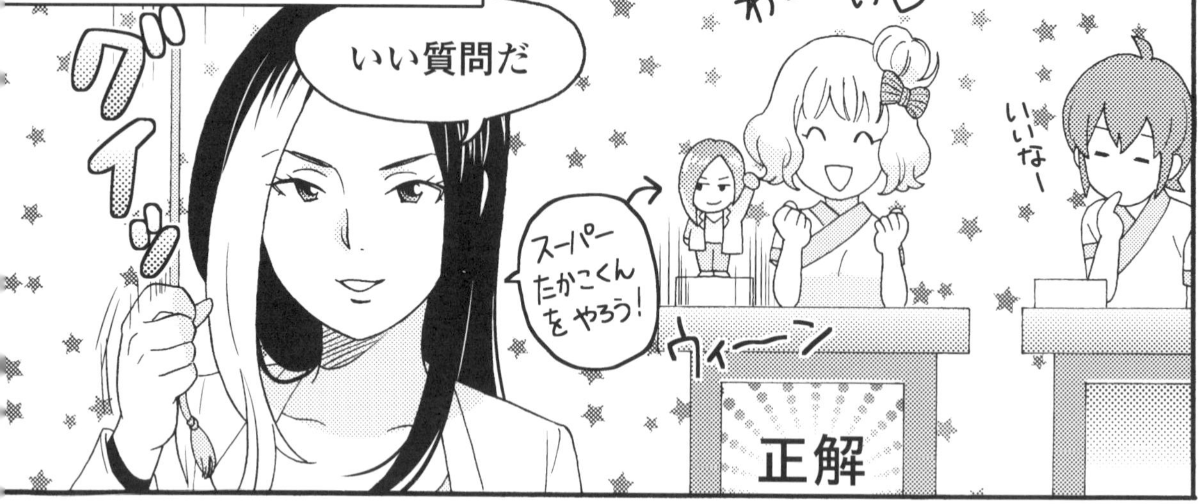
いいなー
わーい♡
正解
ウィーン
スーパーたかこくんをやろう!
いい質問だ
グイッ

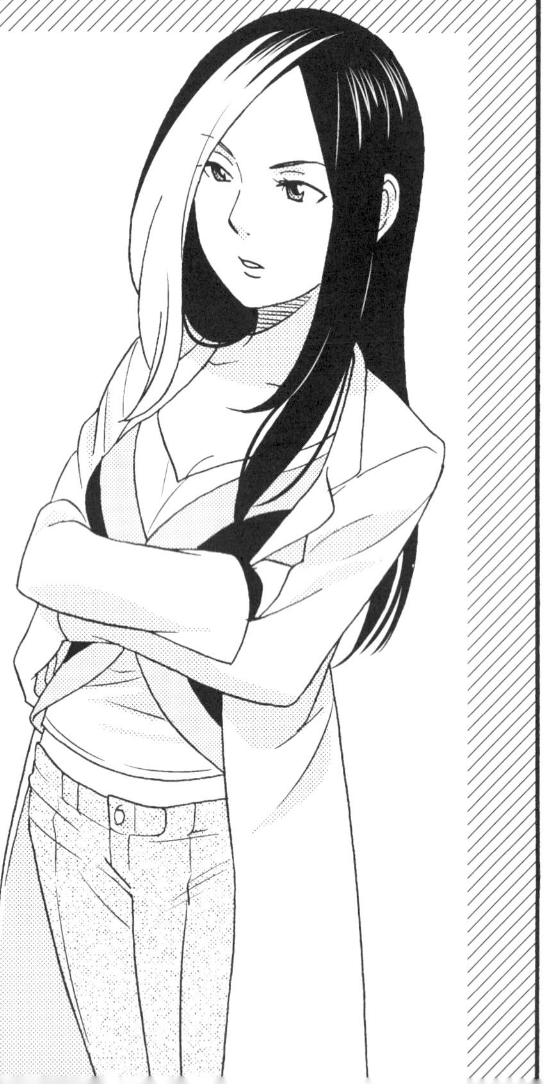
肝は疏泄《そせつ》を主《つかさど》り
蔵血《ぞうけつ》を主る

《疏《そ》》とは	気や血が供給過多になったり、不足したりするのを、過不足なく分配すること
《泄《せつ》》とは	不要なものを排泄できる形(解毒したり、胆汁として排泄する)にすること
《蔵血《ぞうけつ》》とは	血液の貯留量を調節して静脈還流量を調節すること

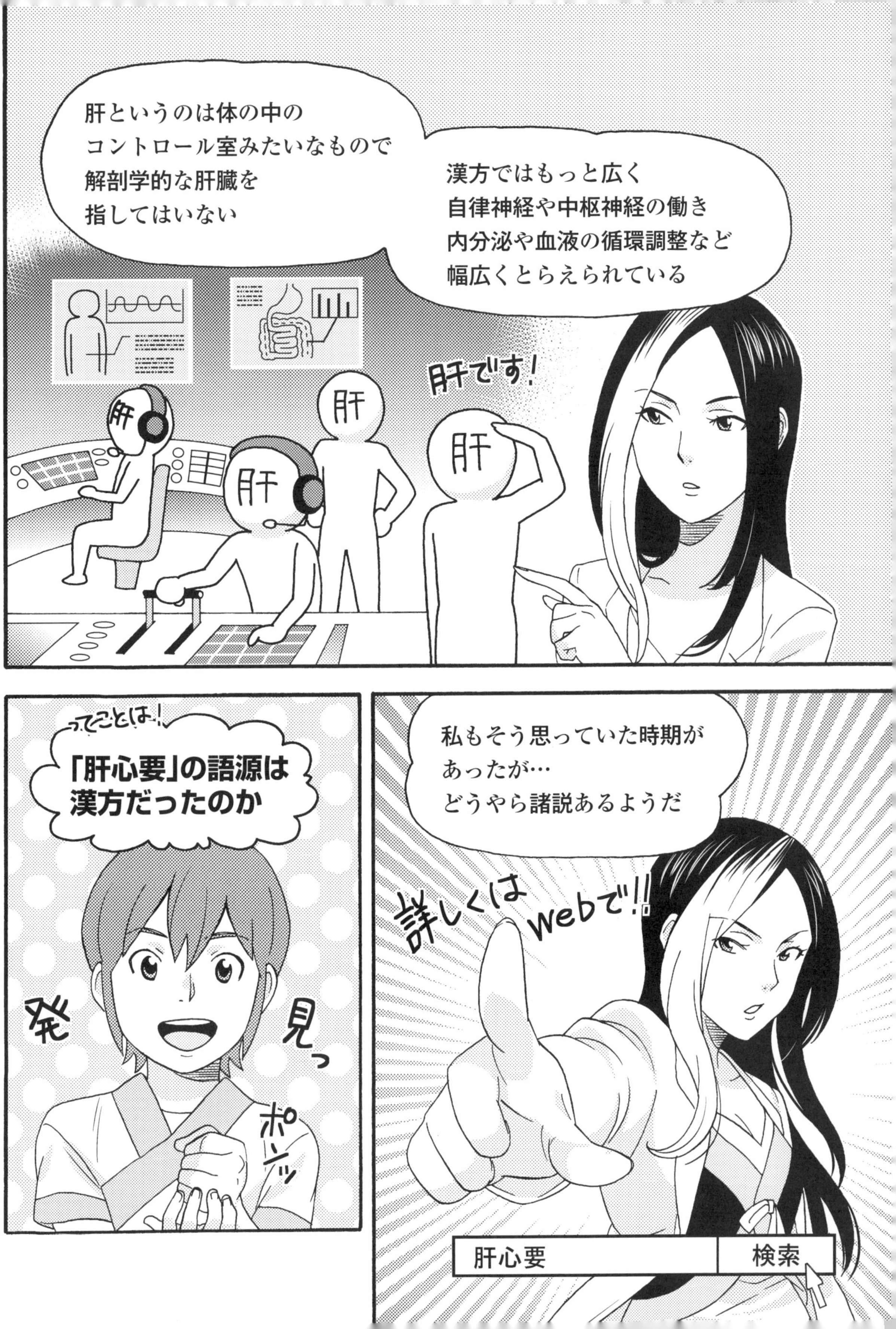
肝というのは体の中のコントロール室みたいなもので解剖学的な肝臓を指してはいない
漢方ではもっと広く自律神経や中枢神経の働き内分泌や血液の循環調整など幅広くとらえられている
肝です!
肝
肝
肝
肝
ってことは!
「肝心要」の語源は漢方だったのか
発
見っ
ポンッ
私もそう思っていた時期があったが…どうやら諸説あるようだ
詳しくはwebで!!
肝心要
検索

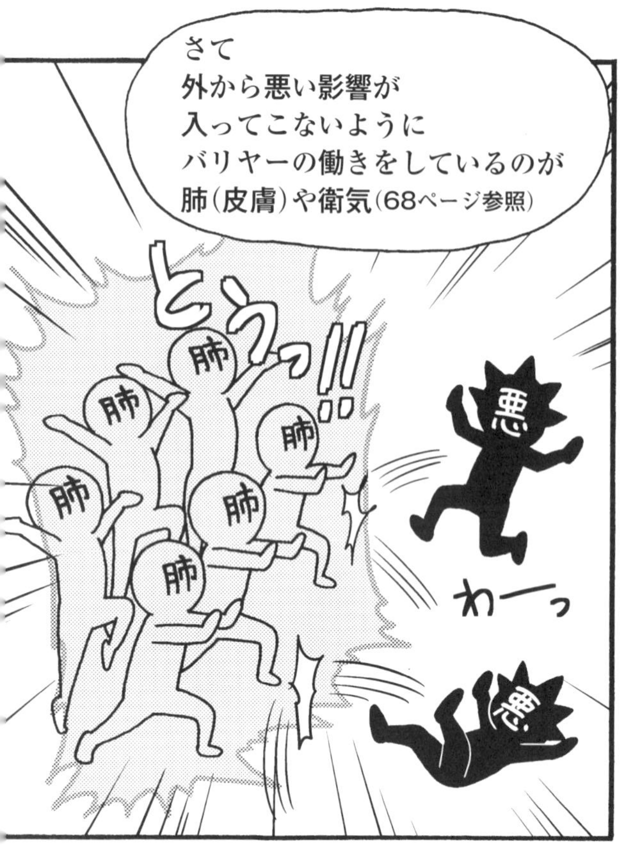
さて
外から悪い影響が
入ってこないように
バリヤーの働きをしているのが
肺（皮膚）や衛気（68ページ参照）
とうっ!!
肺
肺
肺
肺
肺
肺
悪
わーっ
悪

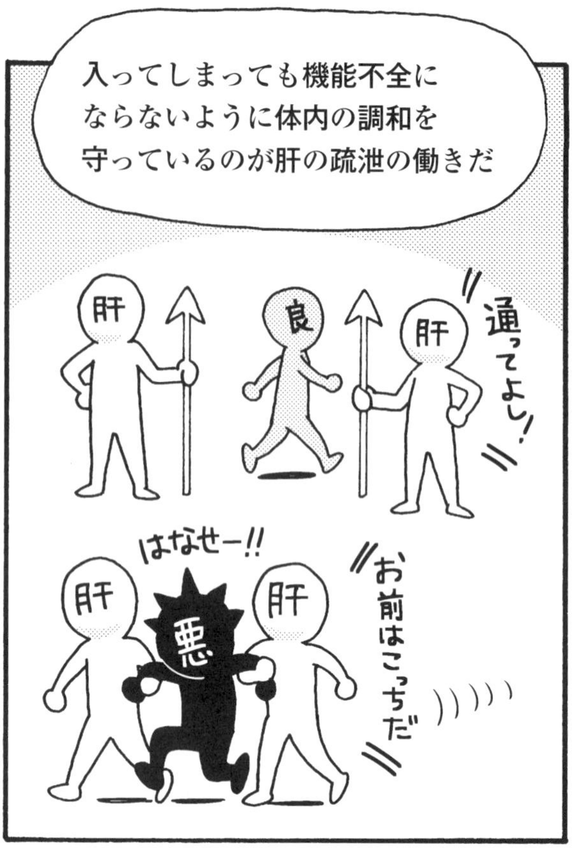
入ってしまっても機能不全に
ならないように体内の調和を
守っているのが肝の疏泄の働きだ
肝
良
肝
通ってよし!
はなせー!!
肝
悪
肝
お前はこっちだ

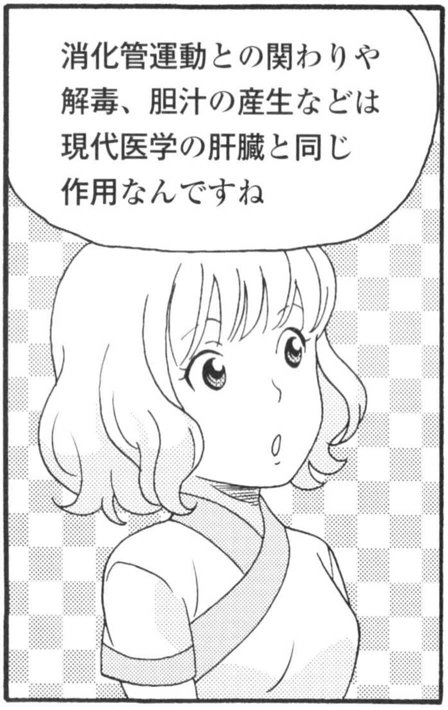

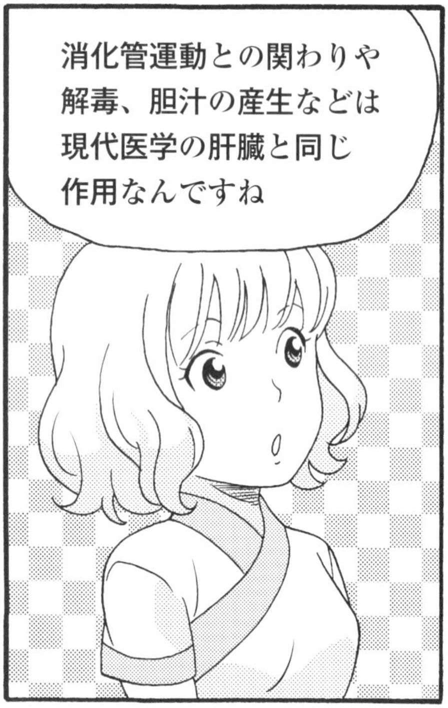
消化管運動との関わりや
解毒、胆汁の産生などは
現代医学の肝臓と同じ
作用なんですね

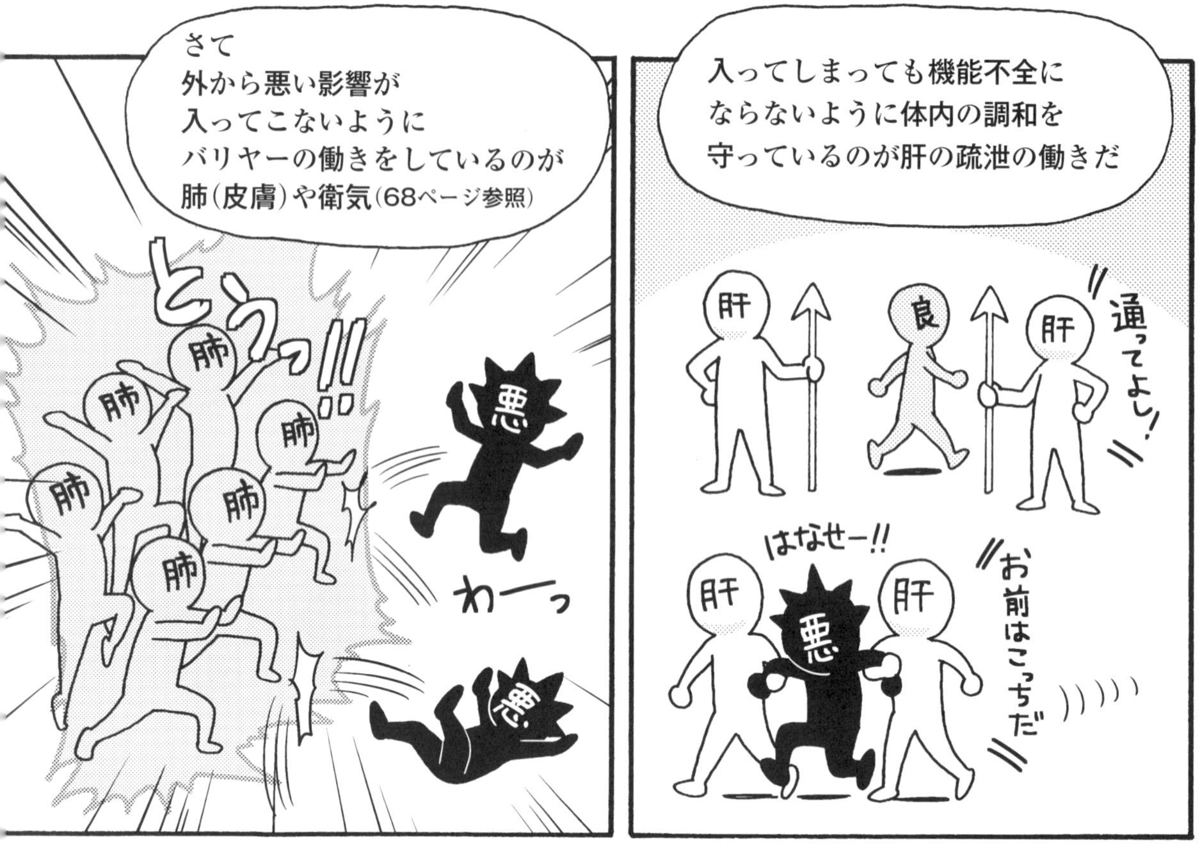

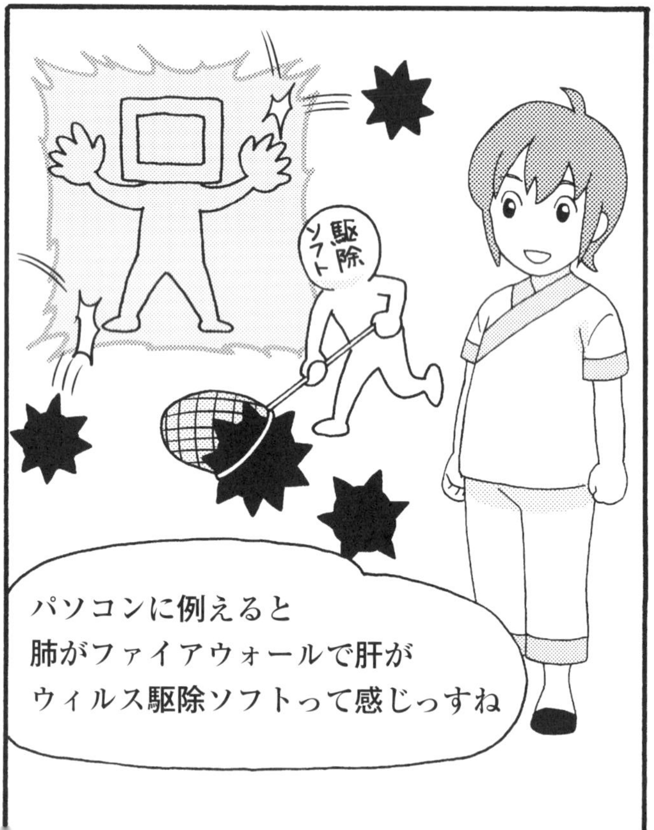
駆除ソフト
パソコンに例えると
肺がファイアウォールで肝が
ウィルス駆除ソフトって感じっすね

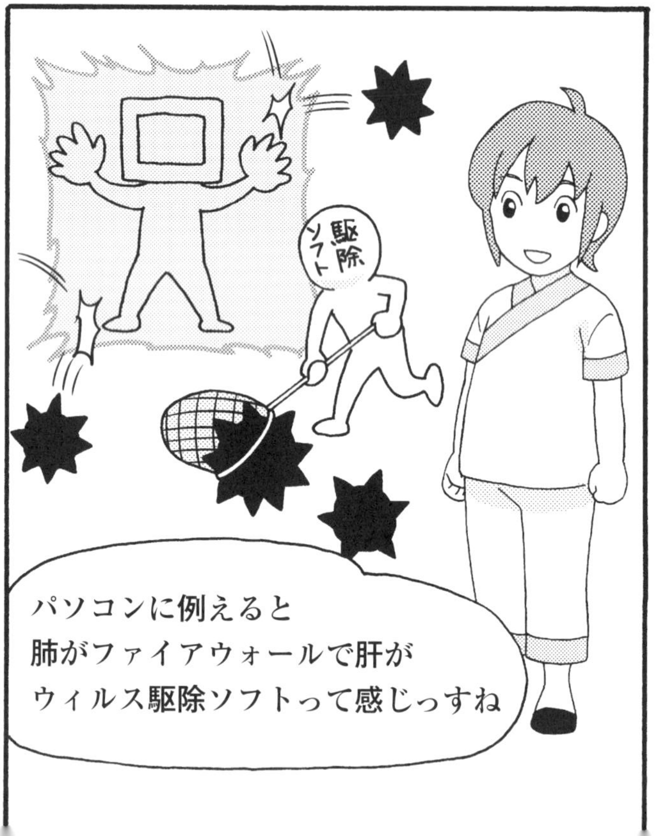

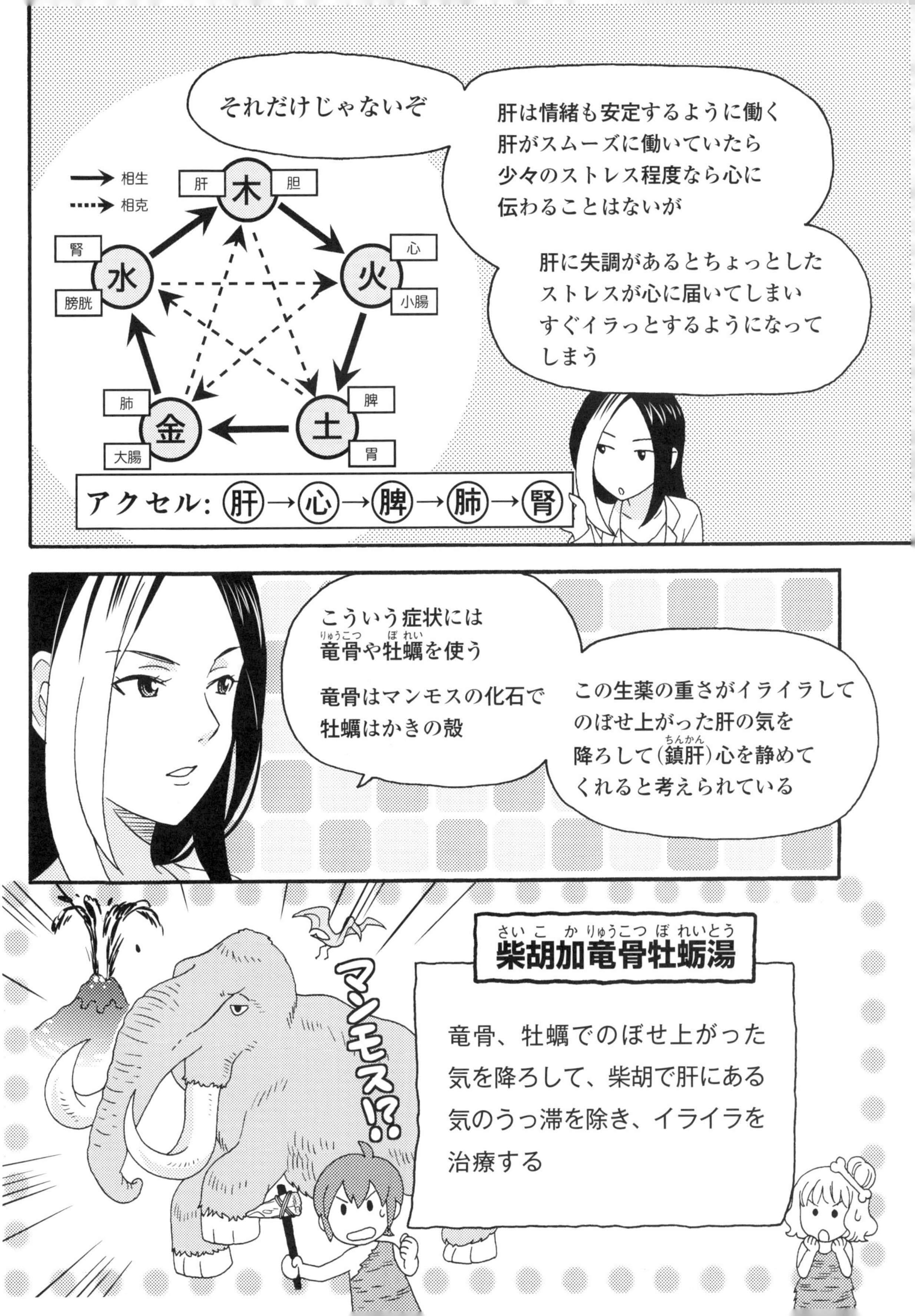
それだけじゃないぞ
肝は情緒も安定するように働く
肝がスムーズに働いていたら
少々のストレス程度なら心に
伝わることはないが
肝に失調があるとちょっとした
ストレスが心に届いてしまい
すぐイラっとするようになって
しまう
相生
相克
木
肝
胆
火
心
小腸
土
脾
胃
金
肺
大腸
水
腎
膀胱
アクセル：肝→心→脾→肺→腎
こういう症状には
竜骨《りゅうこつ》や牡蠣《ぼれい》を使う
竜骨はマンモスの化石で
牡蠣はかきの殻
この生薬の重さがイライラして
のぼせ上がった肝の気を
降ろして（鎮肝《ちんかん》）心を静めて
くれると考えられている
マンモス!?
柴胡《さいこ》加《か》竜骨《りゅうこつ》牡蛎湯《ぼれいとう》
竜骨、牡蠣でのぼせ上がった
気を降ろして、柴胡で肝にある
気のうっ滞を除き、イライラを
治療する

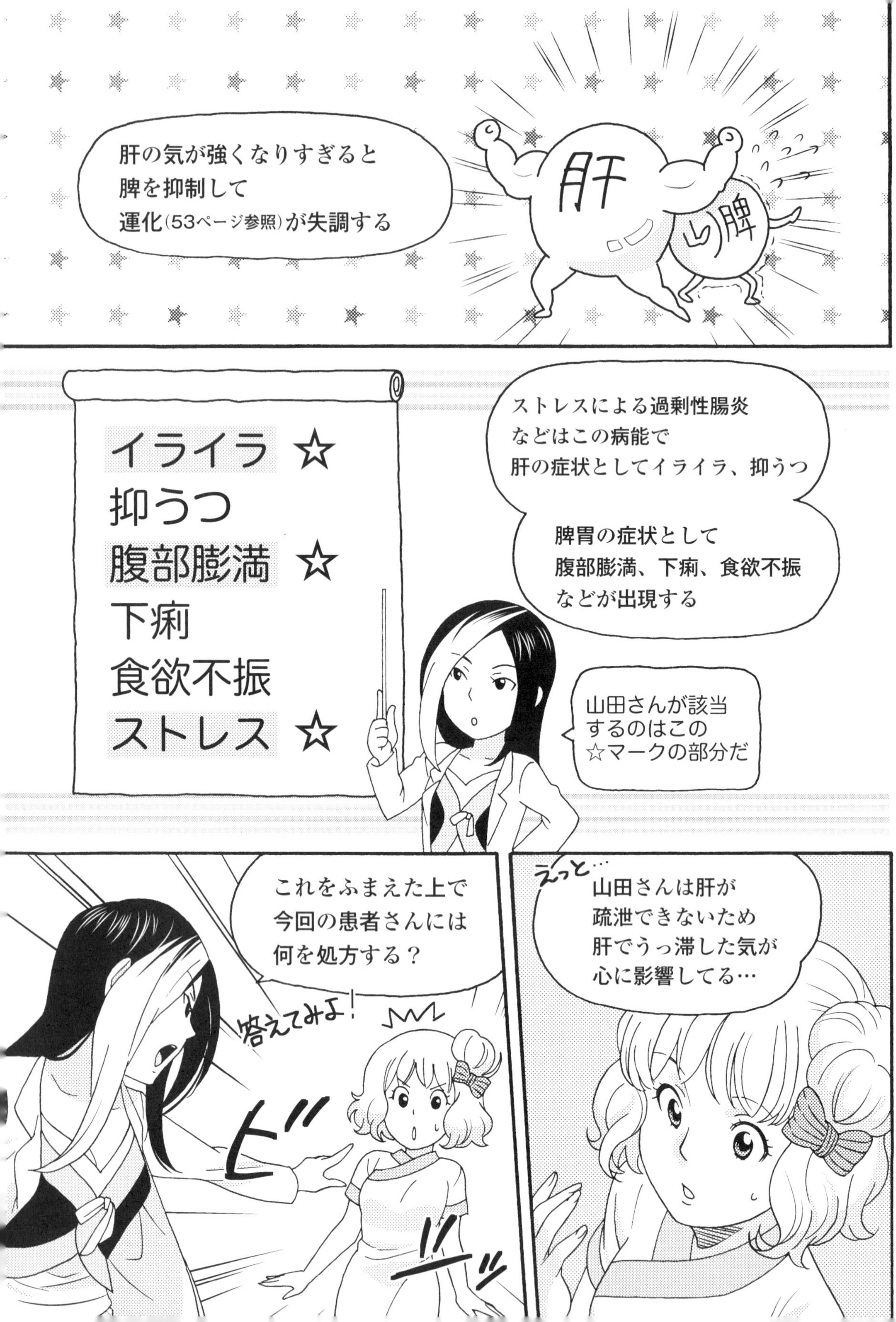
肝の気が強くなりすぎると
脾を抑制して
運化(53ページ参照)が失調する
肝
脾
イライラ ☆
抑うつ
腹部膨満 ☆
下痢
食欲不振
ストレス ☆
ストレスによる過剰性腸炎
などはこの病能で
肝の症状としてイライラ、抑うつ
脾胃の症状として
腹部膨満、下痢、食欲不振
などが出現する
山田さんが該当
するのはこの
☆マークの部分だ
これをふまえた上で
今回の患者さんには
何を処方する？
答えてみよ！
ビ
ッ
えっと…
山田さんは肝が
疏泄できないため
肝でうっ滞した気が
心に影響してる…

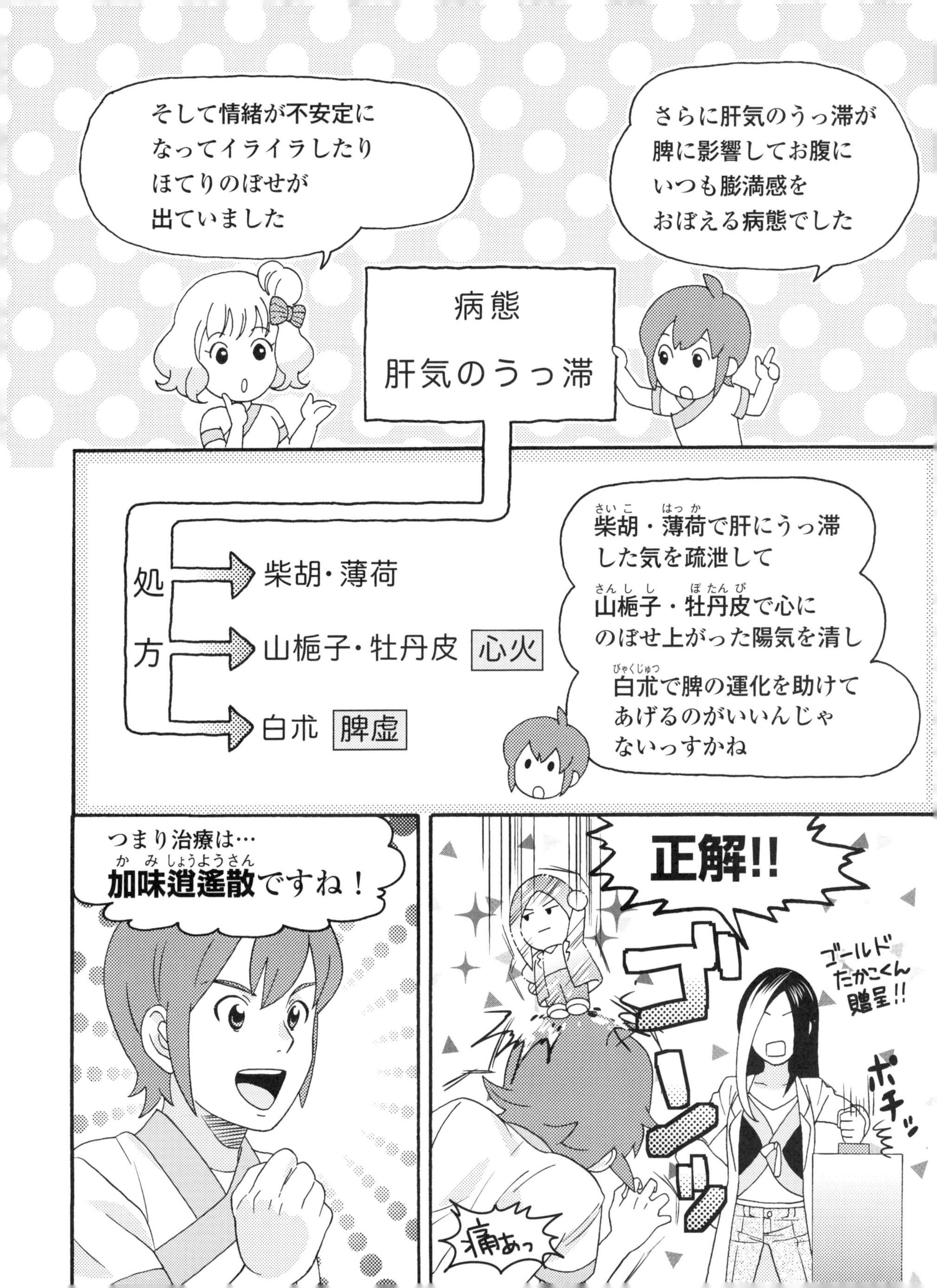
そして情緒が不安定に
なってイライラしたり
ほてりのぼせが
出ていました
さらに肝気のうっ滞が
脾に影響してお腹に
いつも膨満感を
おぼえる病態でした
病態
肝気のうっ滞
処方
柴胡・薄荷
山梔子・牡丹皮 心火
白朮 脾虚
柴胡《さいこ》・薄荷《はっか》で肝にうっ滞
した気を疏泄して
山梔子《さんしし》・牡丹皮《ぼたんぴ》で心に
のぼせ上がった陽気を清し
白朮《びゃくじゅつ》で脾の運化を助けて
あげるのがいいんじゃ
ないっすかね
つまり治療は…
加味逍遙散《かみしょうようさん》ですね！
正解!!
ゴールド
たかこくん
贈呈!!
ポチッ
痛あっ

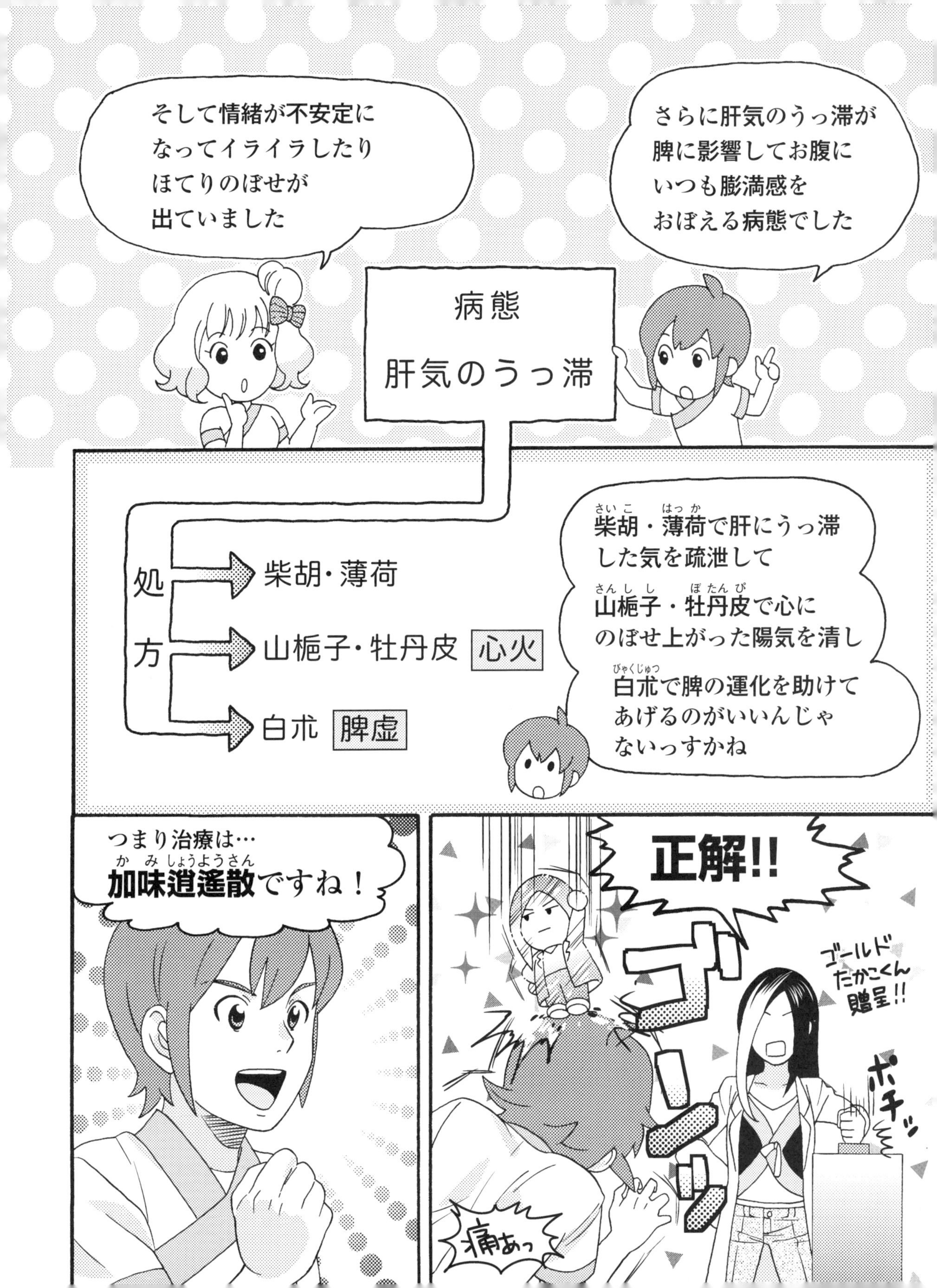

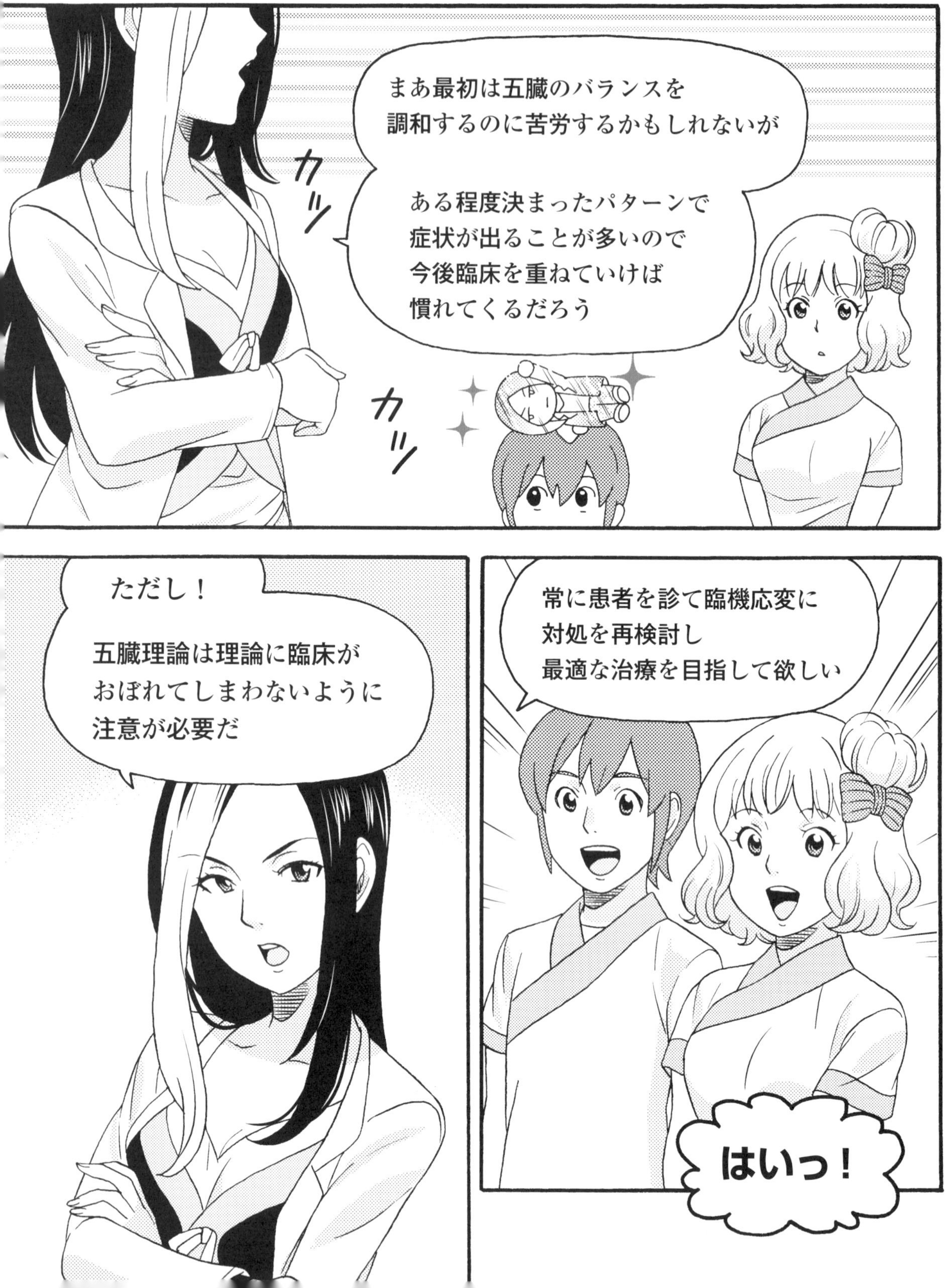
まあ最初は五臓のバランスを
調和するのに苦労するかもしれないが
ある程度決まったパターンで
症状が出ることが多いので
今後臨床を重ねていけば
慣れてくるだろう
カツ
カツ
ただし！
五臓理論は理論に臨床が
おぼれてしまわないように
注意が必要だ
常に患者を診て臨機応変に
対処を再検討し
最適な治療を目指して欲しい
はいっ！

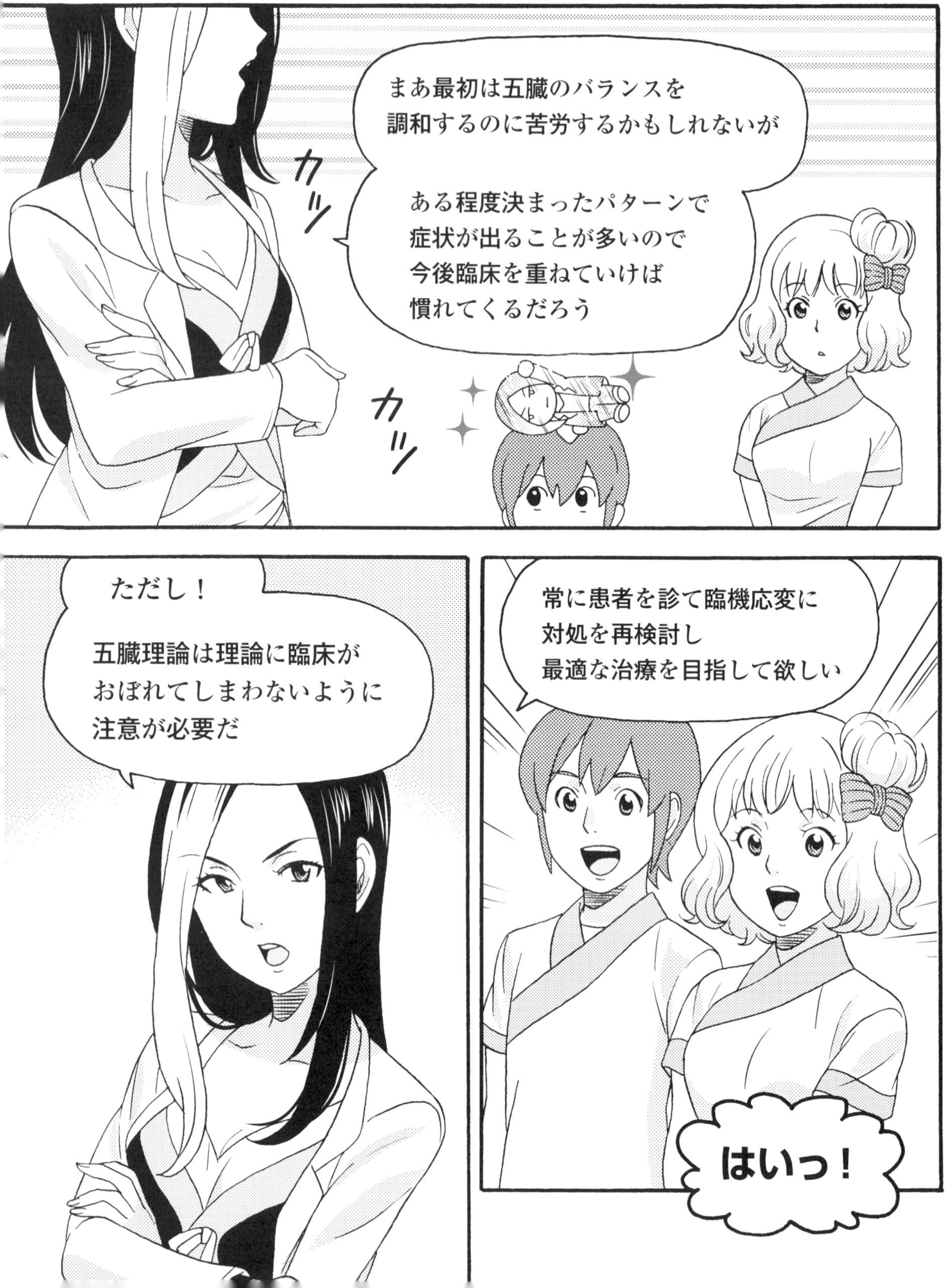

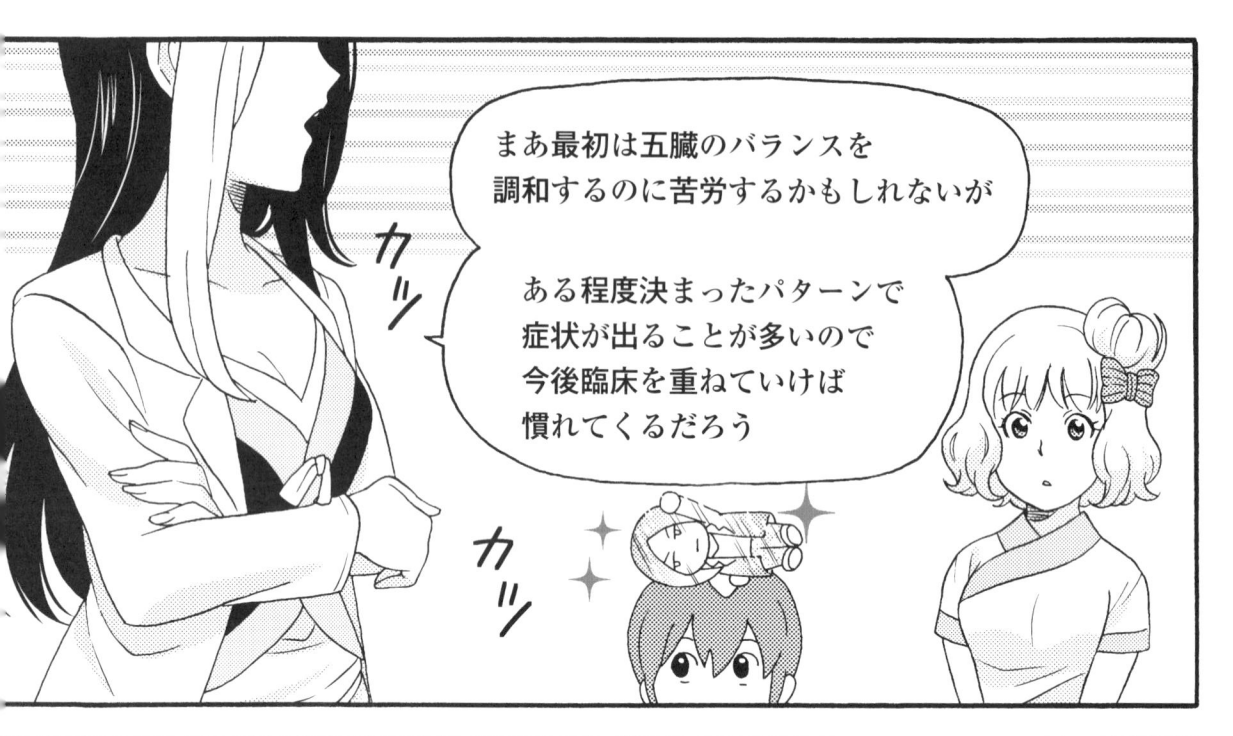

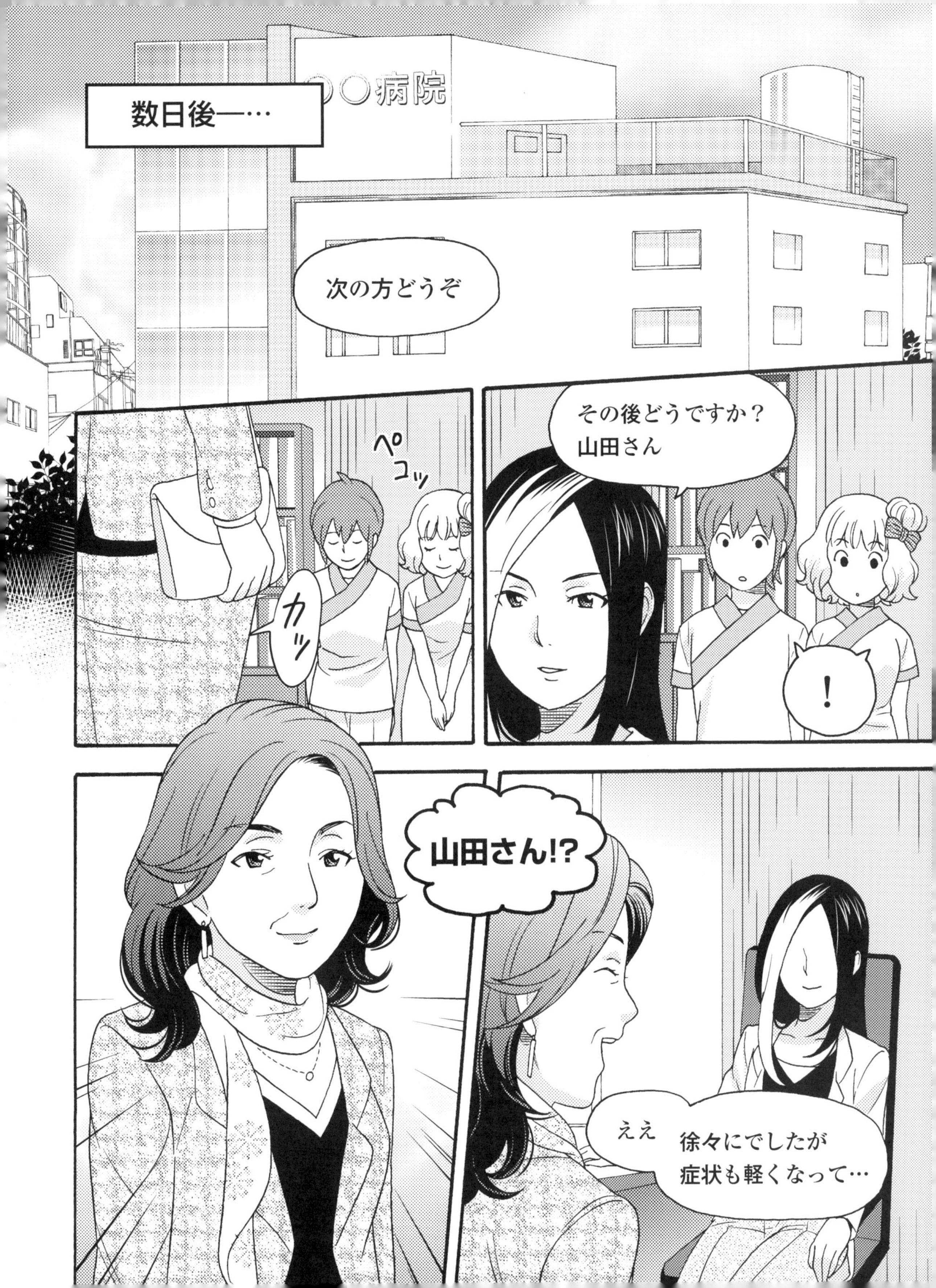
○○病院
数日後—…
次の方どうぞ
ペコッ
カッ
その後どうですか？
山田さん
!
山田さん!?
ええ
徐々にでしたが
症状も軽くなって…

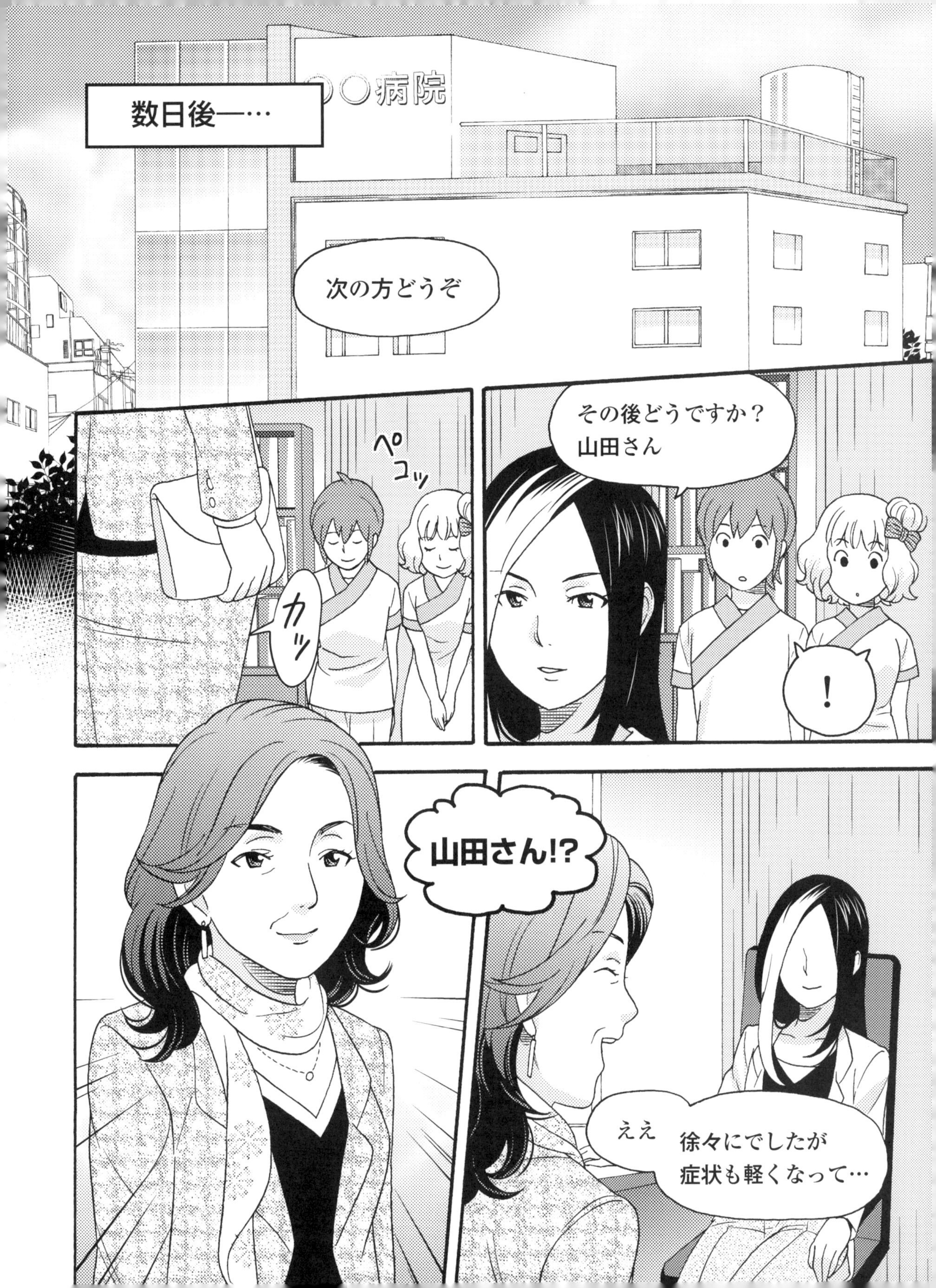

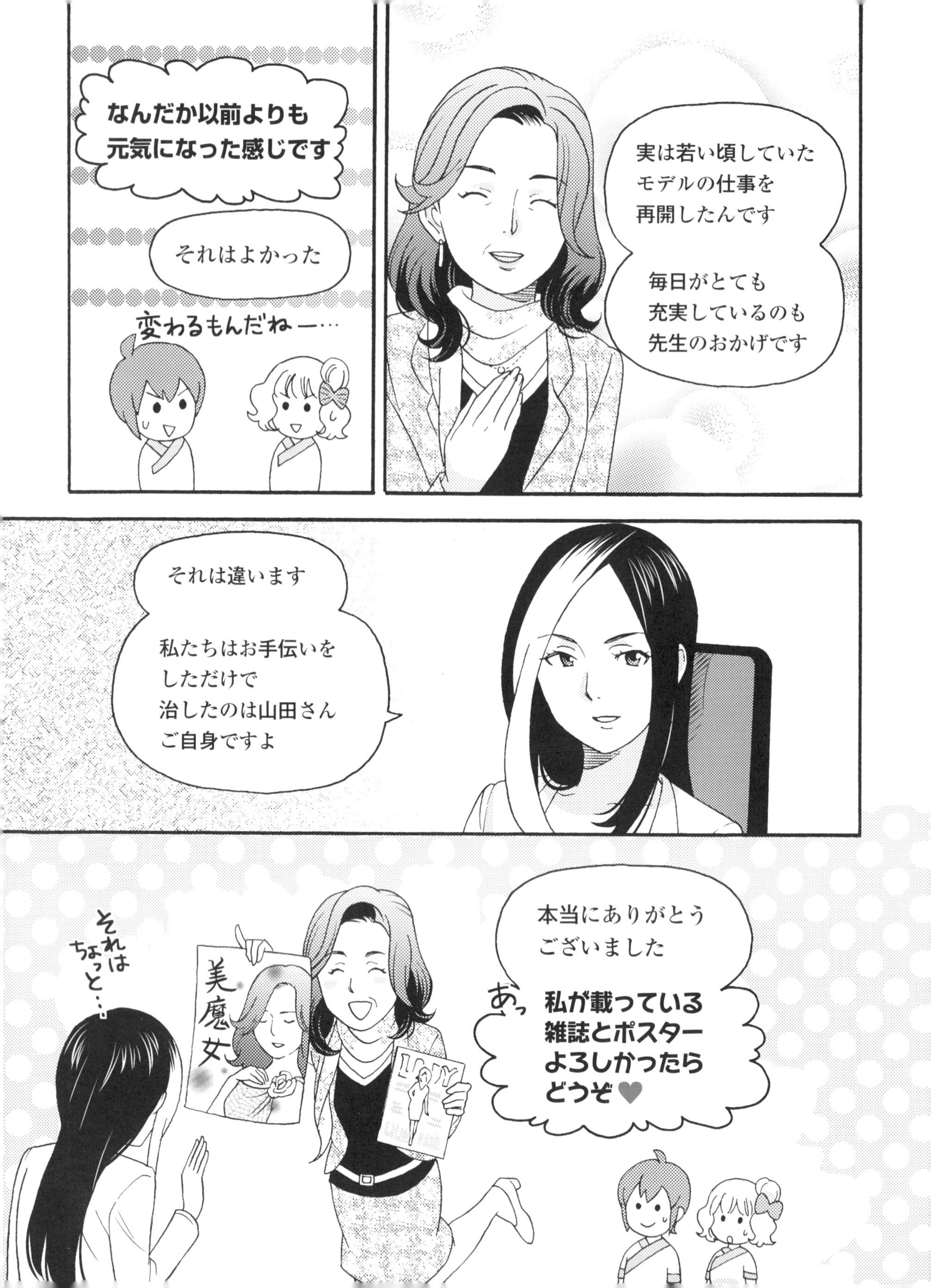

なんだか以前よりも
元気になった感じです
それはよかった
変わるもんだねー…
実は若い頃していた
モデルの仕事を
再開したんです
毎日がとても
充実しているのも
先生のおかげです
それは違います
私たちはお手伝いを
しただけで
治したのは山田さん
ご自身ですよ
本当にありがとう
ございました
あっ
私が載っている
雑誌とポスター
よろしかったら
どうぞ♥
美魔女
それはちょっと…

2章と3章はとても難しい章です。前章から急に難しくなったと感じるのは仕方ありません。そのため反復して読んでいただけたらと思います。実際、研修医たちがこんなにスラスラと答えられるのは、外来研修を受けているからです。外来では、現代のストレス社会のために、五臓の肝に不調が出るような症例を何件も繰り返し見学することになります。新しい概念を理解するためには、慣れも必要です。繰り返しご覧いただければと思います。

この章で取り上げた更年期障害は体の内部で起こる病気で、病位は裏証になります。ですが更年期障害の病位をただ裏証とするだけでは、おおざっぱすぎて治療が行えません。治療に取りかかるには裏証を五臓にわけて、五臓の相互関係を分析することが必要です。

なんで五臓？

人間の機能を五つ（五臓）にまとめたのは、その方が考えやすいからです。人間は、五つくらいの情報であれば、なんとかその相互関係を俯瞰できます。大きく五臓の相互関係をとらえつつ、各臓腑に起こる細かな枝葉のような状況にも目を配らなければいけません。漢方医学は、常に体全体を意識しつつ分析する感覚が大事なのです。

では、五つにしたのはなぜでしょう？　中国では、五臓が作られる前に、陰陽理論が作られました。陰陽理論は、**グループを陰と陽の二つにわける考え方**です。陰陽理論は天と地、表と裏、寒と熱などの対立した関係を基準にグループわけをします。

ですが、対立にならない関係もあります。例えば、薪と炎や、樹木と土地などです。薪は炎を強くする**援助の関係（アクセル）**ですし、樹木は土地の養分を奪っていく**妨害（ブレーキ）の関係**になります。この援助の関係を**相生《そうせい》**といい、一方で妨害の関係を**相克《そうこく》**といいます。

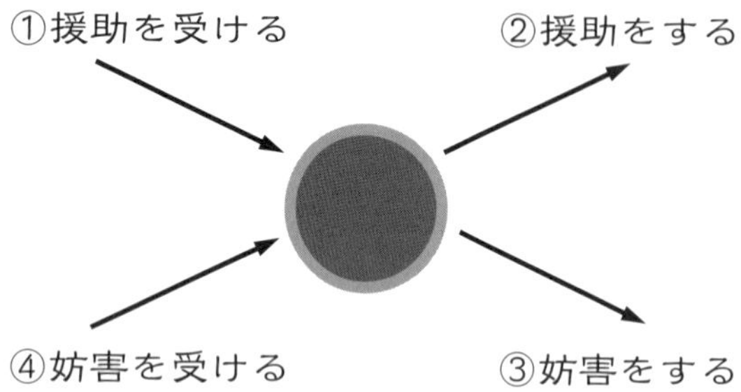

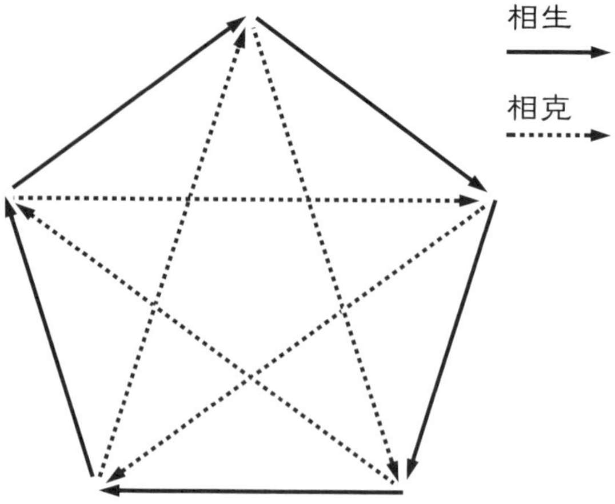

この相生・相克の関係を分析すると、**①援助を受ける、②援助をする、③妨害をする、④妨害を受ける**と、4つの関係となります。グループを五つにわけて、実線（相生）と点線（相克）を結ぶと、ちょうど4つの関係を表す線を過不足なく結ぶことができます。このように五つのグループ間で発生する、相生と相克の相互関係を理解するために作られた理論が五行です。世の中、足を引っ張る者もいれば、助けてくれる人もいる、そんな現実社会の道理をデフォルメ化したのが五行なのです。

五行の理論では、森羅万象すべてのものが五つのグループのいずれかに属します。五行の行は「めぐる」と読んで輪廻のようにくるくるまわって循環している世界を表します。相生と相克が機能すれば、一時的にどこかが強くなっても、あるいは弱くなっても、めぐりめぐってもとに戻ります。「情けは人のためならず」、「わらしべ長者」みたいなものです。色んなことが変化しつつも、環境が一定に保たれる平衡状態は、五行の相生・相克によって行われていると昔の人は考えたのです。

この**五行の理論にそって臓腑を分類したのが五臓**です。これから、その五臓をもっと詳しく見ていきましょう。

「心は血脈を主る。神志を主る」

昔の人は記憶しやすいようにキャッチフレーズ（標語）を作って、その臓腑の働きを覚えていきました。何百年も行われている方法なので、キャッチフレーズから臓腑の働きを理解していきましょう。

『心は血脈を主る』

《心》は心臓・血管・毛細血管と関係がある、つまり現代医学の循環器系であることを示しています。

例えば、《心》の気（エネルギー）が足りないと、《心》の血を推動する働き（ポンプ作用）が低下してしまいます。すると、息切れやチアノーゼ（唇・指先が紫になること）などの血行不良を引き起こします。逆に《心》の気が強すぎると、顔面が真っ赤になったり鼻血を出したり、ひどいと脳出血を引き起こすことがあります。

心気が足りなくて動悸がしてしまうときは、桂枝甘草湯《けいしかんぞうとう》のような心気を補う薬を使います。鼻出血のときは黄連解毒湯《おうれんげどくとう》や三黄瀉心湯《さんおうしゃしんとう》のように心気を除く薬で止血します。なんと江戸時代には脳出血を瀉心湯で治療していたようです。本書のプロローグでは、三黄瀉心湯で鼻血を止めていますね。

『心は神志《しんし》を主る』

《心》が**脳神経系（意識や思考、睡眠）**であることを示しています。

精神（こころ）と心臓が結びつくのは、古代からみんなにある感覚です。すべての身体の機能を全部五臓にまとめていったのが五臓理論なので、この脳神経系も心に属すると考えます。

例えば、心血は精神を落ち着かせ、睡眠をとるとき意識が戻ってくる場所と考えられていました。もし、あまり考えこみすぎると、心血を消耗してしまい、不安・不眠や動悸などの《心》の身体症状が起こります。

心血を消耗したときは、心血を補う帰脾湯《きひとう》を飲むと、深く眠れるようになって、動悸や不安感が軽減します。

このように、キャッチフレーズから五臓の機能をひとつひとつ覚えていってください。最初は「？」と思うことがあるかもしれませんが、このように五臓にわけるのはとても合理的であることがわかってきます。（だてに千年以上使われてはいません。）

「肺は気を主り、宣発《せんぱつ》・粛降《しゅくこう》を主る。水道を通調し、百脈を朝《あつ》める」

《肺》は、現代医学の呼吸機能、皮膚、汗腺、水液代謝、自然免疫と関係があります。

『肺は気を主る』

これは、**肺が呼吸機能と関係ある**ことを示しています。また３章で出てくる衛気と肺は関係があります。外邪の進入を表で防御しているのが衛気です。衛気は現在の自然免疫にあたります。

『肺は宣《せん》発《ぱつ》・粛《しゅく》降《こう》を主る。』

宣発というのは、**気や水（津液）を外に向けて発散させること**で、粛降というのは、**体の内側や下側へ気や津液を収納すること**をいいます。

『肺は水道通調を主る』

《肺》が**水（津液）の流れを制御していること**を意味します。《肺》が水の動きと関係があると考えるのは現代医学ではなかなか理解しにくいのですが、解剖的臓腑と五臓の違いからそのような差が生じます。

例えば、《肺》に作用する麻黄《まおう》という生薬は、喘息を治療する（平喘《へいぜん》）と同時に発汗・利尿作用があります。麻黄は《肺》の宣発を調えて喘息を治し発汗させて、水道を通調することで利尿するのです。

『肺は百脈を朝《あつ》める』

《肺》が**血流と関係していること**を表していて、すべての血脈は《肺》に戻ってきて、またここから全身に分配されることを示します。

「脾は運化を主り、昇清を主り、統血を主る」

《脾》は、現代医学の消化器系と栄養代謝、出血予防などの機能を担当しています。(《脾》が解剖でいうどの臓器に属するかについては諸説あります。脾臓という説もあるし、膵臓という説もあるし、大網という説もあります。)

『脾は運化を主る』

『運』は消化管の蠕動運動を意味して、**『化』は消化活動**を意味します。実際に消化活動を実行する現場は腑である《胃》で、その管理を行うのが《脾》になります。

《脾》の運化は食べ物の消化蠕動だけでなく、水湿の運行とも関連しています。

このため《脾》の運化が失調すると、食欲が落ちるだけでなく、浮腫を合併し、舌が胖大《はんだい》(ぼってりして大きくなること)になります。

『脾は昇清を主る』

《脾》は消化吸収するだけではなくて、吸収した水穀《すいこく》の精微《せいび》から気と津液を作り、それを《肺》まで持ち上げます。このことは、《脾》の働きには**水分と栄養の代謝活動**も含まれることを指しています。

『脾は統血を主る』

《脾》が正常に働くことで、**毛細血管から血液が漏れ出なくなります**。脾虚証の紫斑病に《脾》を治療する帰脾湯《きひとう》を投与することで紫斑が軽減することもよく経験します。

「肝は疏泄を主る。蔵血を主る」

《肝》には、現代医学の**肝臓の働きと、内分泌、自律神経の働き**があります。《肝》によって体内環境は一定にコントロールされます。

『肝は疏泄《そせつ》を主る』

体内をスムーズに調整することを疏泄といいます。具体的には①気の調節・分配、②脾の運化の調節・胆汁の分泌、③情志の調節をすべてスムーズに行うことです。

※《疏》……気や血が供給過多になったり、不足することになったりするのを、過不足なく分配する。
※《泄》……不要なものを解毒して排泄できる形にする。

①気の調節・分配

《肝》は、体内のコントロールセンターです。《肝》が疏泄することで、気が必要なところに必要な量だけ分配されます。体内でトラブルが起こっても大きな障害が起こらないように、《肝》が疏泄して体内を安静な状態に保ちます。(一方、外から悪い影響が入ってこないように、バリアーの働きをしているのが《肺》(皮膚) や衛気です。)

②《脾》の運化の調節

《脾》の運化 (胃腸の蠕動《ぜんどう》運動) を調節するのが《肝》です。《肝》の疏泄がうまくいかなくなると、《脾》の運化に障害を起こして腹痛や下痢を引き起こします。

③情志の調節

《肝》は体だけでなく精神も安定するように働きます。《肝》がスムーズに働いていたら、ちょっとくらいストレスがあっても、ストレスが《心》に伝わることはありません。でも肝に失調があると、ちょっとのストレスが《心》に届いてしまい、イライラしてしまいます。

『肝は蔵血《ぞうけつ》を主る』

《肝》は**血の貯留量を調節して、還流している血液量を調節**します。運動しているときは血を多く必要とする筋肉へ血を分配し、安静にしているときは、《肝》に血を蓄えて、筋肉へ環流する血液量を少なくして省エネします。こうした肝の機能を**『蔵血』**といいます。

本章で患者の山田さんの元気がなかったのは、《肝》の疏泄がうまくいかず、気がうっ滞してめぐらず、相生の方向にある《肝》から《心》へと気がスムーズに移動できなかったためです。このため普段は心の気が不足してしまい、精神も奮わず気分が沈んだ感じとなります。でも、気はうっ滞しているだけなので、あるとき突然に気がどっと心へと流れてしまいます。すると自分の意思とは関係なく急にイライラしてしまいます。落ち込んだりイライラしたりと、《心》の平穏が保てず落差が激しくなるのが、肝気のうっ滞の特徴です。

「腎は精を蔵し、発育と成長を主る。水を主る。納気を主る」

『腎』には現代医学でいう**腎臓や性機能、骨髄、副腎などの働き**があります。

『腎は精を蔵す』

『腎』は、DNA や骨髄や幹細胞などと関係します。両親から受け継いだ先天的な気は『腎』に蓄えられます。また、血の原料となる精髄も腎に蓄えられています。この精髄は、幹細胞や EPO みたいなものといえます。

『腎は発育と成長を主る。水を主る』

子供の発達過程や二次成長、老化のスピードは、『腎』と関係があります。性ホルモン・成長ホルモンに似たものを**天癸《てんき》**といいます。天癸は『腎』と深く関わり、男女の性機能の成熟と老化の指標で、人体の成長発育を促進し月経・妊娠を維持する機能を持ちます。

『腎は水を主る』というのは、『腎』は水液代謝で重要な働きを行っていることを示しています。『肺』から全身に分配された津液を回収して、清なるものをまた『肺』まで上昇させて、濁なるものを尿として排泄する働きを行っています。ここは現代医学の腎臓に大変よく似た概念です。

『腎は納気を主る』

『腎』によって、『肺』から取り入れた清気を丹田（臍の下）まで取り込むことを示しています。**浅い呼吸は『肺』**が関係して、**深い呼吸は『腎』**が関係します。

五臓の相互関係

五臓にわけて考えるのは各臓の相互関係を意識するためです。ここでは代表的な二器間の関係について考えてみましょう。

心と肝

五臓の相生の関係より、肝が亢進することによって心も亢進してしまいます。

肝の気が疏泄することができなくなりうっ滞すると、そのうっ滞した気が心にのぼせ上がってきます。すると、心の気も過剰になり心熱となって、イライラしてしまいます。

この場合は、竜骨や牡蠣を使います。竜骨はマンモスの化石で、牡蠣はかきの殻です。この生薬の重さがイライラしてのぼせ上がった肝の気を降ろして（鎮肝）、心を静めてくれると考えます。柴《さい》胡《こ》加《か》竜骨《りゅうこつ》牡《ぼ》蛎《れい》湯《とう》は、柴胡で肝の疏泄を回復して、竜骨と牡蛎で心に上がってしまった気を降ろして二臓を同時に治療することができます。

柴胡加竜骨牡蛎湯：竜骨・牡蠣でのぼせ上がった気を降ろして、柴胡で肝にある気のうっ滞を除き、イライラを治療する。

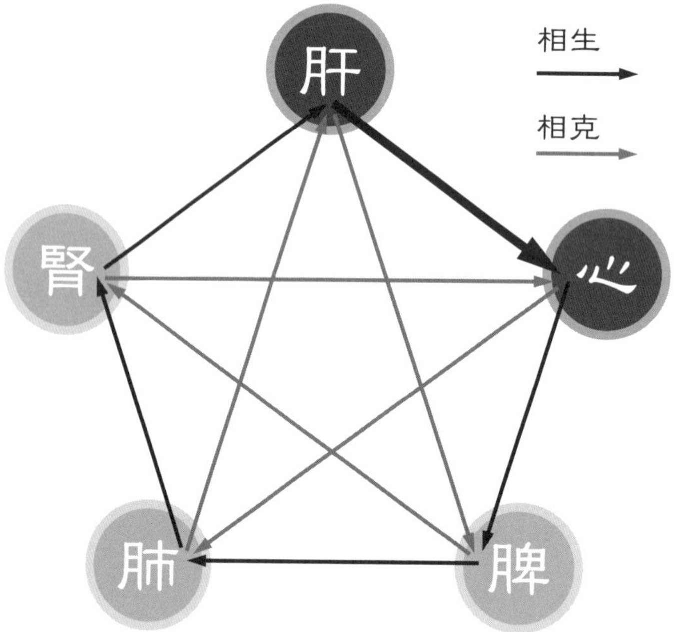

肝と脾

「肝は疏泄を主り、脾は運化を主る。」

肝の気が強くなりすぎると、脾を抑制して、運化に失調を生じます。これを肝と脾の不調和といいます。ストレスを受けると肝が疏泄できなくなり、イライラや抑うつ傾向になります。また肝は疏泄によって脾の運化を管理しています。このため肝の疏泄が不調になると、脾の運化もうまくできなくなり腹部が膨満して、下痢や軟便が出現します。現代の過敏性腸症候群は、肝と脾の不調和によるものです。

逍遥散《しょうようさん》：肝を柴胡・薄荷で疏泄して、脾を白朮で運化を促進して治療する。

このような症状に使用する代表薬が逍遥散です。逍遥散の成分である、柴胡や薄荷で肝臓の疏泄を回復して、白朮や茯苓で脾胃の運化を回復して、二臓を同時に治療することで、肝と脾の不調和を治療します。

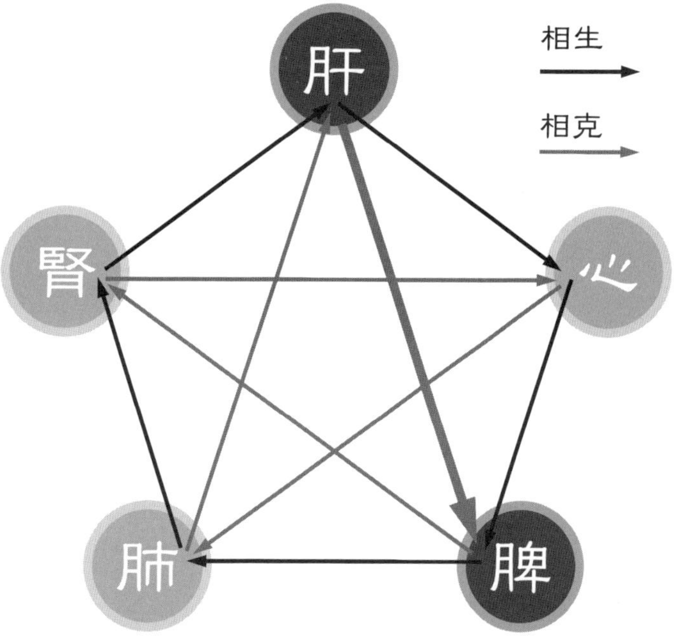

心と腎

心は火の臓腑で、腎は水の臓腑といわれます。この心の陽気は腎に下降して**腎の陰液（腎の津液と腎の精血をまとめたもの）**を温めており、腎の陰液は上にのぼって心の陽気が過剰に亢進しないように抑制します。心腎は互いに影響しあうことで、心は熱くなりすぎず、腎も心の陽気で水液代謝を行えます。遅くまで起きているなど生活の不摂生をすると、腎の陰液を回復することができなくなり、腎陰不足となります。腎陰が不足すると、心陽を抑制し冷やすものがなくなり、心陽は過剰となり心火となります。このように、心と腎の協調関係が崩れることを心腎《しんじん》不《ふ》交《こう》といいます。

黄連《おうれん》阿《あ》膠湯《きょうとう》：黄連で心火を冷まして、阿膠で腎陰を補い、不眠・心煩といった心陽過剰の症状と咽乾・腰がだるいといった腎陰不足の症状と、二臓を同時に治療する。

このように臓腑にはさまざまな相互関係があり、五臓理論ではこれらの関係を深く考察し、臨床と結びつけて知見を蓄積しています。そして、こうして得られた多数の知見から漢方方剤が作られています。

第3章

めぐるもの
気・血・津液

● 3つのめぐるもの

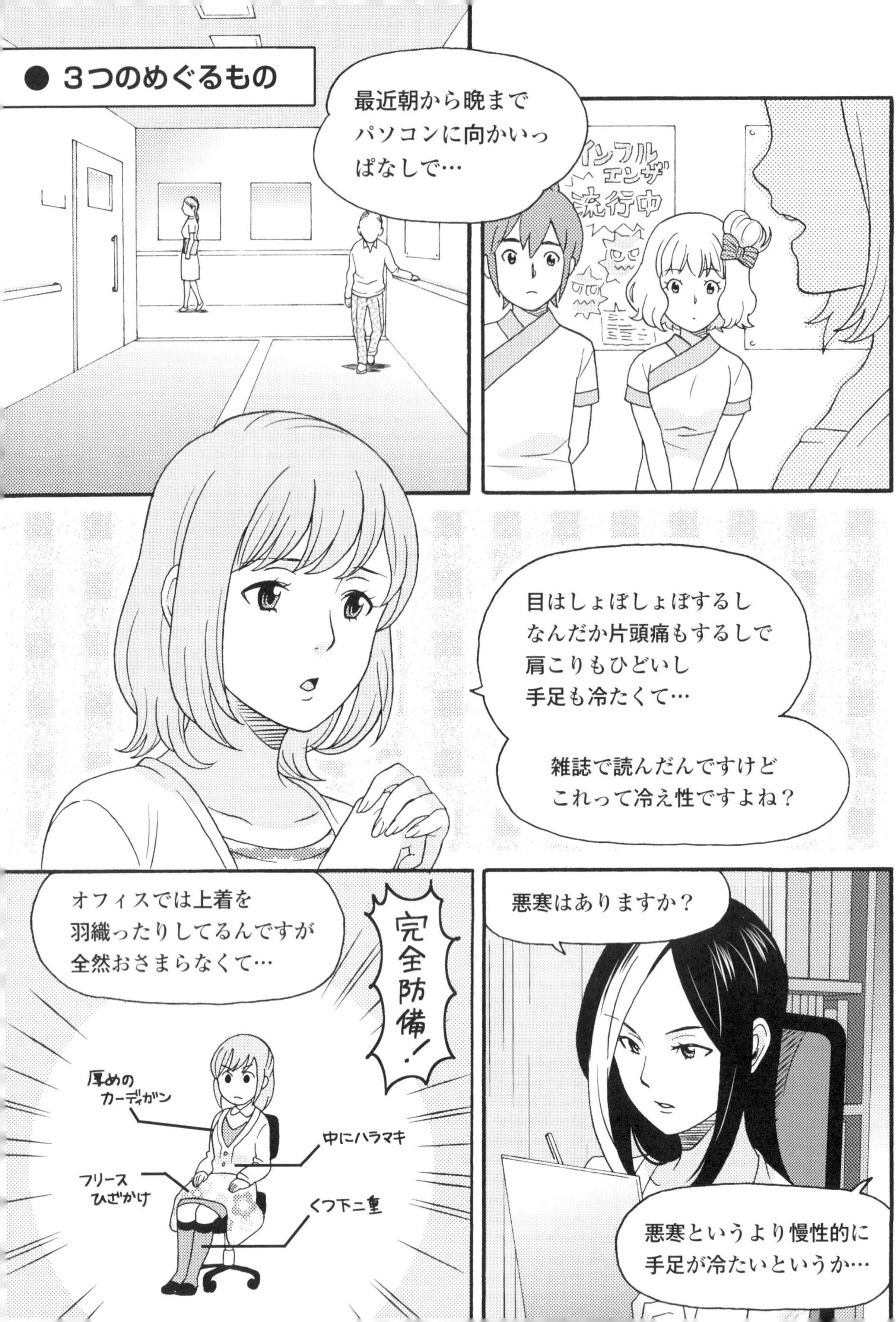
最近朝から晩まで
パソコンに向かいっ
ぱなしで…
インフルエンザ
流行中
目はしょぼしょぼするし
なんだか片頭痛もするしで
肩こりもひどいし
手足も冷たくて…
雑誌で読んだんですけど
これって冷え性ですよね？
オフィスでは上着を
羽織ったりしてるんですが
全然おさまらなくて…
完全防備!
厚めのカーディガン
中にハラマキ
フリースひざかけ
くつ下二重
悪寒はありますか？
悪寒というより慢性的に
手足が冷たいというか…

お化粧のノリも良くないし
髪もボサボサで手足も冷たい…
しかも
彼氏まで冷たいんです！
治してください!!
どれ、脈を…
彼氏についてはなんともしがたいのですが手足の冷たさについてはなんとかしましょう
ふむ
…血管が緊張している？
弦脈《げんみゃく》※か…
ではお薬を処方しますのでしばらくお待ちください
バタン
今回の患者 大沢さんは
二十代前半の女性
本人いわく極度の冷え症に
悩まされている…
年齢からして更年期障害
とは考えづらい

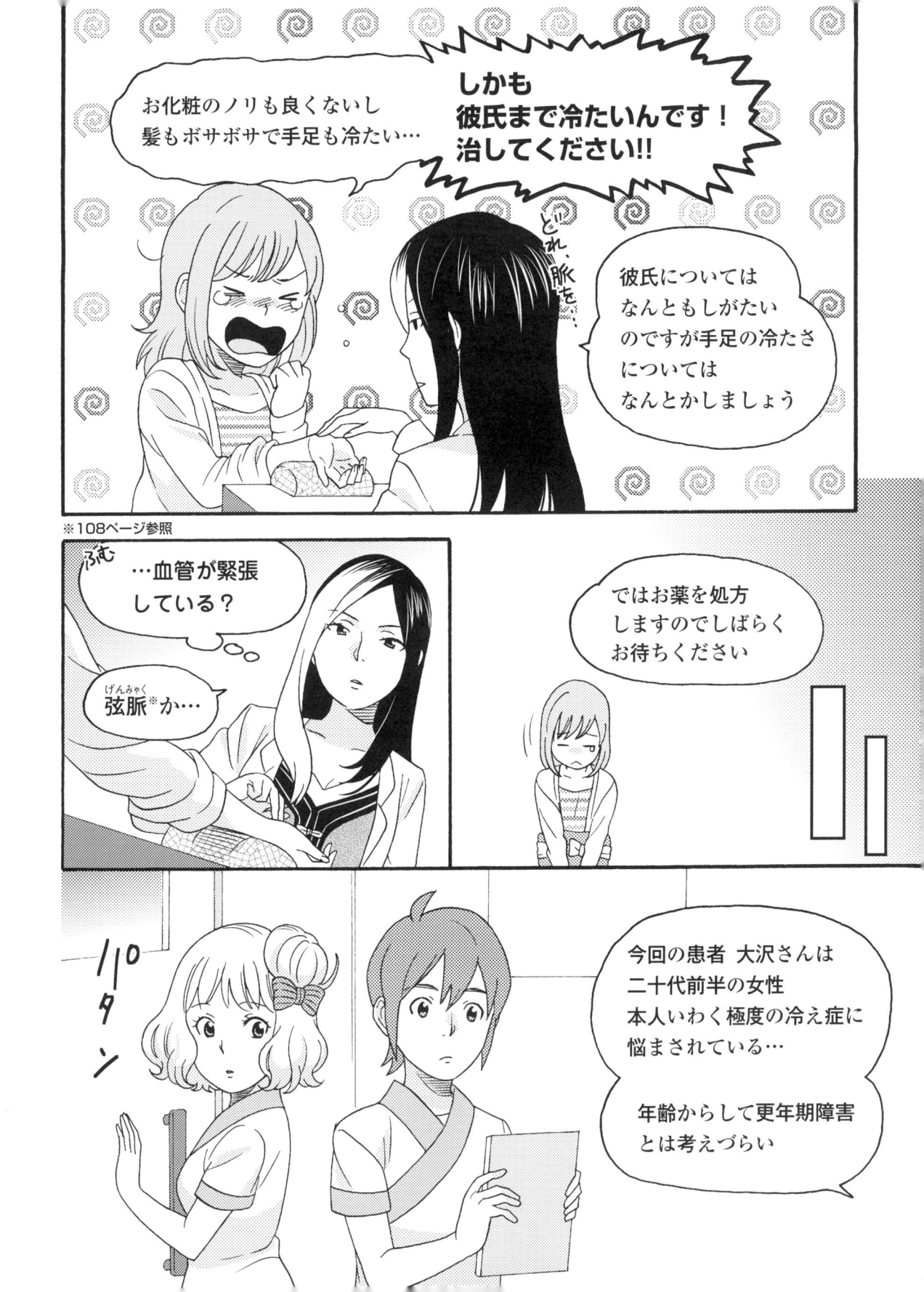

※108ページ参照

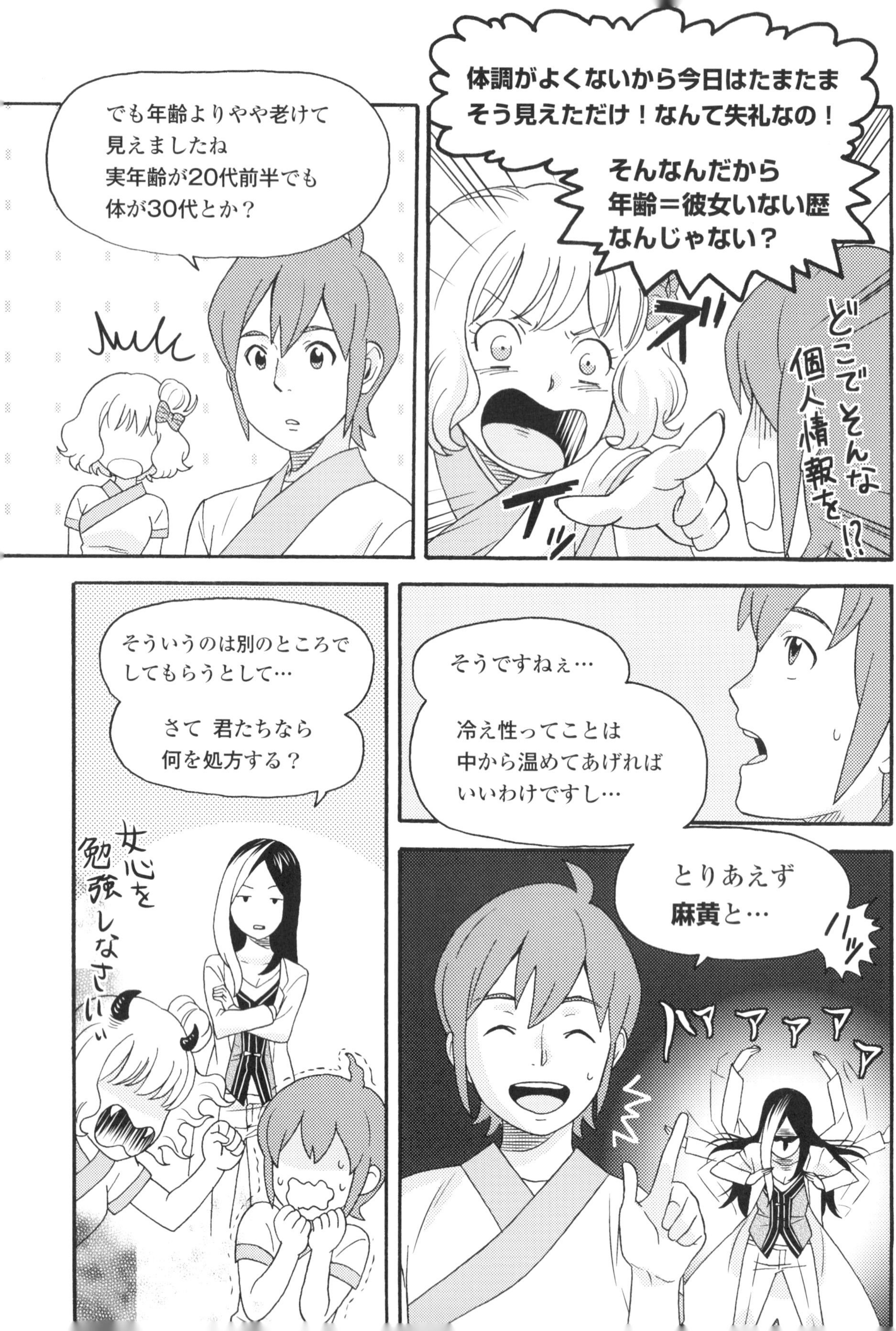
でも年齢よりやや老けて
見えましたね
実年齢が20代前半でも
体が30代とか？
体調がよくないから今日はたまたま
そう見えただけ！なんて失礼なの！
そんなんだから
年齢＝彼女いない歴
なんじゃない？
ズイッ
どこでそんな個人情報を⁉
そういうのは別のところで
してもらうとして…
さて 君たちなら
何を処方する？
女心を勉強しなさいぃぃ
そうですねぇ…
冷え性ってことは
中から温めてあげれば
いいわけですし…
とりあえず
麻黄と…
ハッ
ハアアアアア

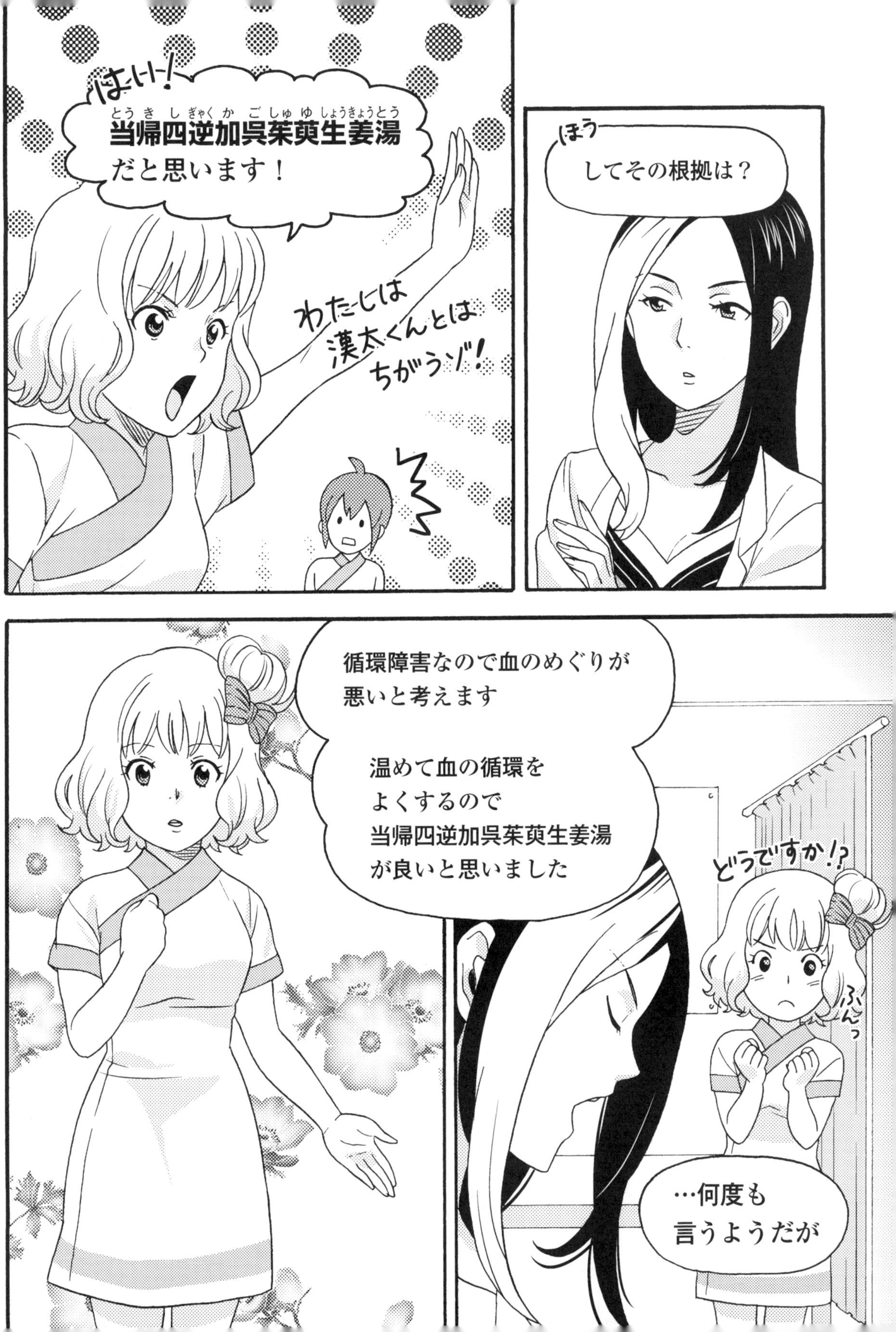
はーいー!
当《とう》帰《き》四《し》逆《ぎゃく》加《か》呉《ご》茱《しゅ》萸《ゆ》生姜《しょうきょう》湯《とう》
だと思います!
わたしは
漢太くんとは
ちがうゾ!
ほう
してその根拠は?
循環障害なので血のめぐりが
悪いと考えます
温めて血の循環を
よくするので
当帰四逆加呉茱萸生姜湯
が良いと思いました
どうですか!?
ふんっ
…何度も
言うようだが

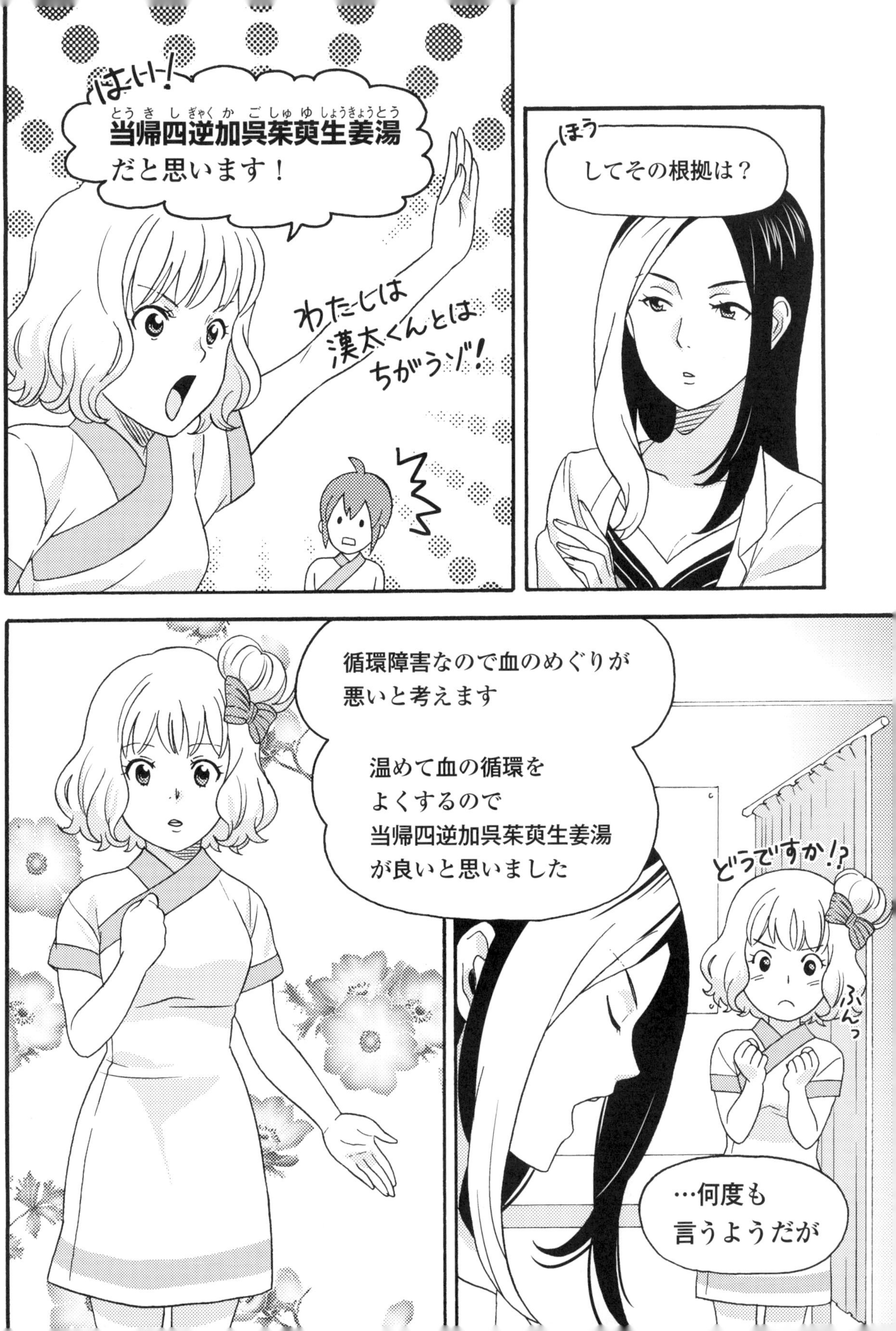

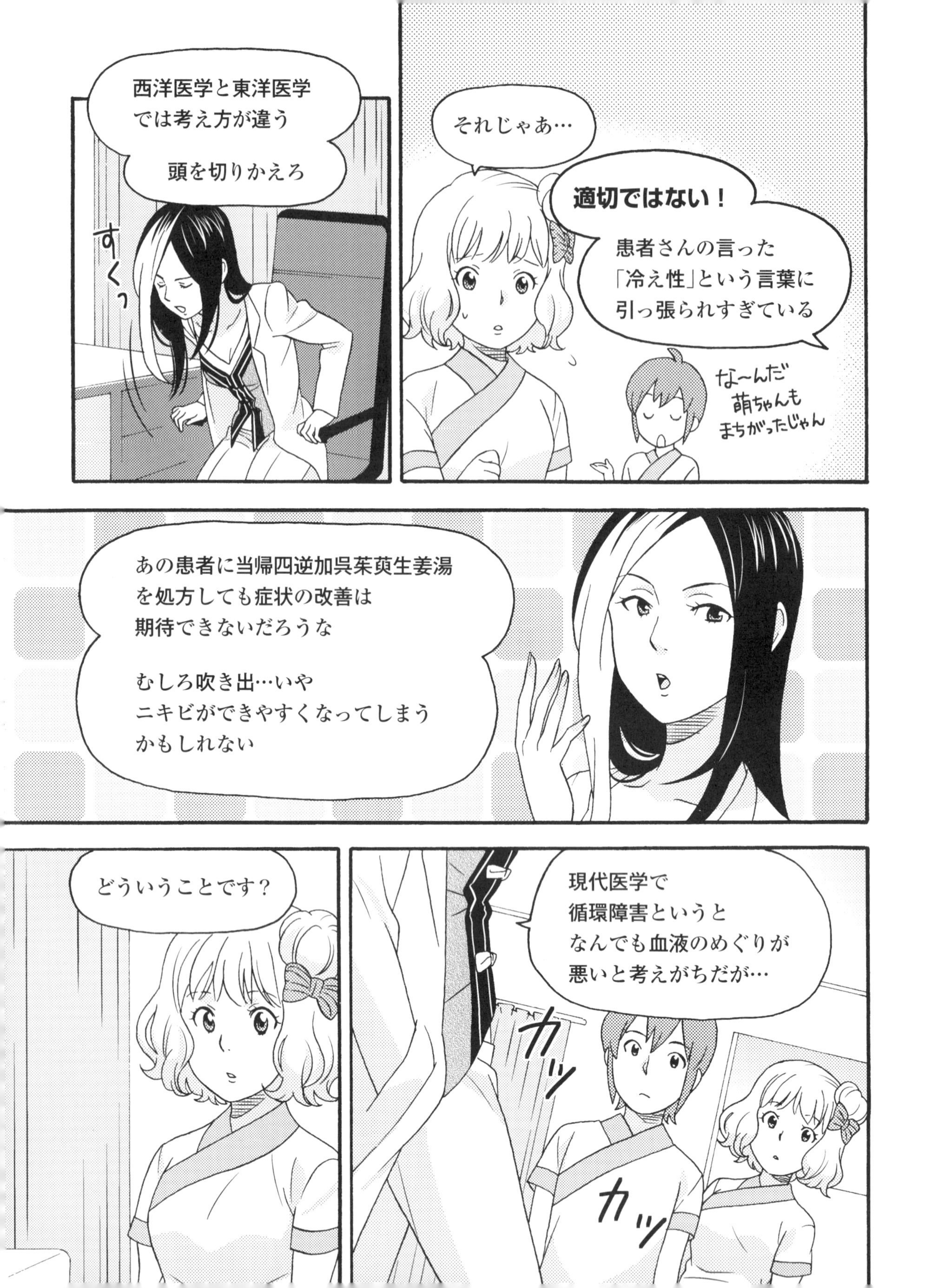
西洋医学と東洋医学
では考え方が違う
頭を切りかえろ
すくっ
それじゃあ…
適切ではない！
患者さんの言った
「冷え性」という言葉に
引っ張られすぎている
な~んだ
萌ちゃんも
まちがったじゃん
あの患者に当帰四逆加呉茱萸生姜湯
を処方しても症状の改善は
期待できないだろうな
むしろ吹き出…いや
ニキビができやすくなってしまう
かもしれない
どういうことです？
現代医学で
循環障害というと
なんでも血液のめぐりが
悪いと考えがちだが…
カツ
カツ

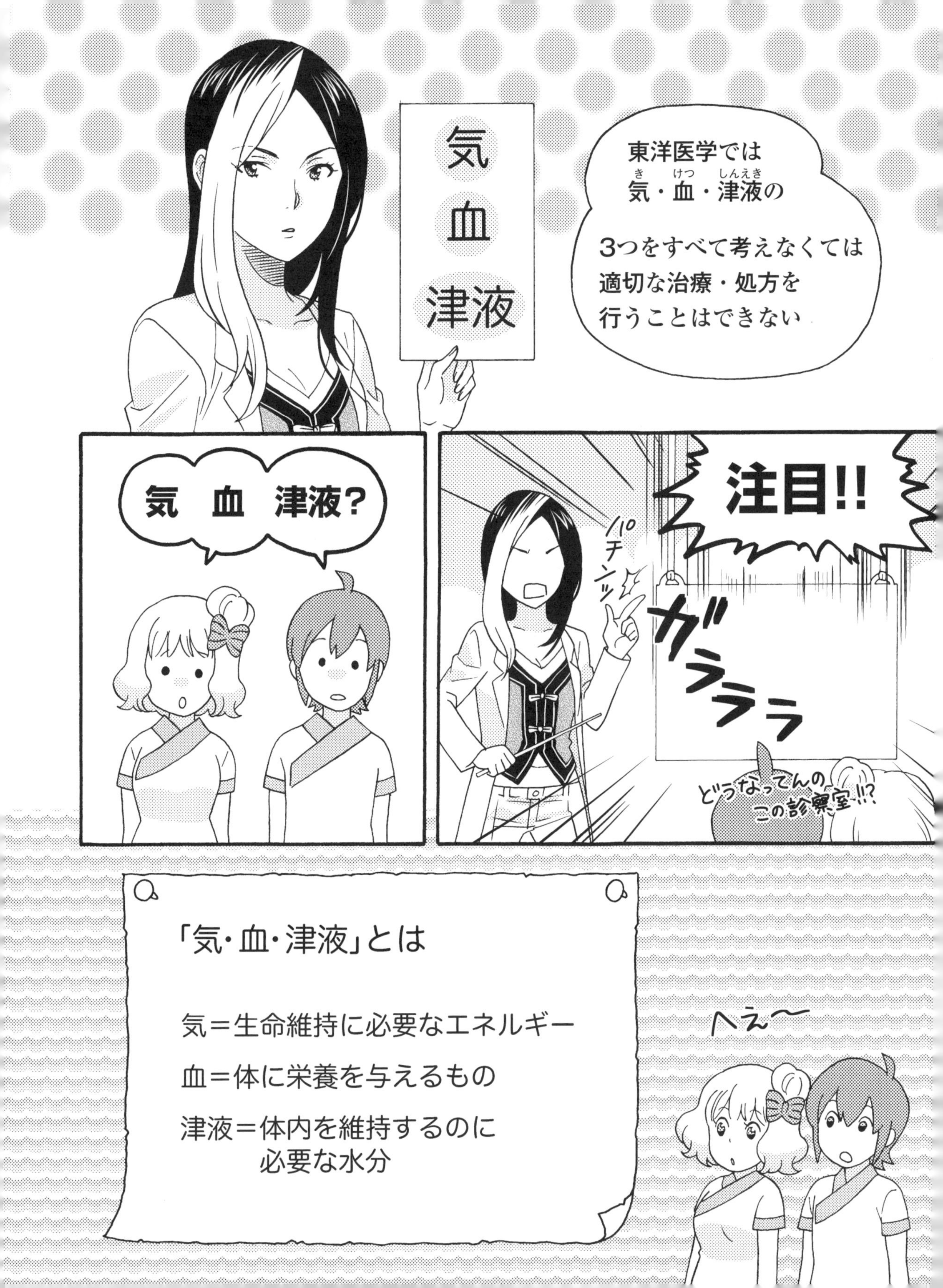
気
血
津液
東洋医学では
気《き》・血《けつ》・津液《しんえき》の
3つをすべて考えなくては
適切な治療・処方を
行うことはできない
気　血　津液?
注目!!
パチンッ
ガラララ
どうなってんの
この診察室!!?
「気・血・津液」とは
気＝生命維持に必要なエネルギー
血＝体に栄養を与えるもの
津液＝体内を維持するのに
必要な水分
へえ〜

● 気とは

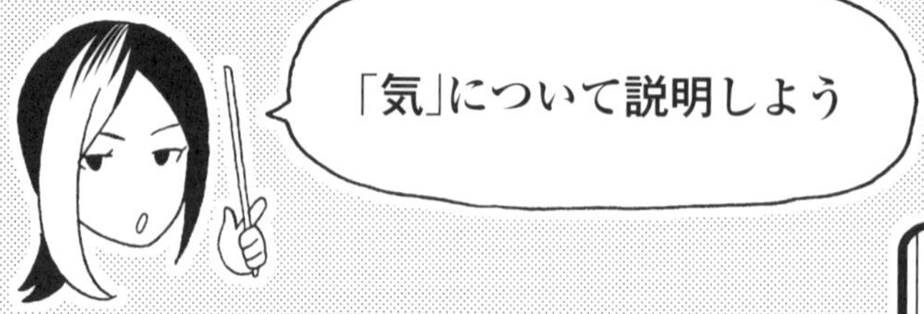

「気」について説明しよう

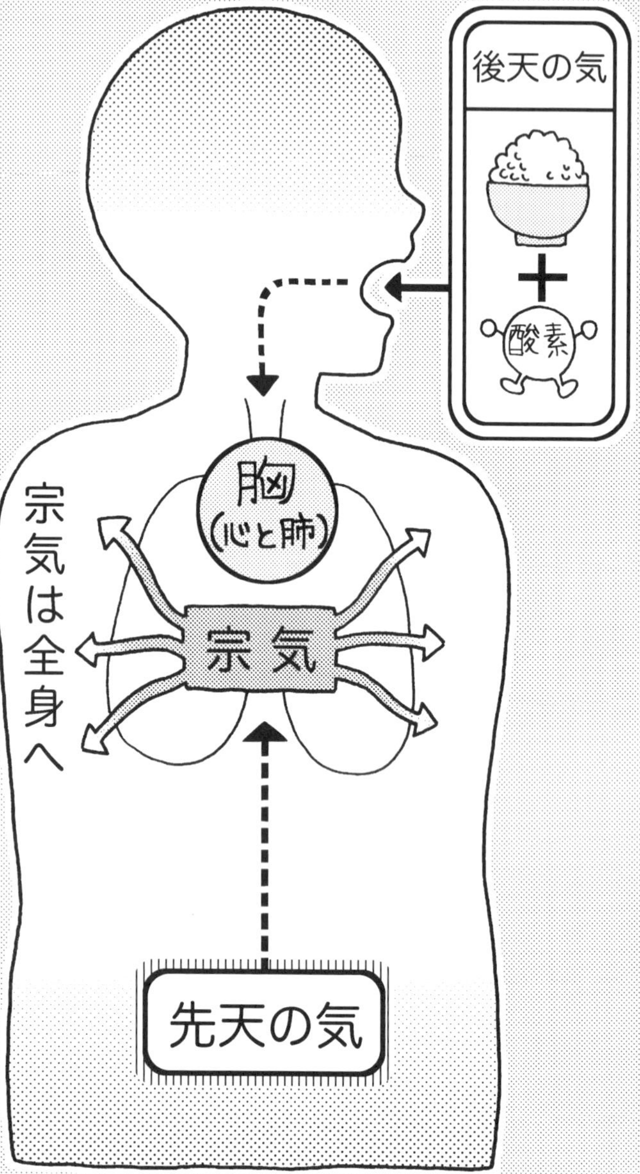

後天の気
酸素
胸
（心と肺）
宗気
宗気は全身へ
先天の気

両親から受け継ぎ
生まれもっている気
これを「先天の気」と呼ぶ
「先天の気」は腎に精として
蓄えられている

飲食物を消化＆吸収
することで得られる
栄養（エネルギー）「水穀《すいこく》の気」と
呼吸により取り込まれる「清気」
これらをあわせて
「後天の気」と呼ぶ

腎に蓄えられた「先天の気」と
脾、肺から取り入れた「後天の気」
が合わさると「宗《そう》気《き》」になり
肺から全身にめぐっていく

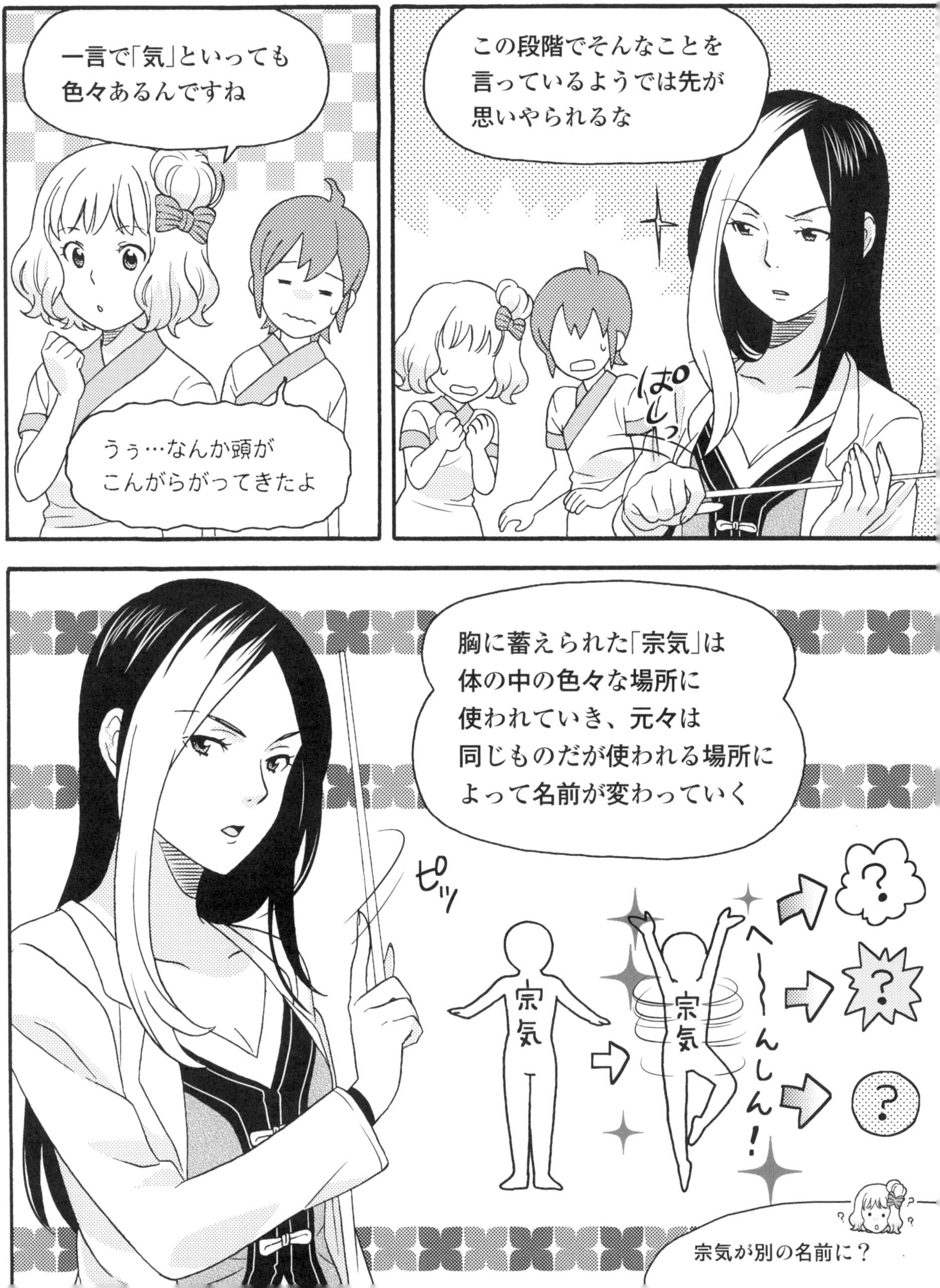
一言で「気」といっても
色々あるんですね
うぅ…なんか頭が
こんがらがってきたよ
この段階でそんなことを
言っているようでは先が
思いやられるな
ぱしっ
胸に蓄えられた「宗気」は
体の中の色々な場所に
使われていき、元々は
同じものだが使われる場所に
よって名前が変わっていく
ピッ
宗気
宗気
へ〜んしん！
宗気が別の名前に？

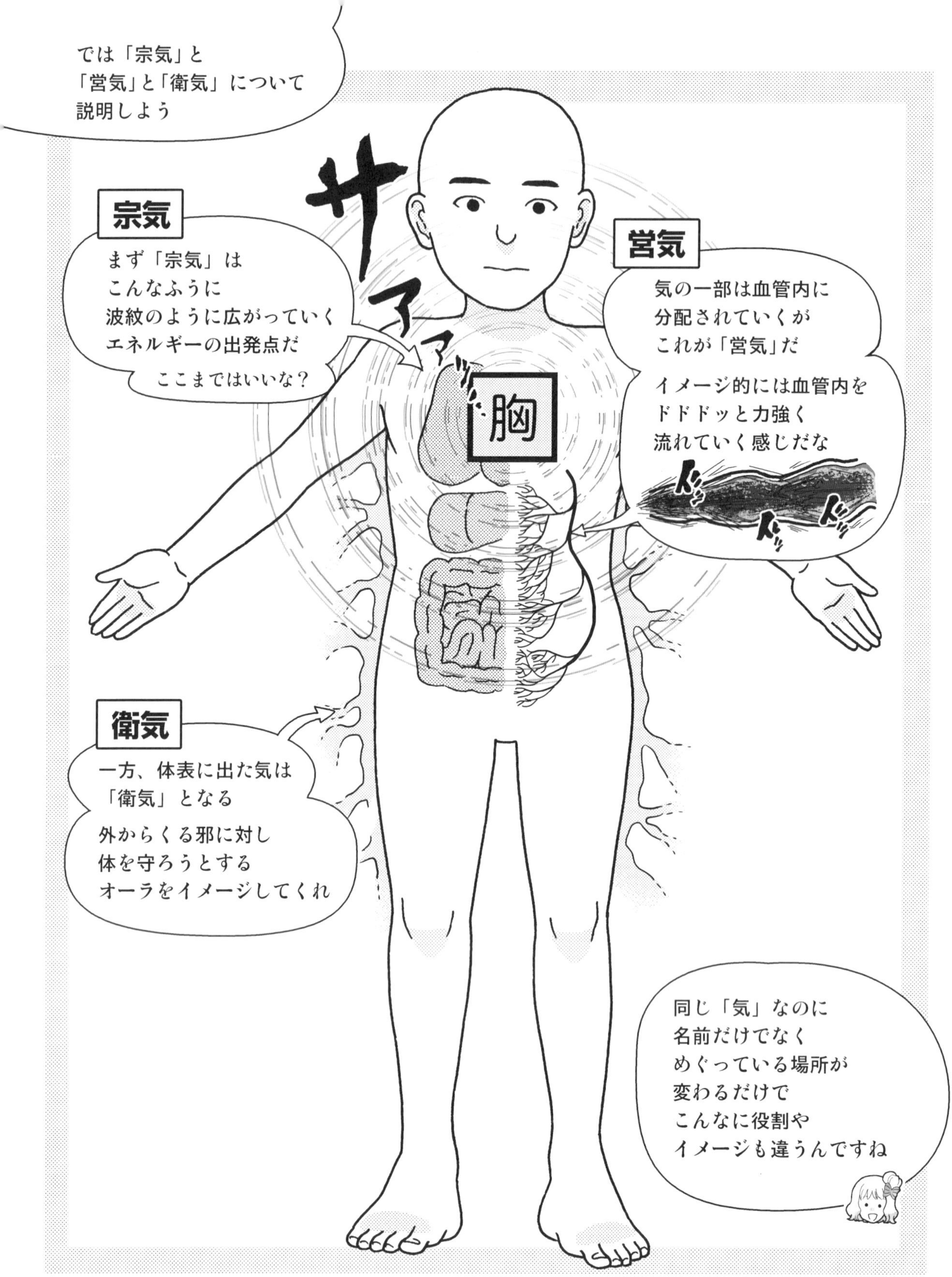

では「宗気」と
「営気」と「衛気」について
説明しよう
サアァ
宗気
まず「宗気」は
こんなふうに
波紋のように広がっていく
エネルギーの出発点だ
ここまではいいな？
胸
営気
気の一部は血管内に
分配されていくが
これが「営気」だ
イメージ的には血管内を
ドドドッと力強く
流れていく感じだな
ドッ
ドッ
ドッ
衛気
一方、体表に出た気は
「衛気」となる
外からくる邪に対し
体を守ろうとする
オーラをイメージしてくれ
同じ「気」なのに
名前だけでなく
めぐっている場所が
変わるだけで
こんなに役割や
イメージも違うんですね

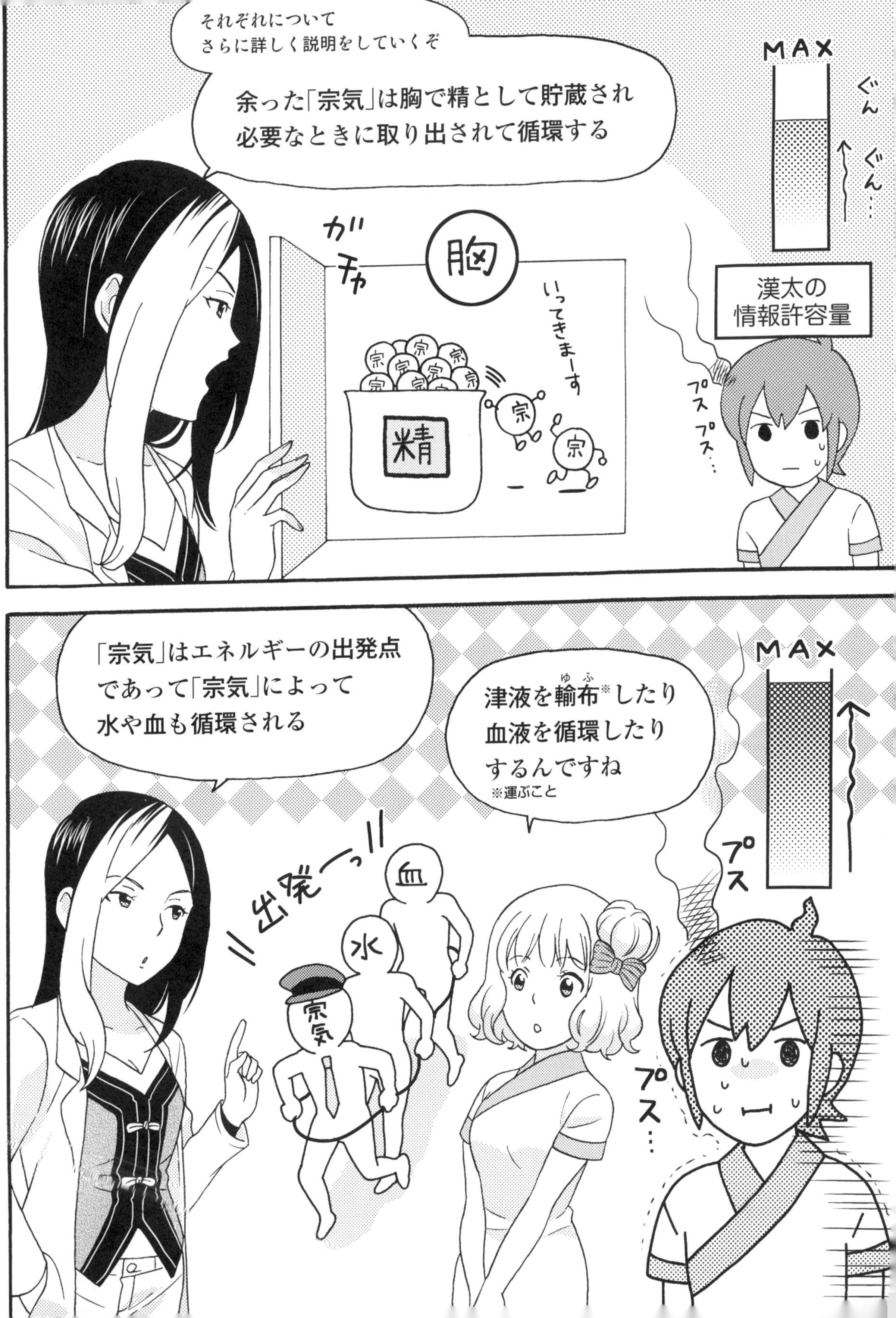
MAX
ぐん ぐん…
漢太の情報許容量
それぞれについて さらに詳しく説明をしていくぞ
余った「宗気」は胸で精として貯蔵され
必要なときに取り出されて循環する
ガチャ
胸
いってきまーす
精
宗
プスプス…
「宗気」はエネルギーの出発点
であって「宗気」によって
水や血も循環される
津液を輸布《ゆふ》※したり
血液を循環したり
するんですね
※運ぶこと
MAX
プス
プス…
出発ーっ!!
血
水
宗気

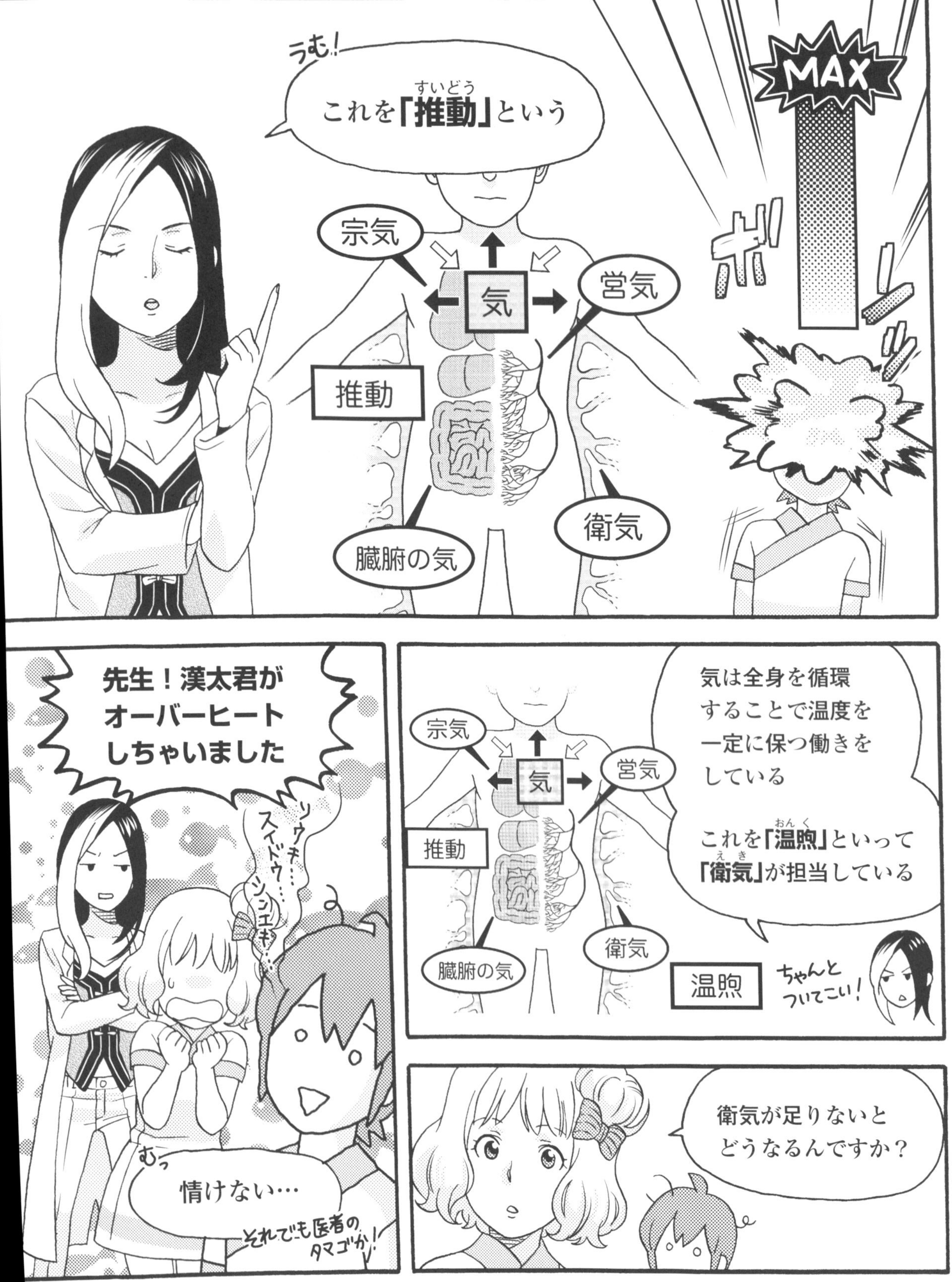
うむ!
これを「推動《すいどう》」という
宗気
気
営気
推動
衛気
臓腑の気
MAX
ボン
先生!漢太君が
オーバーヒート
しちゃいました
リウキ…
スイドウ…
シンエキ…
むっ
情けない…
それでも医者の
タマゴか!
気は全身を循環
することで温度を
一定に保つ働きを
している
これを「温煦《おんく》」といって
「衛気《えき》」が担当している
宗気
気
営気
推動
衛気
臓腑の気
温煦
ちゃんと
ついてこい!
衛気が足りないと
どうなるんですか?

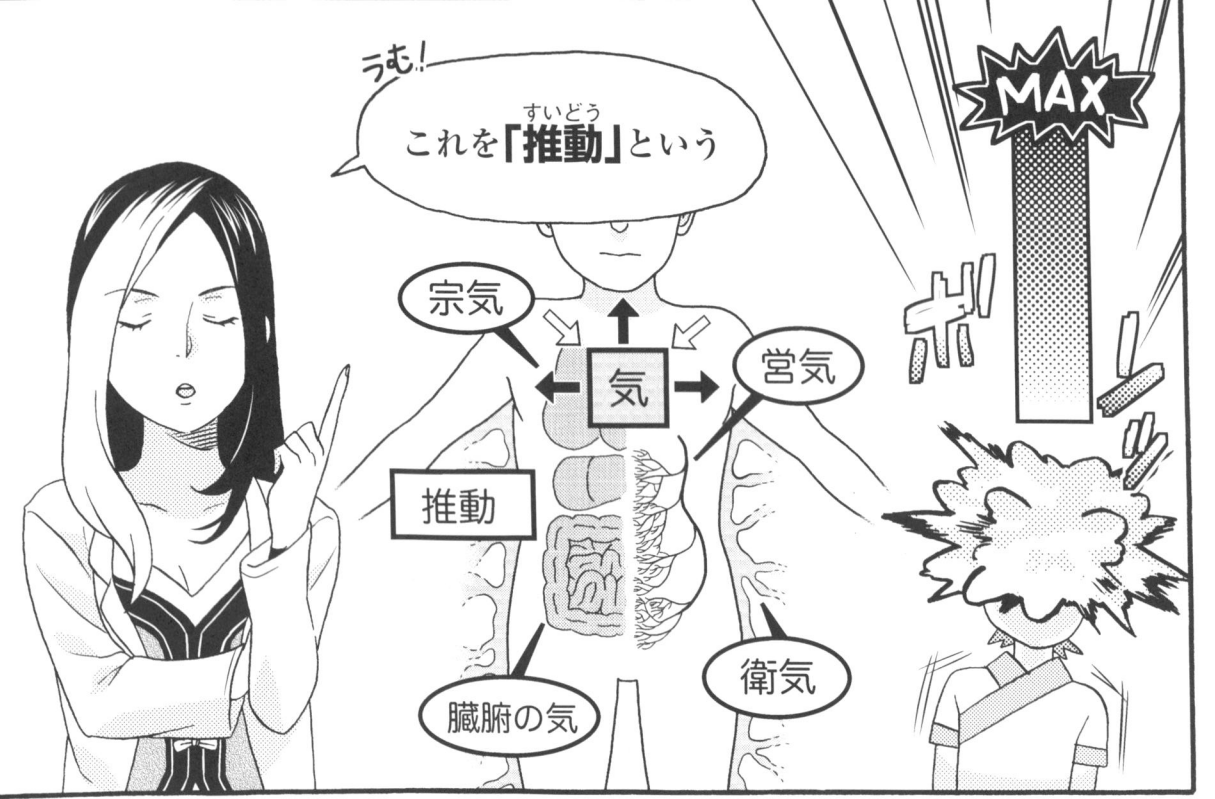

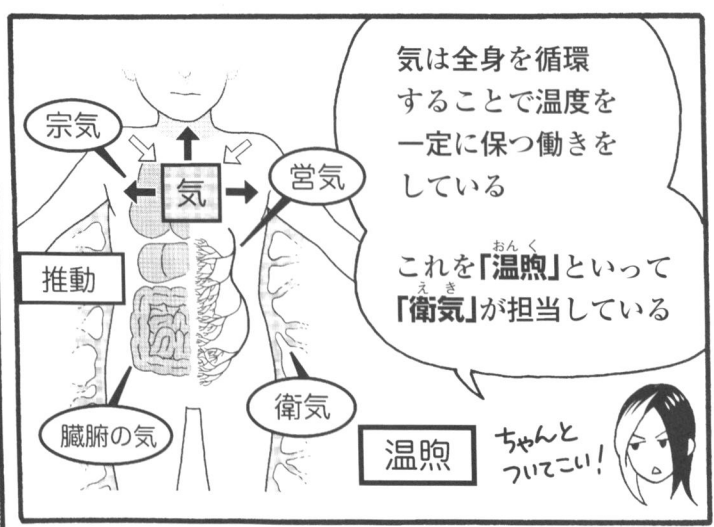

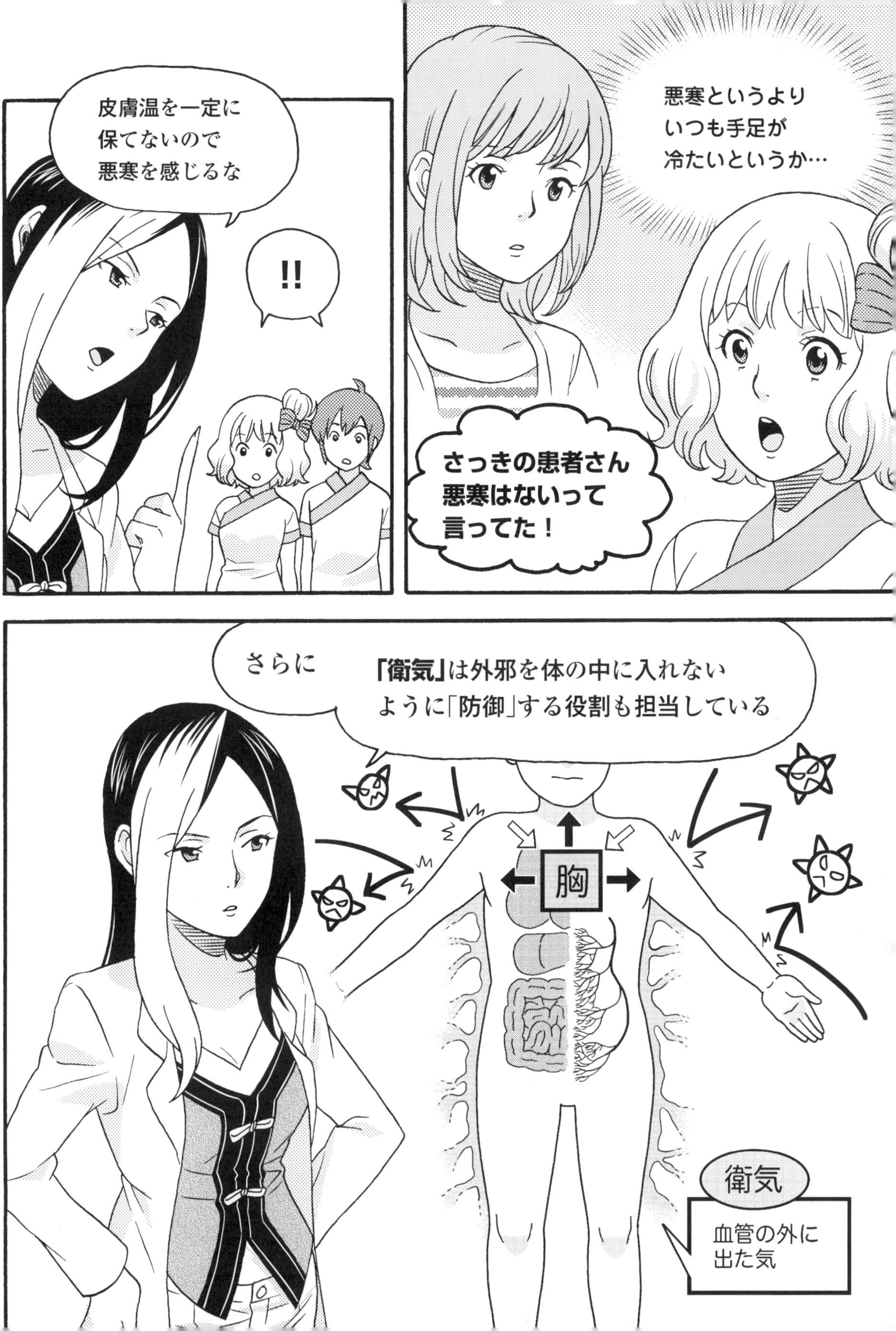
皮膚温を一定に
保てないので
悪寒を感じるな
!!
さっきの患者さん
悪寒はないって
言ってた！
悪寒というより
いつも手足が
冷たいというか…
さらに
「衛気」は外邪を体の中に入れない
ように「防御」する役割も担当している
胸
衛気
血管の外に
出た気

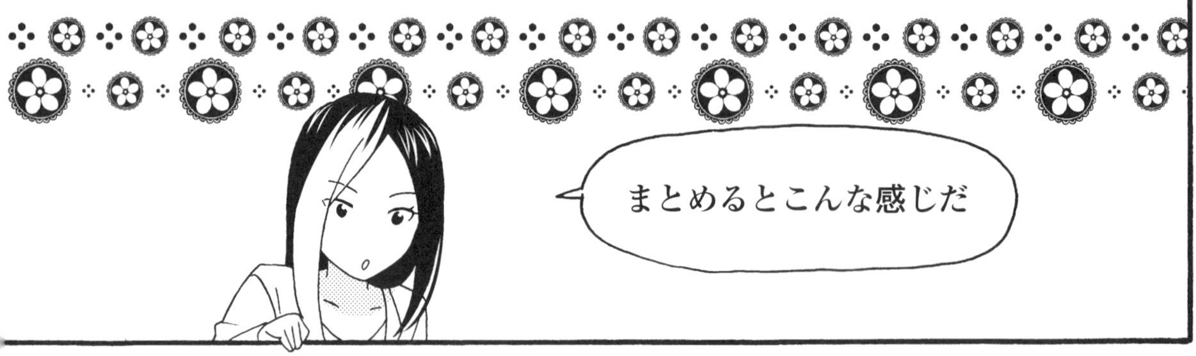
まとめるとこんな感じだ

宗気《そうき》…………『推動《すいどう》』

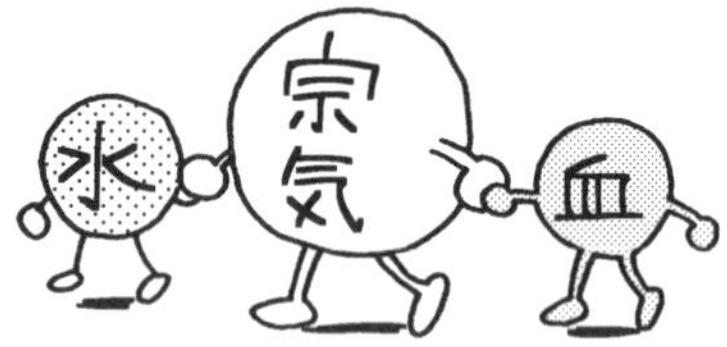
水
宗気
血

・津液を輸布させ、血液を循環させる

営気《えいき》…………『滋潤《じじゅん》』

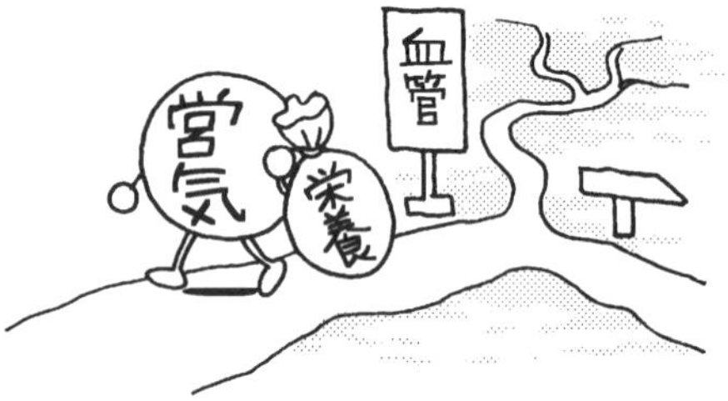
血管
営気
栄養

・血管中を流れ、全身に栄養をとどける

衛気《えいき》…………『温煦《おんく》』『防御』

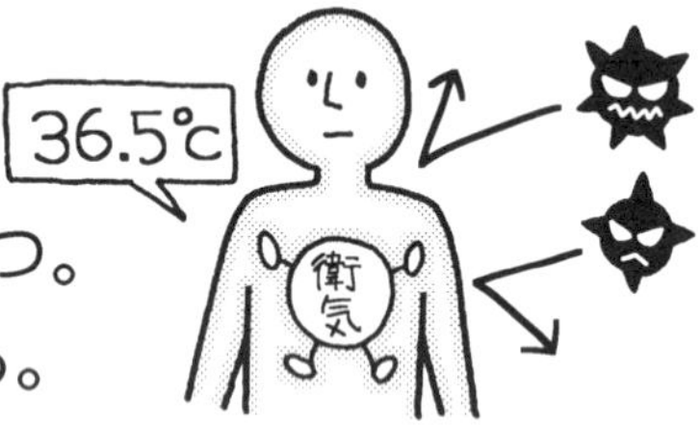
36.5℃
衛気

・全身を循環することで、温度を一定に保つ。
・体の中に外邪が入らないように防御する。

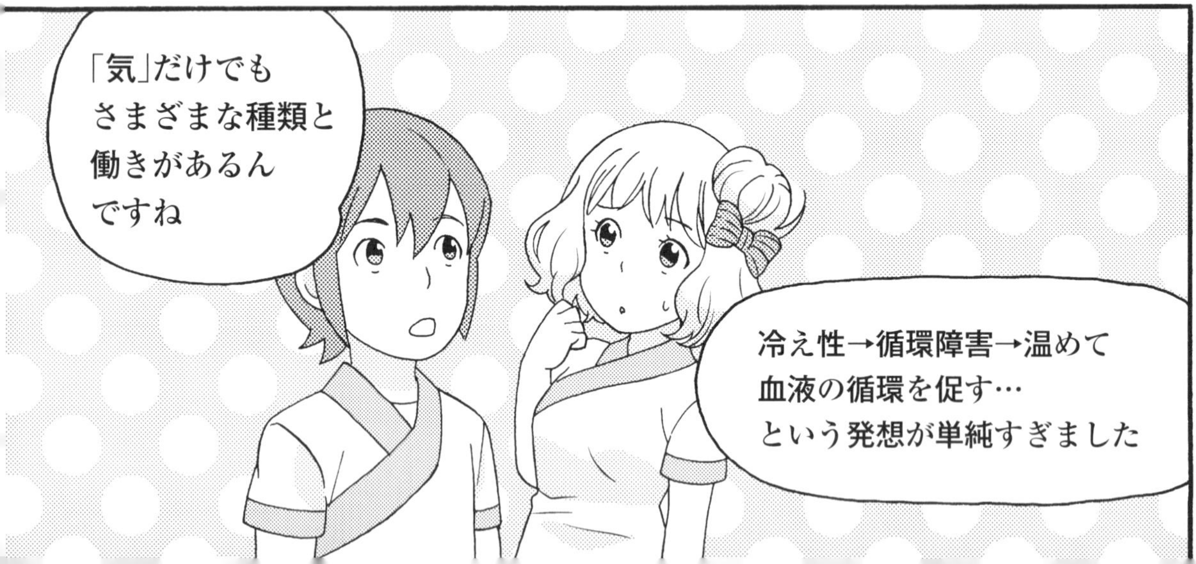
「気」だけでもさまざまな種類と働きがあるんですね
冷え性→循環障害→温めて血液の循環を促す…という発想が単純すぎました

● 血とは

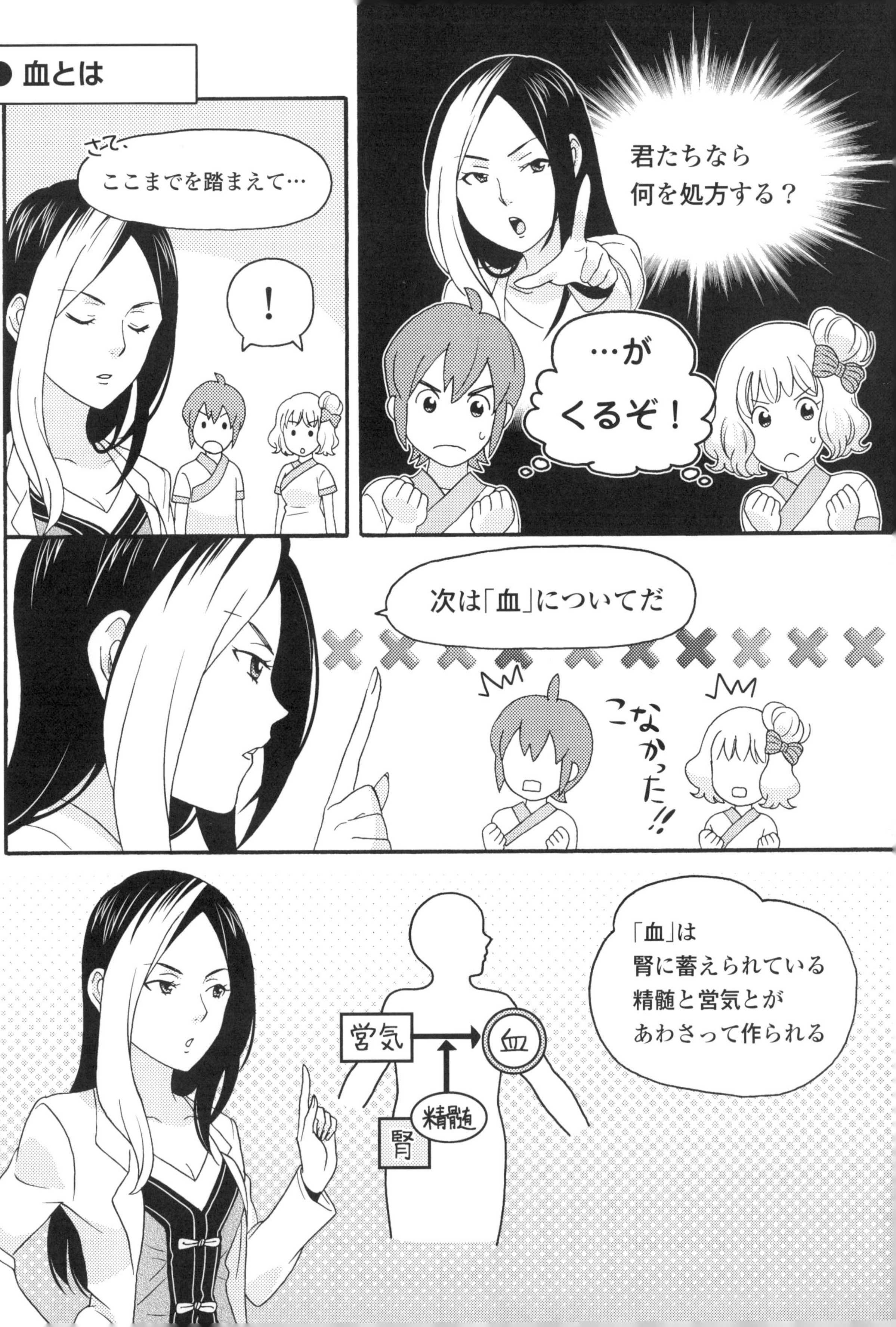
さて、
ここまでを踏まえて…
!
君たちなら
何を処方する？
…が
くるぞ！
次は「血」についてだ
こなかった!!
「血」は
腎に蓄えられている
精髄と営気とが
あわさって作られる
営気
血
精髄
腎

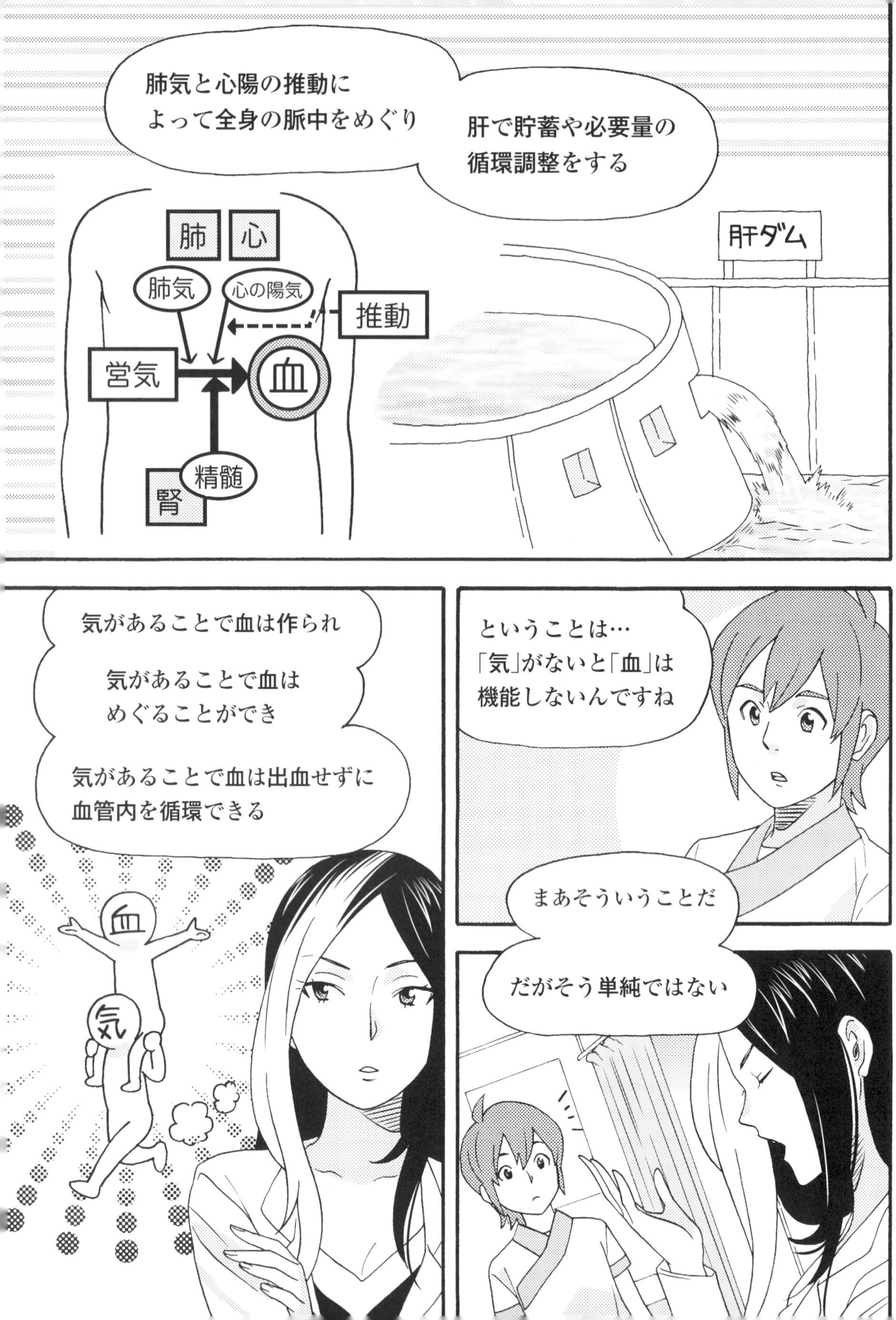
肺気と心陽の推動によって全身の脈中をめぐり
肝で貯蓄や必要量の循環調整をする
肺
心
肺気
心の陽気
推動
営気
血
精髄
腎
肝ダム
気があることで血は作られ
気があることで血はめぐることができ
気があることで血は出血せずに血管内を循環できる
血
気
ということは…「気」がないと「血」は機能しないんですね
まあそういうことだ
だがそう単純ではない

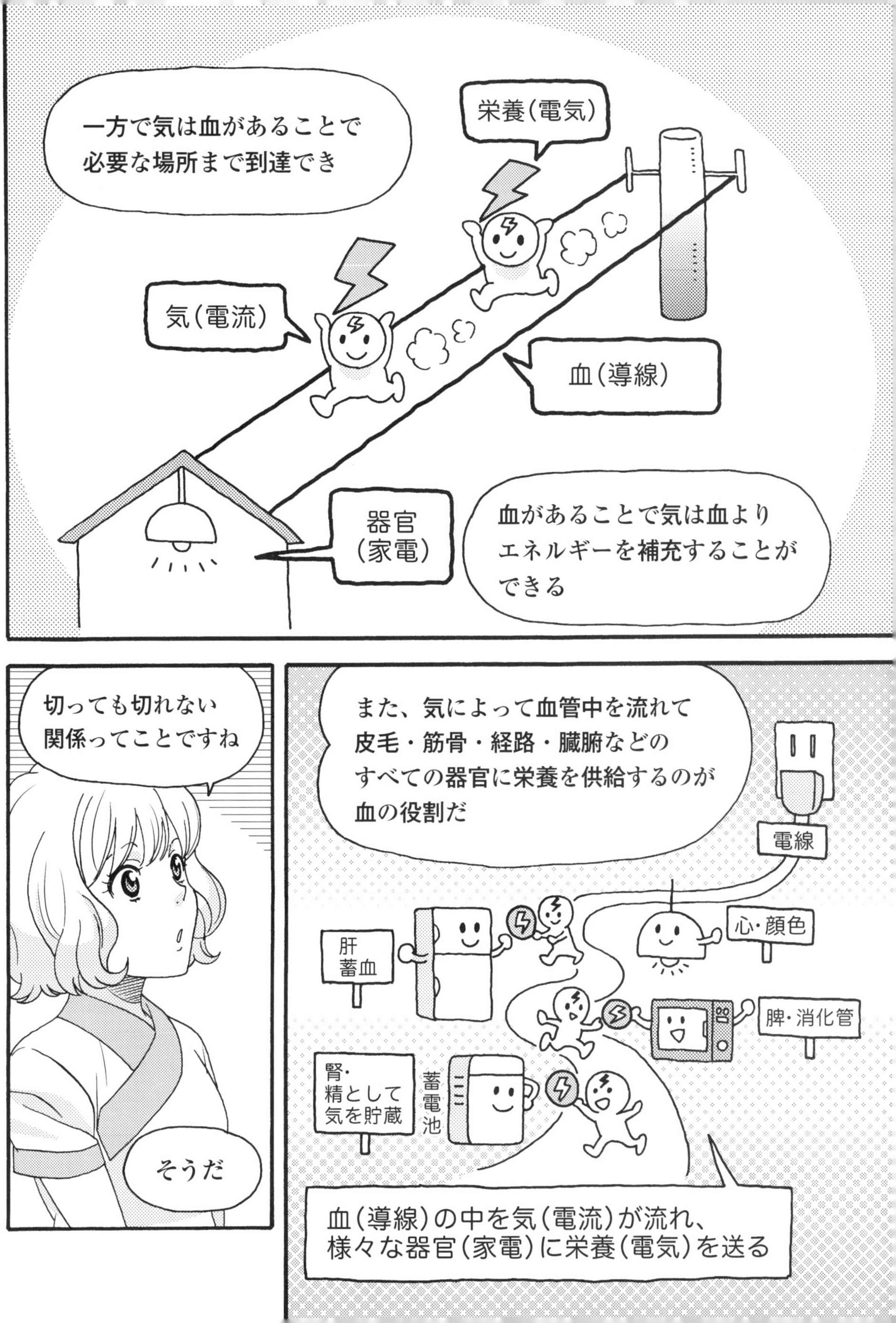
一方で気は血があることで
必要な場所まで到達でき
栄養(電気)
気(電流)
血(導線)
器官
(家電)
血があることで気は血より
エネルギーを補充することが
できる
切っても切れない
関係ってことですね
そうだ
また、気によって血管中を流れて
皮毛・筋骨・経路・臓腑などの
すべての器官に栄養を供給するのが
血の役割だ
電線
心・顔色
肝
蓄血
脾・消化管
腎・
精として
気を貯蔵
蓄
電
池
血(導線)の中を気(電流)が流れ、
様々な器官(家電)に栄養(電気)を送る

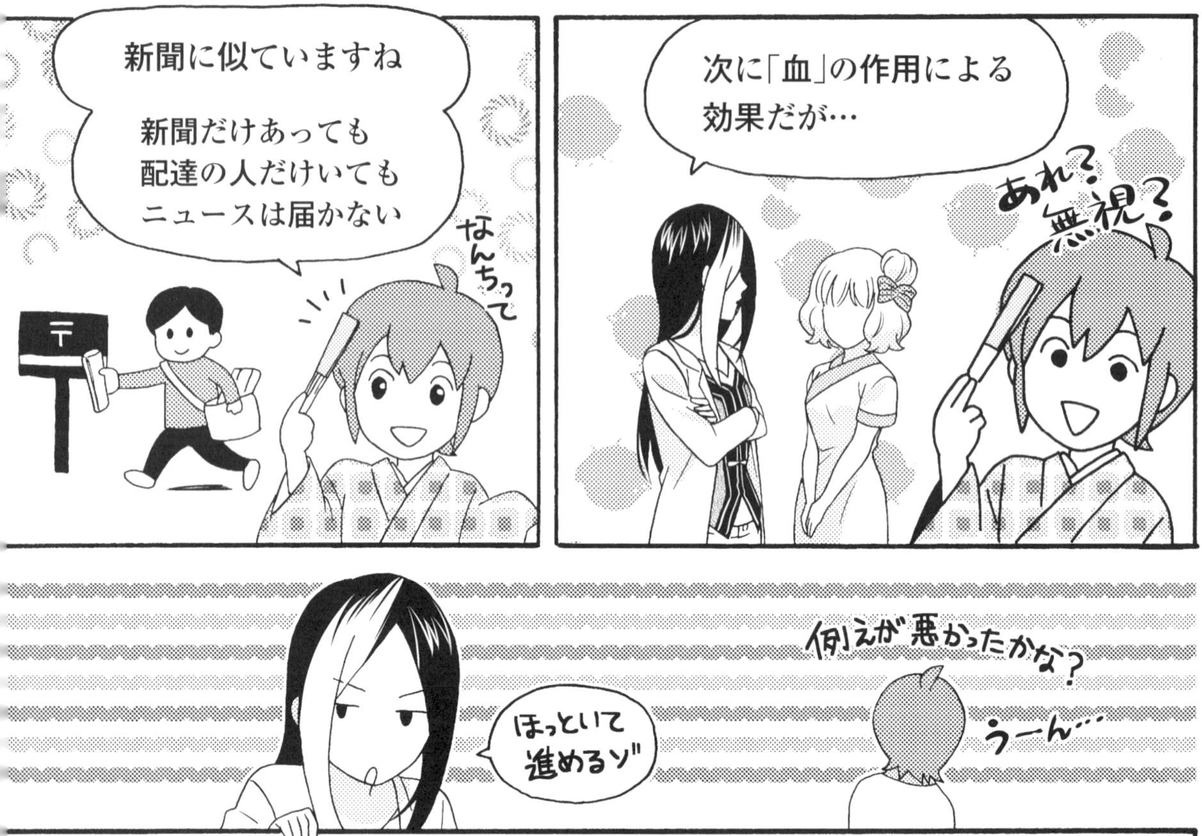

新聞に似ていますね
新聞だけあっても
配達の人だけいても
ニュースは届かない
なんちって
次に「血」の作用による
効果だが…
あれ？無視？
ほっといて
進めるゾ
例えが悪かったかな？
うーん…

脳・神経	精神状態を安定に保つ
筋	筋肉の弾力性を保つ　※血が不十分だとこむら返りを起こしやすい
爪	血が足りないと薄く割れやすくなる
髪	血が足りないと細くなり縮れる
顔	血が足りないと顔色が悪くなる
感覚器	血が足りないと感覚器が保てない（目が疲れやすい、ショボショボする…など）

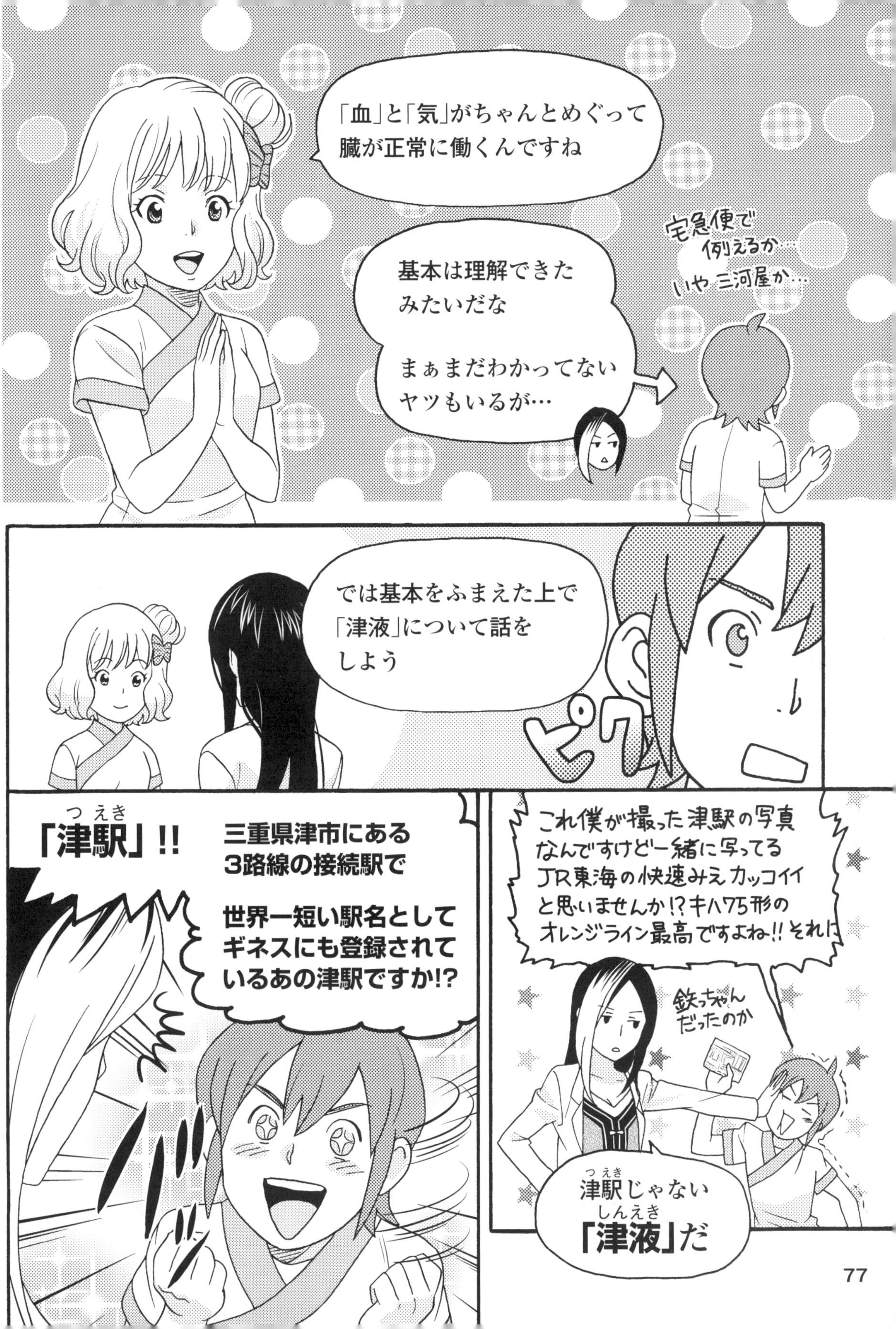
「血」と「気」がちゃんとめぐって
臓が正常に働くんですね
基本は理解できた
みたいだな
まぁまだわかってない
ヤツもいるが…
宅急便で
例えるか…
いや三河屋か…
では基本をふまえた上で
「津液」について話を
しよう
ピク
「津駅《つえき》」!!
三重県津市にある
3路線の接続駅で
世界一短い駅名として
ギネスにも登録されて
いるあの津駅ですか!?
これ僕が撮った津駅の写真
なんですけど一緒に写ってる
JR東海の快速みえカッコイイ
と思いませんか!?キハ75形の
オレンジライン最高ですよね!!それに
鉄っちゃん
だったのか
津駅《つえき》じゃない
「津液《しんえき》」だ

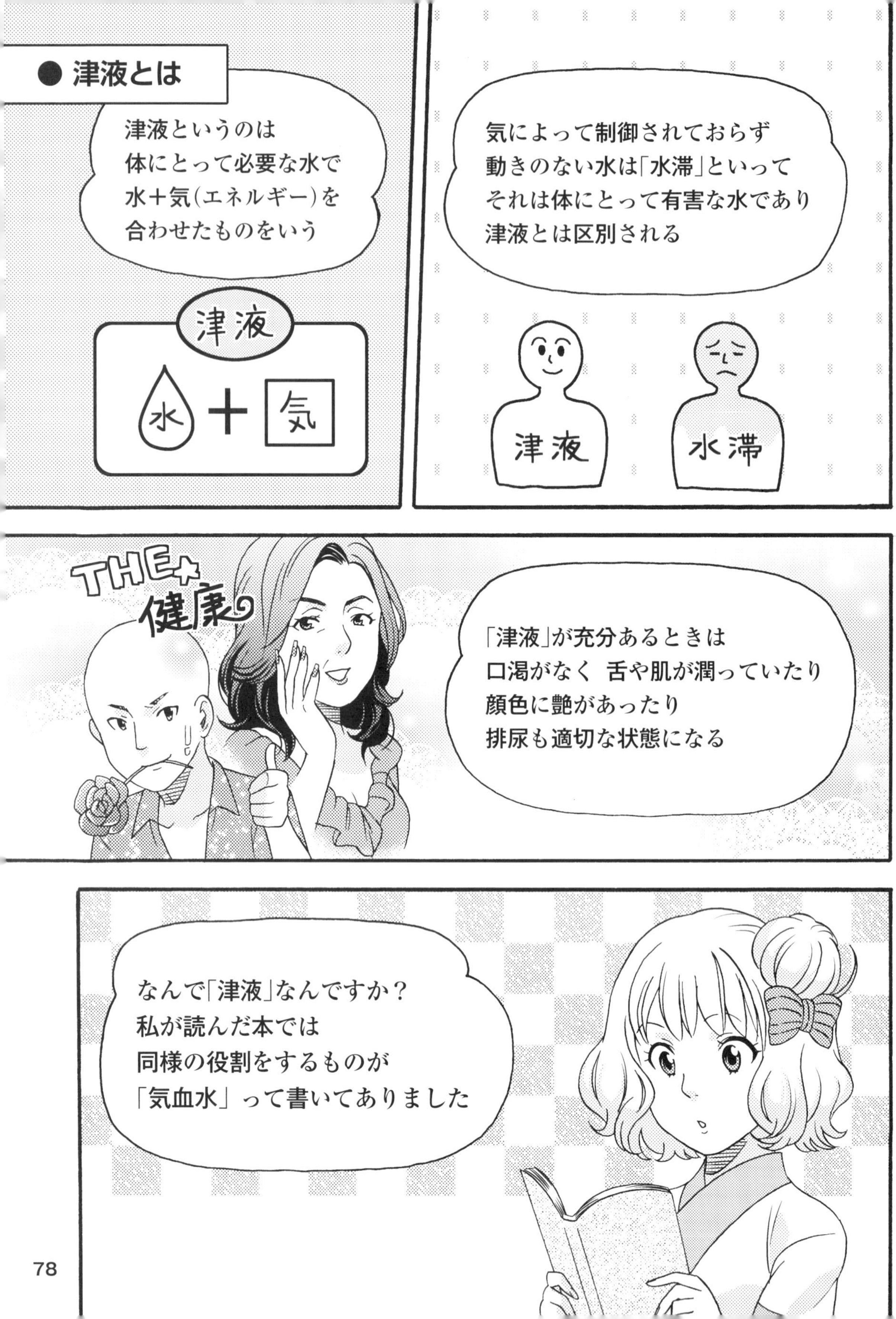
● 津液とは
津液というのは体にとって必要な水で水＋気(エネルギー)を合わせたものをいう
津液
水
気
気によって制御されておらず動きのない水は「水滞」といってそれは体にとって有害な水であり津液とは区別される
津液
水滞
THE✦健康
「津液」が充分あるときは口渇がなく 舌や肌が潤っていたり顔色に艶があったり排尿も適切な状態になる
なんで「津液」なんですか？私が読んだ本では同様の役割をするものが「気血水」って書いてありました

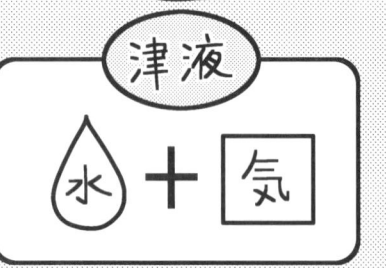

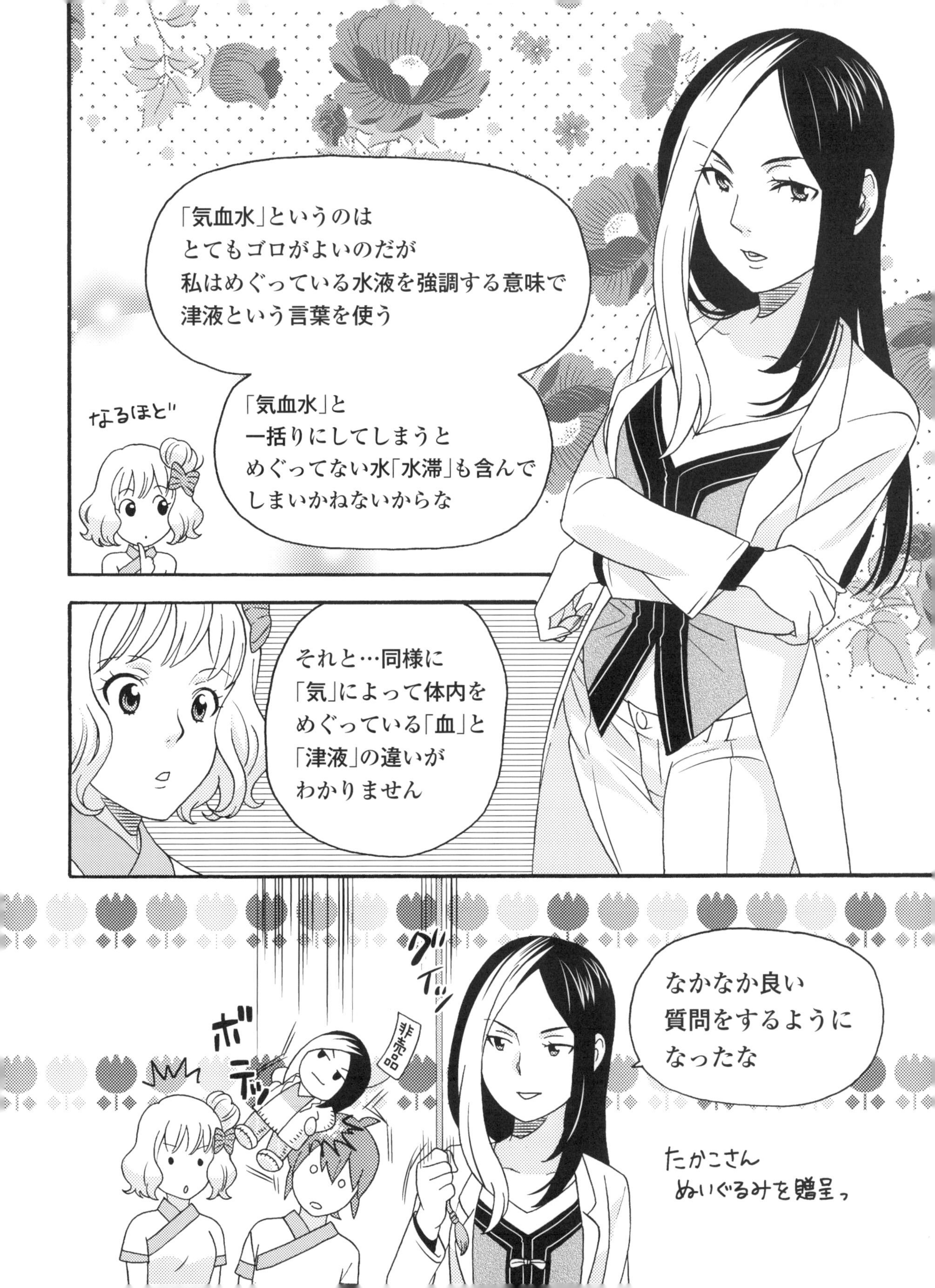
「気血水」というのは
とてもゴロがよいのだが
私はめぐっている水液を強調する意味で
津液という言葉を使う
「気血水」と
一括りにしてしまうと
めぐってない水「水滞」も含んで
しまいかねないからな
なるほど
それと…同様に
「気」によって体内を
めぐっている「血」と
「津液」の違いが
わかりません
なかなか良い
質問をするように
なったな
グイッ
ボテッ
非売品
たかこさん
ぬいぐるみを贈呈っ

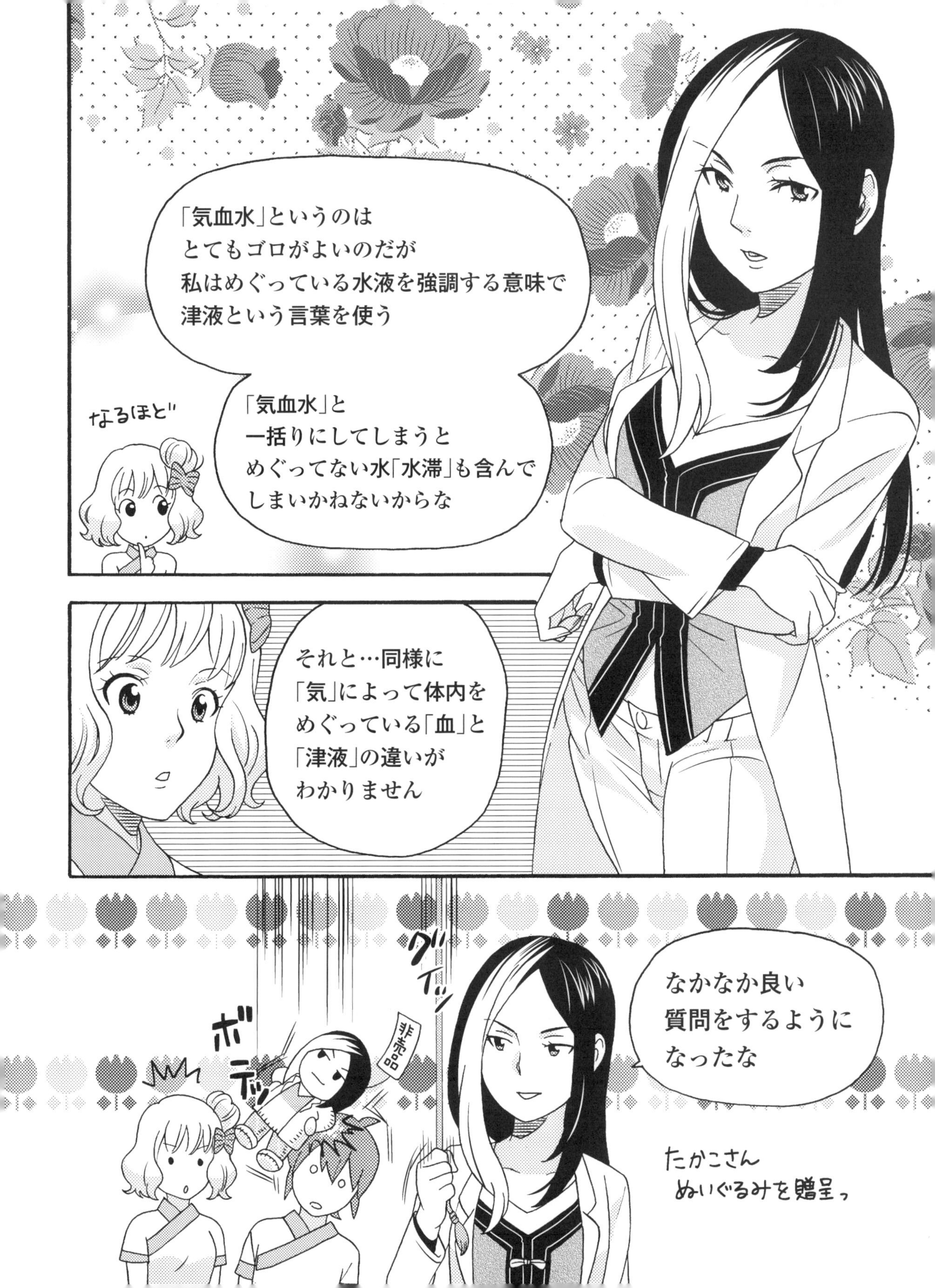

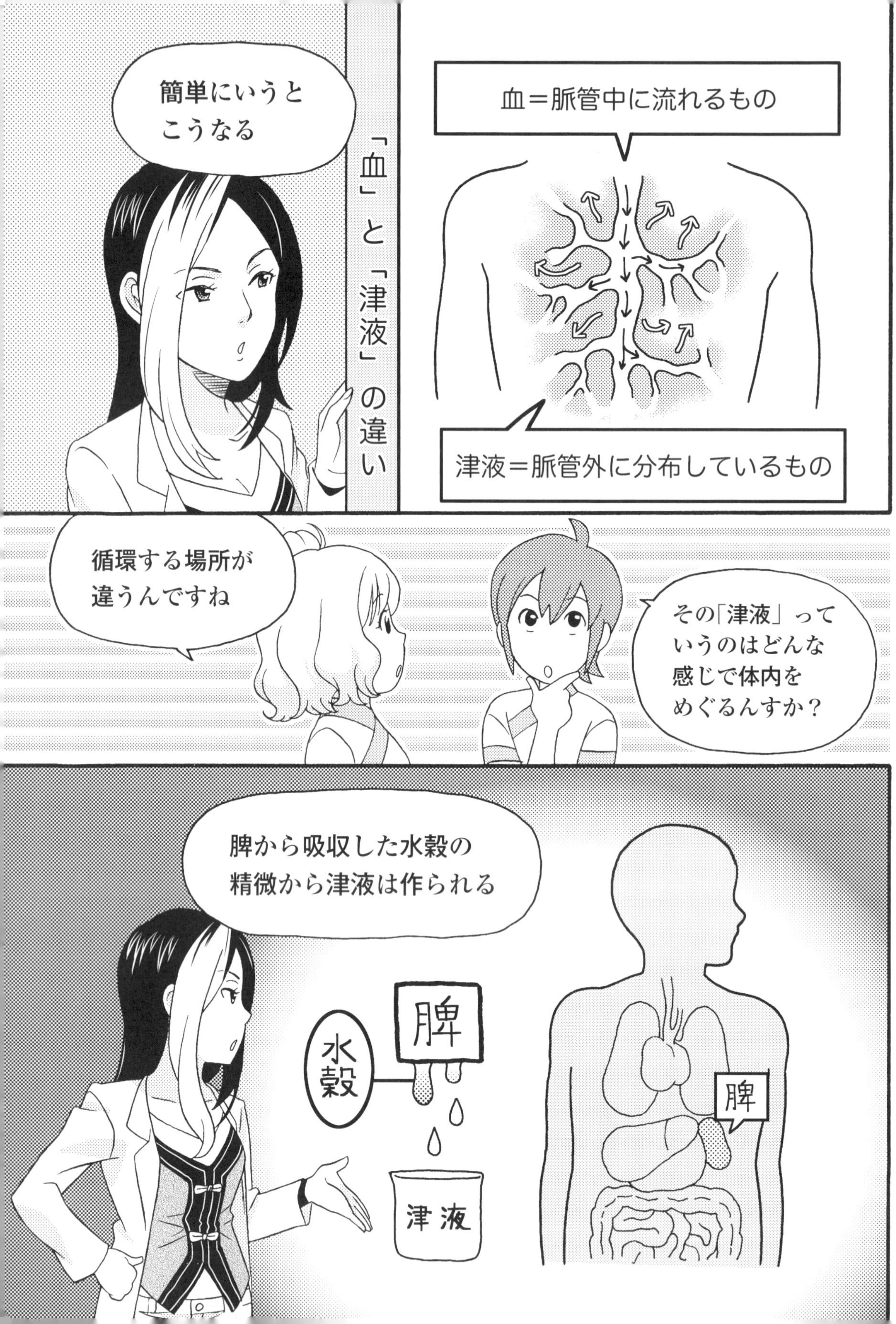

簡単にいうとこうなる
「血」と「津液」の違い
血＝脈管中に流れるもの
津液＝脈管外に分布しているもの
循環する場所が違うんですね
その「津液」っていうのはどんな感じで体内をめぐるんすか？
脾から吸収した水穀の精微から津液は作られる
水穀
脾
津液
脾

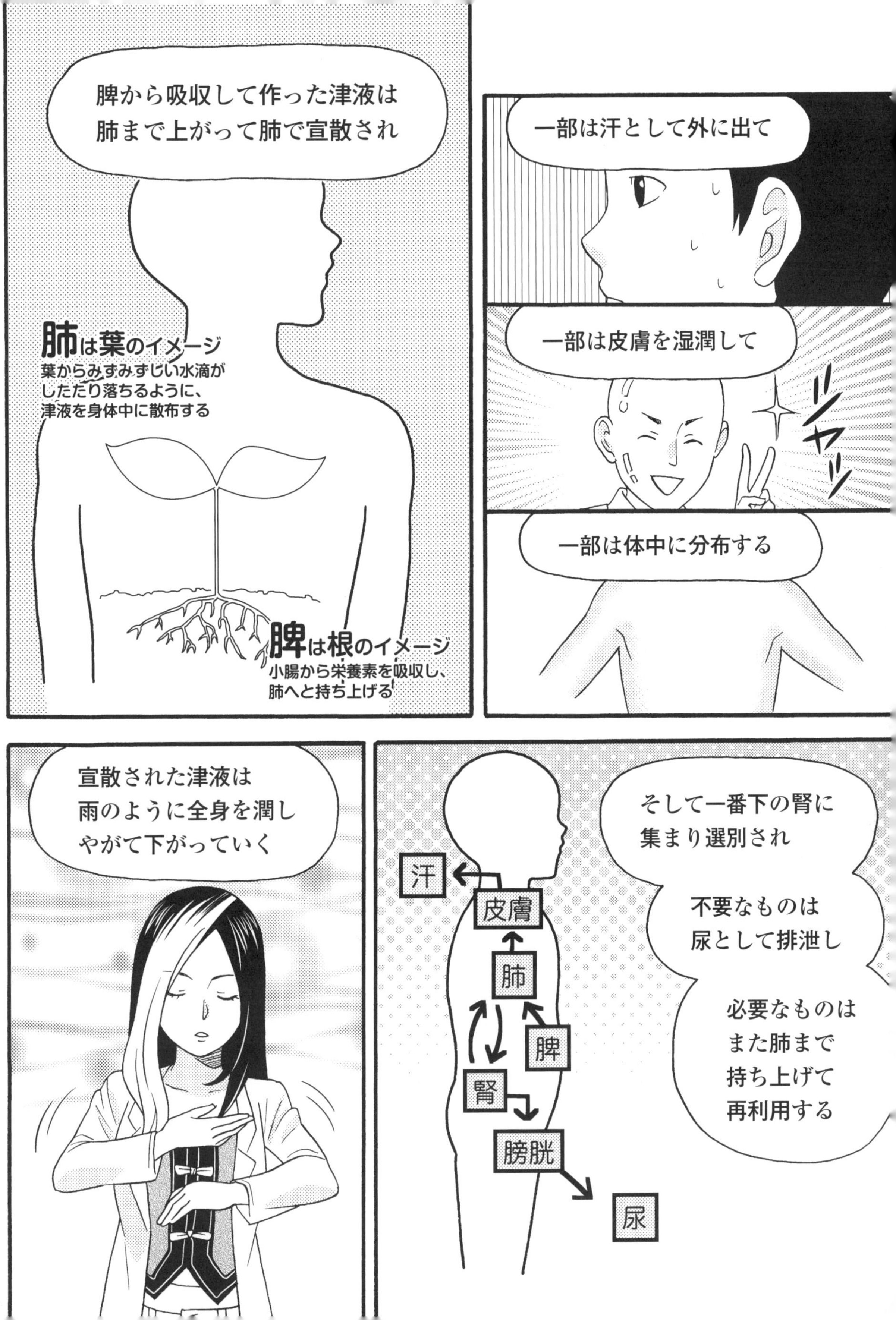
脾から吸収して作った津液は
肺まで上がって肺で宣散され
肺は葉のイメージ
葉からみずみずしい水滴が
したたり落ちるように、
津液を身体中に散布する
脾は根のイメージ
小腸から栄養素を吸収し、
肺へと持ち上げる
一部は汗として外に出て
一部は皮膚を湿潤して
ジャッ
一部は体中に分布する
宣散された津液は
雨のように全身を潤し
やがて下がっていく
そして一番下の腎に
集まり選別され
不要なものは
尿として排泄し
必要なものは
また肺まで
持ち上げて
再利用する
汗
皮膚
肺
脾
腎
膀胱
尿

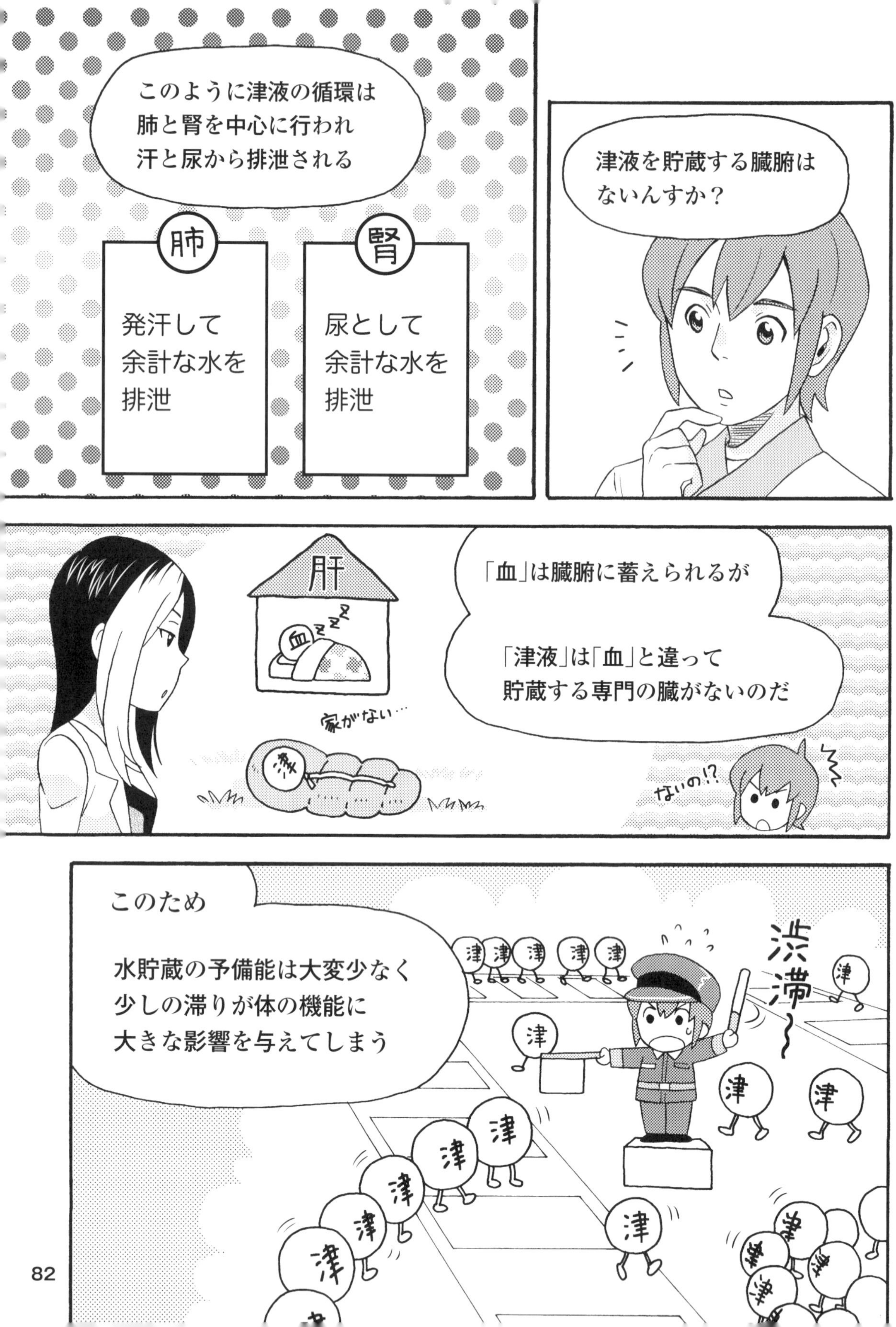
このように津液の循環は
肺と腎を中心に行われ
汗と尿から排泄される
肺
発汗して
余計な水を
排泄
腎
尿として
余計な水を
排泄
津液を貯蔵する臓腑は
ないんすか？
肝
血
「血」は臓腑に蓄えられるが
「津液」は「血」と違って
貯蔵する専門の臓がないのだ
家がない…
津
ないの⁉
このため
水貯蔵の予備能は大変少なく
少しの滞りが体の機能に
大きな影響を与えてしまう
渋滞～

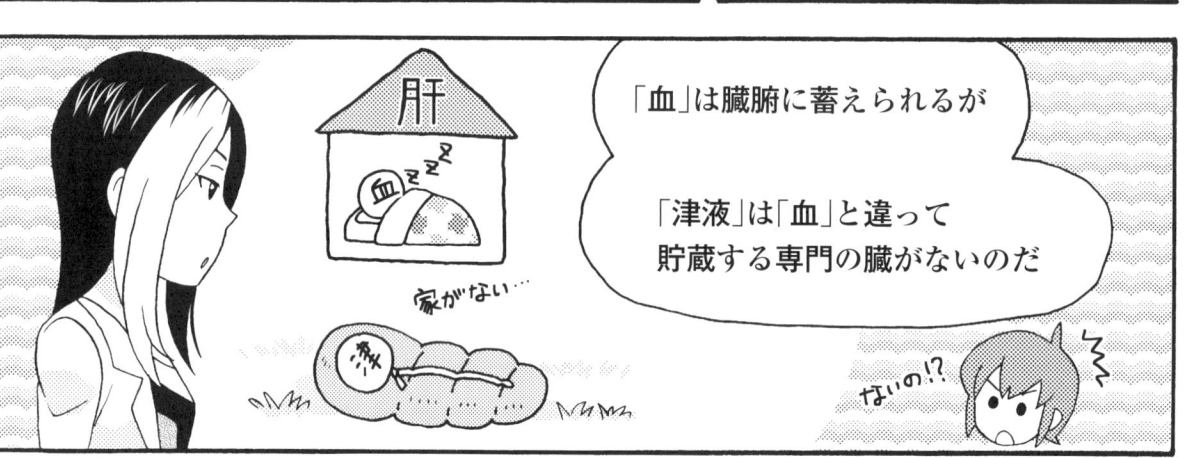

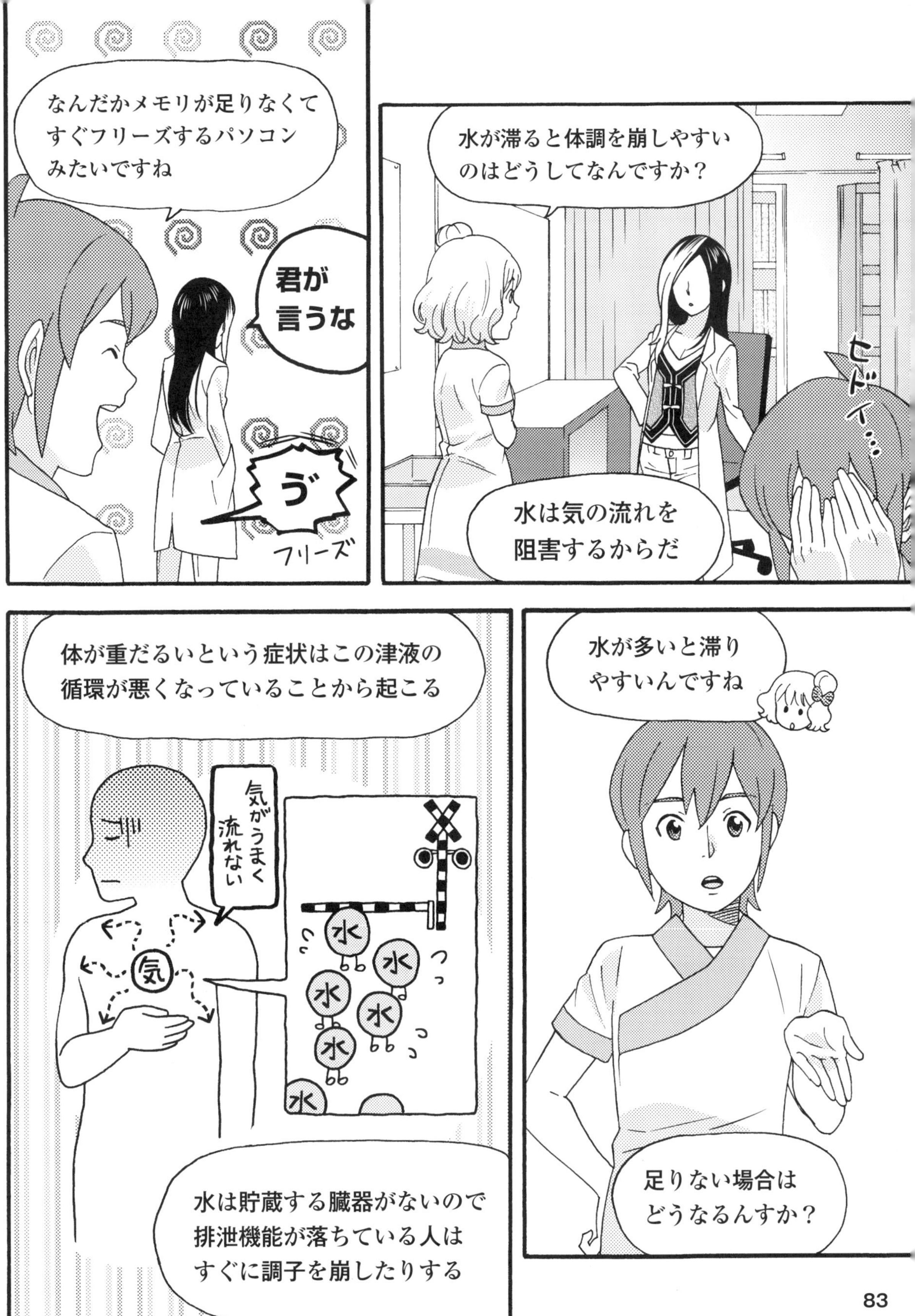

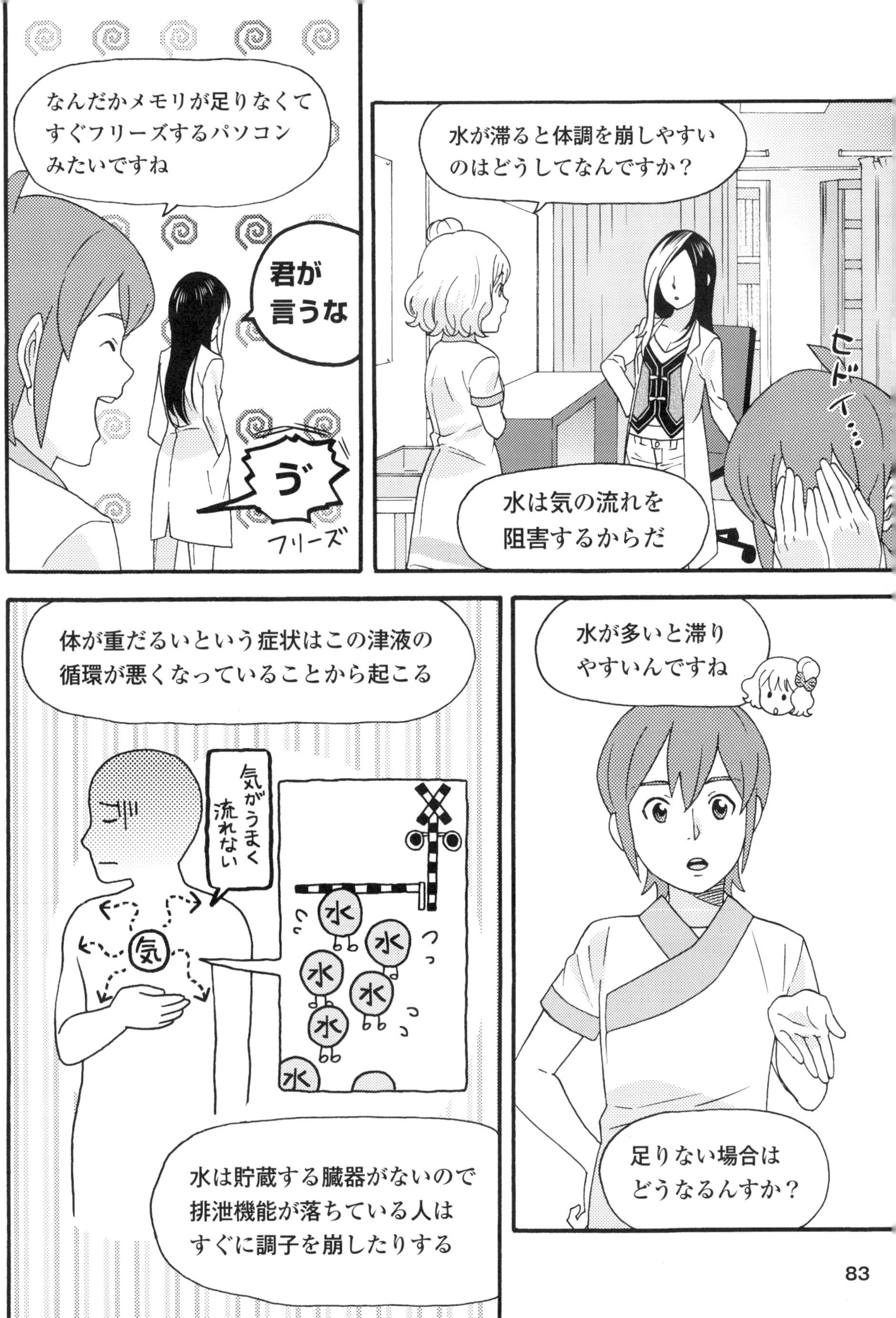

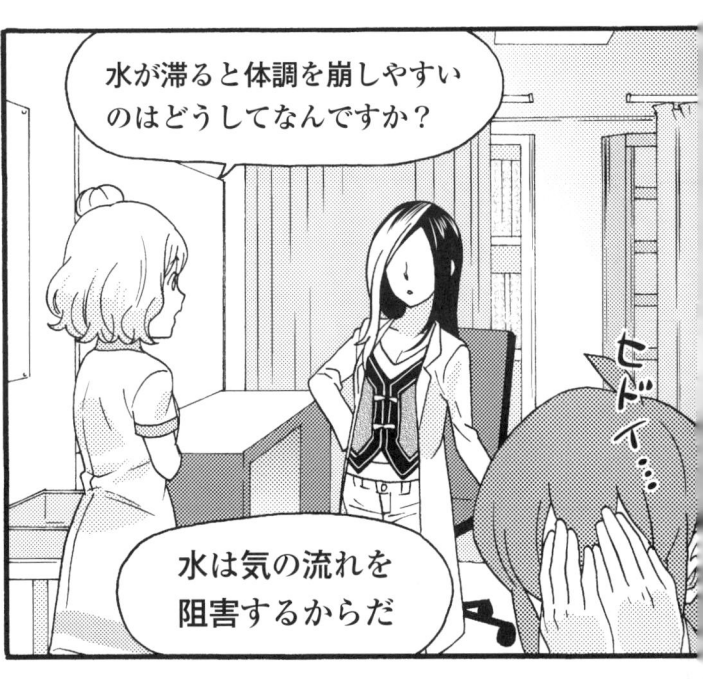

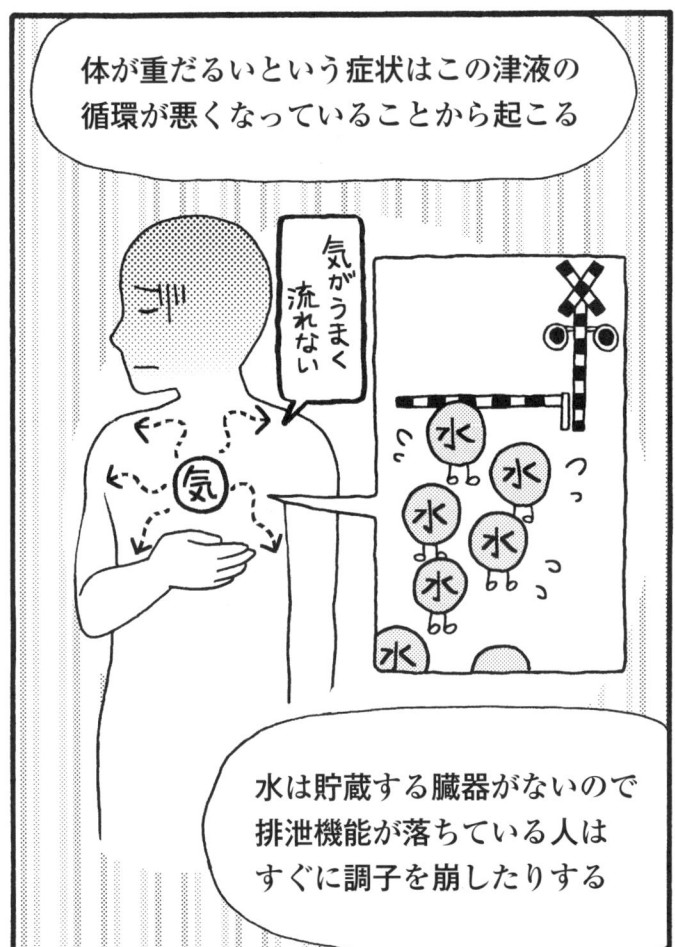

なんだかメモリが足りなくてすぐフリーズするパソコンみたいですね
君が言うな
う゛
フリーズ
水が滞ると体調を崩しやすいのはどうしてなんですか？
水は気の流れを阻害するからだ
ヒドイ…
体が重だるいという症状はこの津液の循環が悪くなっていることから起こる
気がうまく流れない
気
水
水は貯蔵する臓器がないので排泄機能が落ちている人はすぐに調子を崩したりする
水が多いと滞りやすいんですね
足りない場合はどうなるんすか？

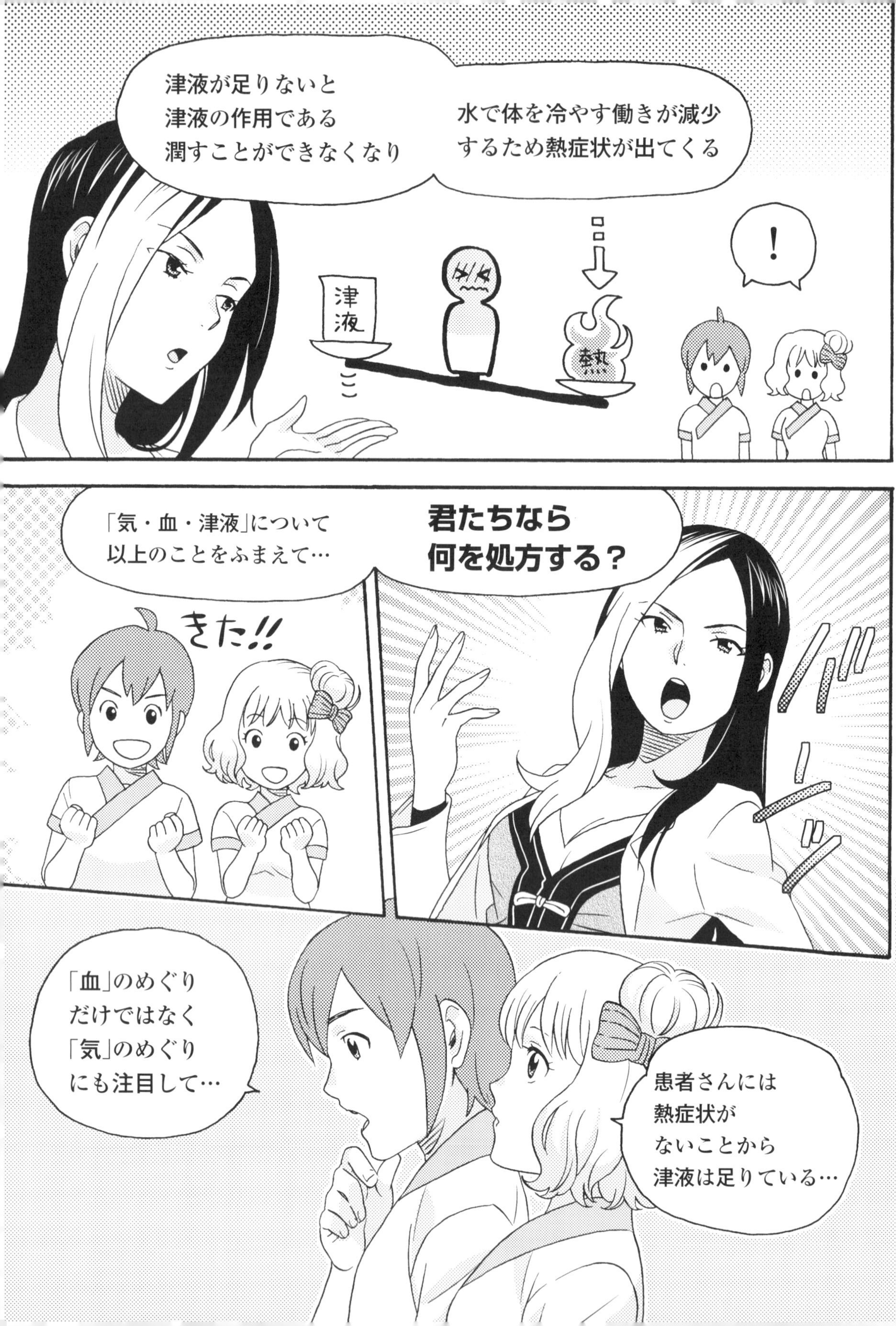
津液が足りないと
津液の作用である
潤すことができなくなり
水で体を冷やす働きが減少
するため熱症状が出てくる
津液
熱
!
「気・血・津液」について
以上のことをふまえて…
君たちなら
何を処方する？
きた!!
患者さんには
熱症状が
ないことから
津液は足りている…
「血」のめぐり
だけではなく
「気」のめぐり
にも注目して…

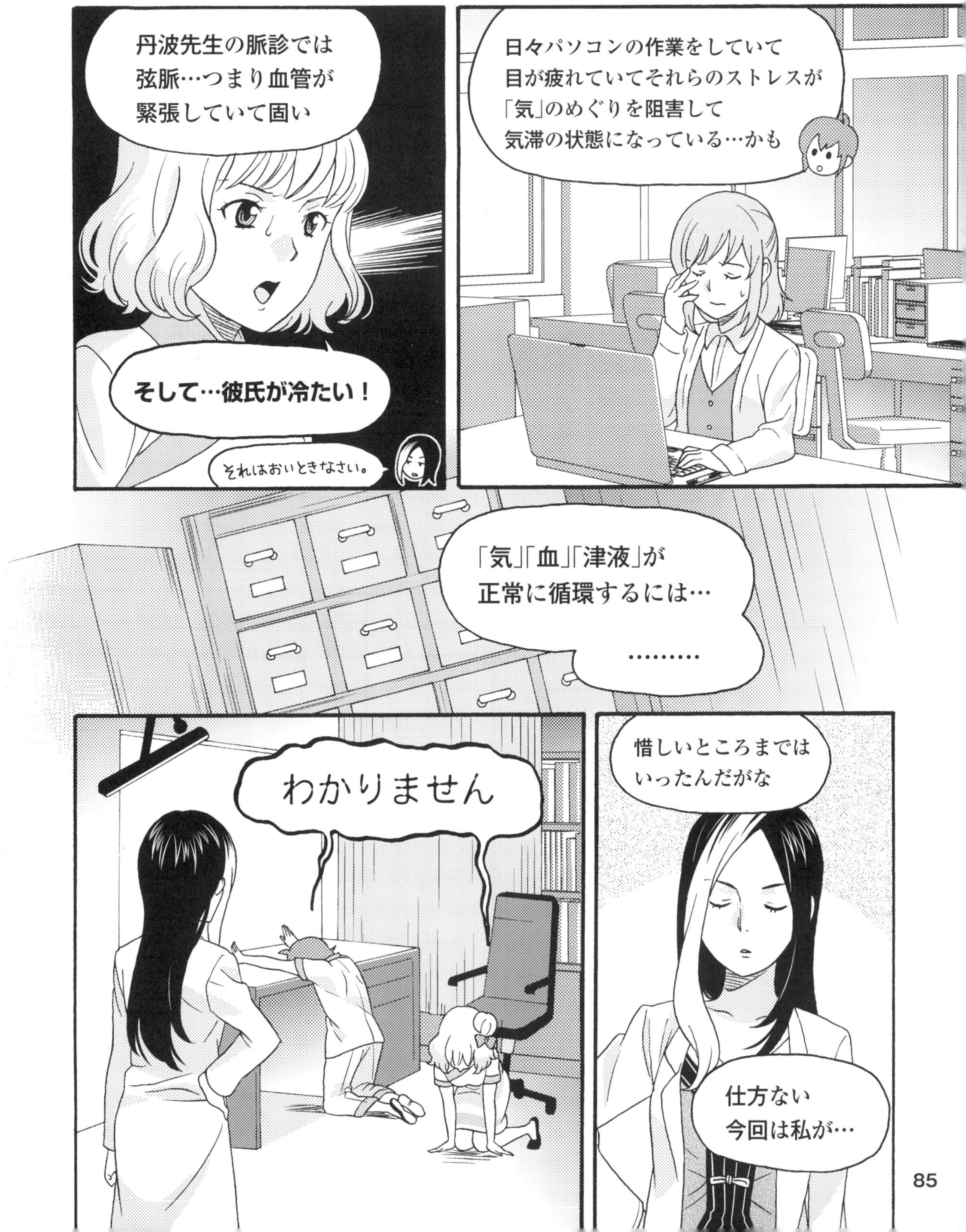
丹波先生の脈診では
弦脈…つまり血管が
緊張していて固い
そして…彼氏が冷たい！
それはおいときなさい。
日々パソコンの作業をしていて
目が疲れていてそれらのストレスが
「気」のめぐりを阻害して
気滞の状態になっている…かも
「気」「血」「津液」が
正常に循環するには…
………
わかりません
惜しいところまでは
いったんだがな
仕方ない
今回は私が…

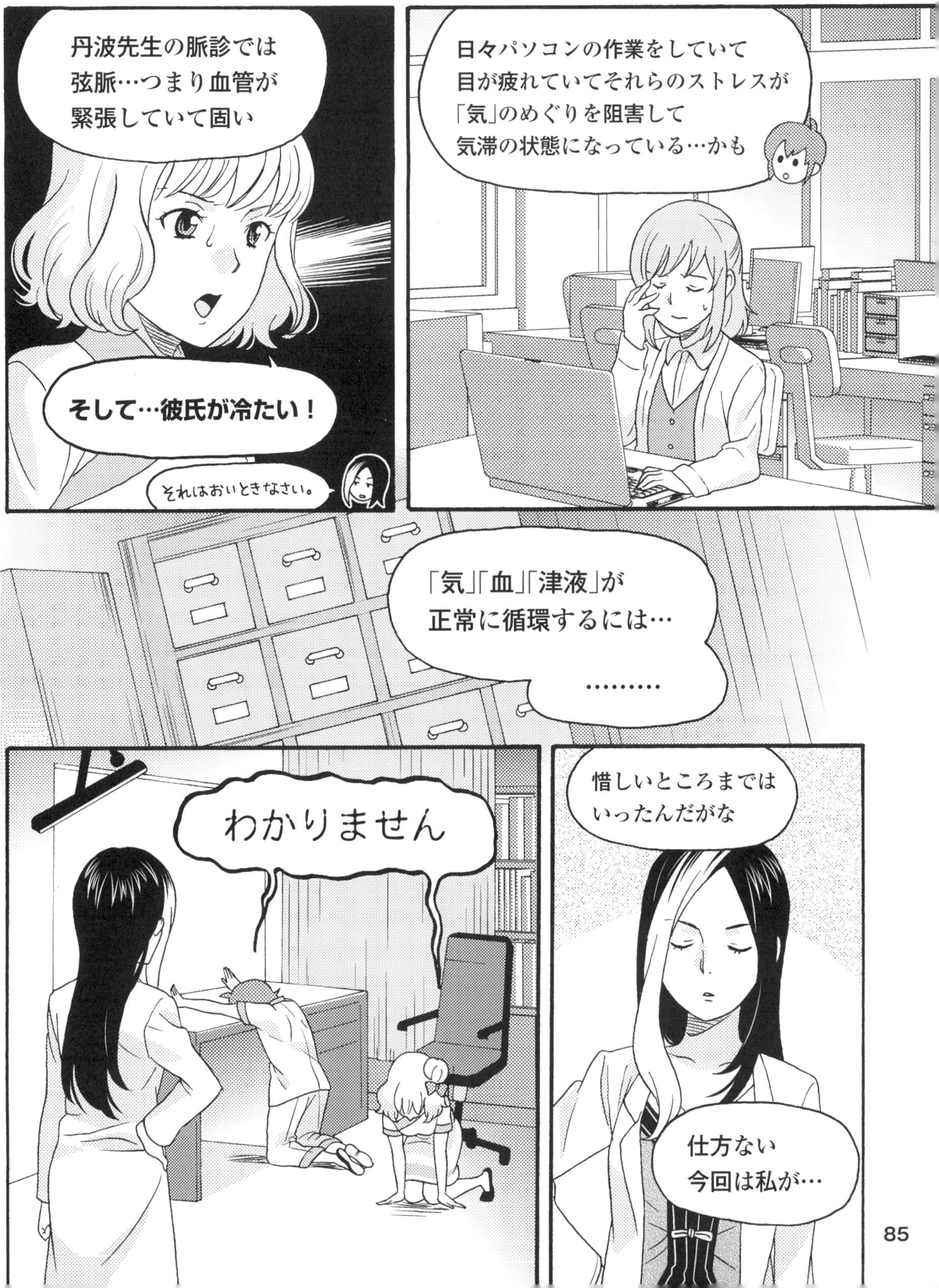

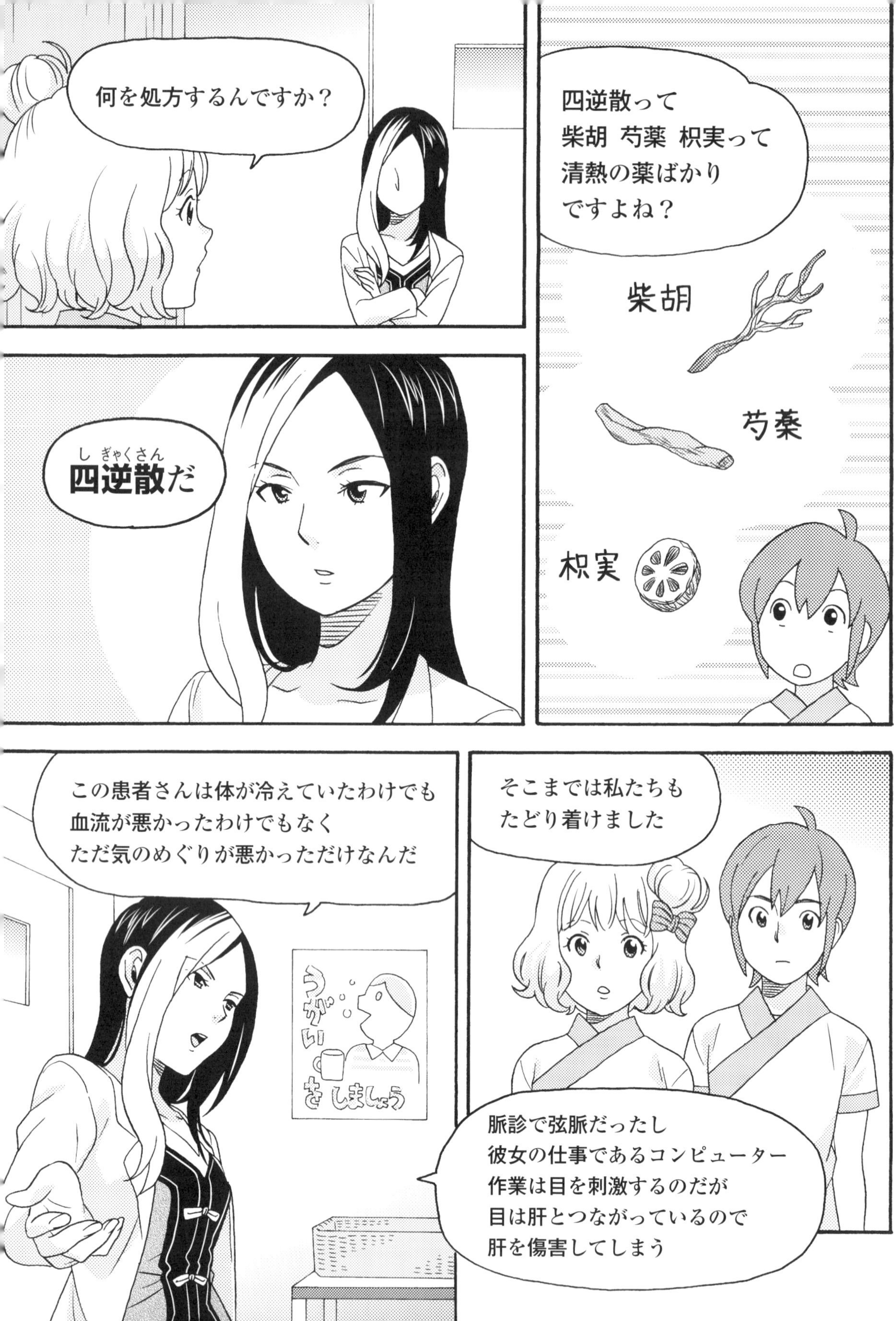
何を処方するんですか？
四逆散《しぎゃくさん》だ
四逆散って
柴胡 芍薬 枳実って
清熱の薬ばかり
ですよね？
柴胡
芍薬
枳実
この患者さんは体が冷えていたわけでも
血流が悪かったわけでもなく
ただ気のめぐりが悪かっただけなんだ
うがい
しましょう
そこまでは私たちも
たどり着けました
脈診で弦脈だったし
彼女の仕事であるコンピューター
作業は目を刺激するのだが
目は肝とつながっているので
肝を傷害してしまう

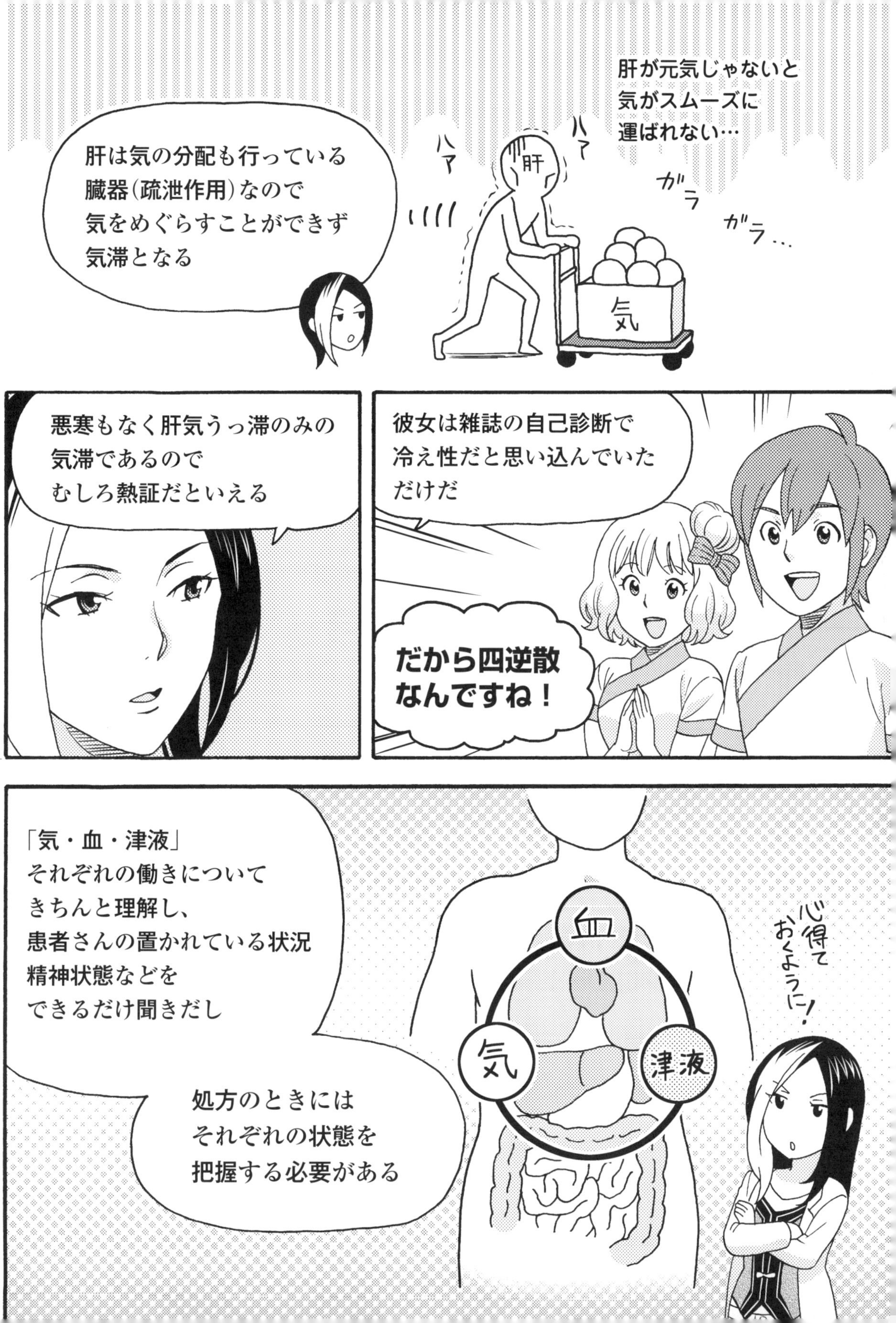

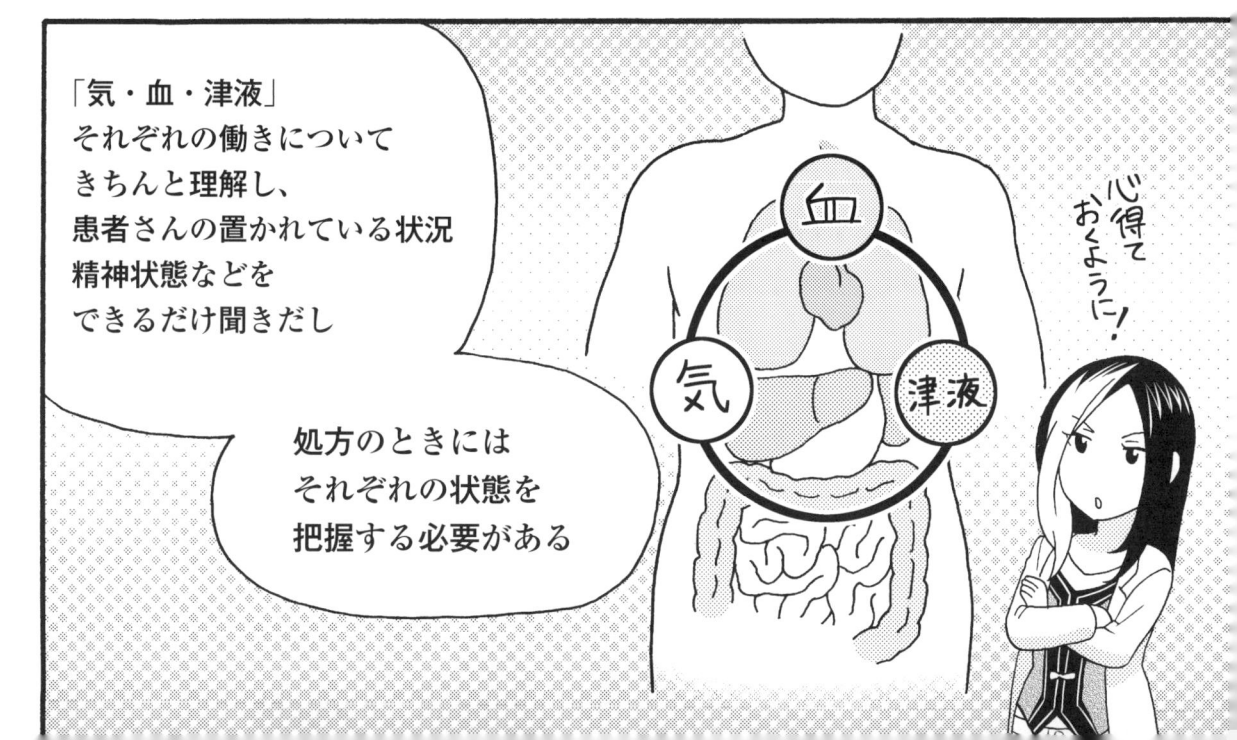

肝が元気じゃないと気がスムーズに運ばれない…
ハァ
ハァ
肝
ガラ
ガラ…
気
肝は気の分配も行っている臓器（疏泄作用）なので気をめぐらすことができず気滞となる
悪寒もなく肝気うっ滞のみの気滞であるのでむしろ熱証だといえる
彼女は雑誌の自己診断で冷え性だと思い込んでいただけだ
だから四逆散なんですね！
「気・血・津液」それぞれの働きについてきちんと理解し、患者さんの置かれている状況精神状態などをできるだけ聞きだし
血
気
津液
処方のときにはそれぞれの状態を把握する必要がある
心得ておくように！

○○病院
先生！
どうもありがとうございました！
手足がとても温かくなりました！
ペカーッ
お化粧もバッチリです！
しかもっ
彼氏とも最近ラブラブなんです！
キャー!!
漢方ってこんな効果もあるなんてスゴイですね
いや彼氏については漢方ではなくて
次は彼がプロポーズしてくれる漢方とか処方してくれませんか♥
先生〜!
元気になりすぎ…
受付！早く次の患者さん連れてきて！

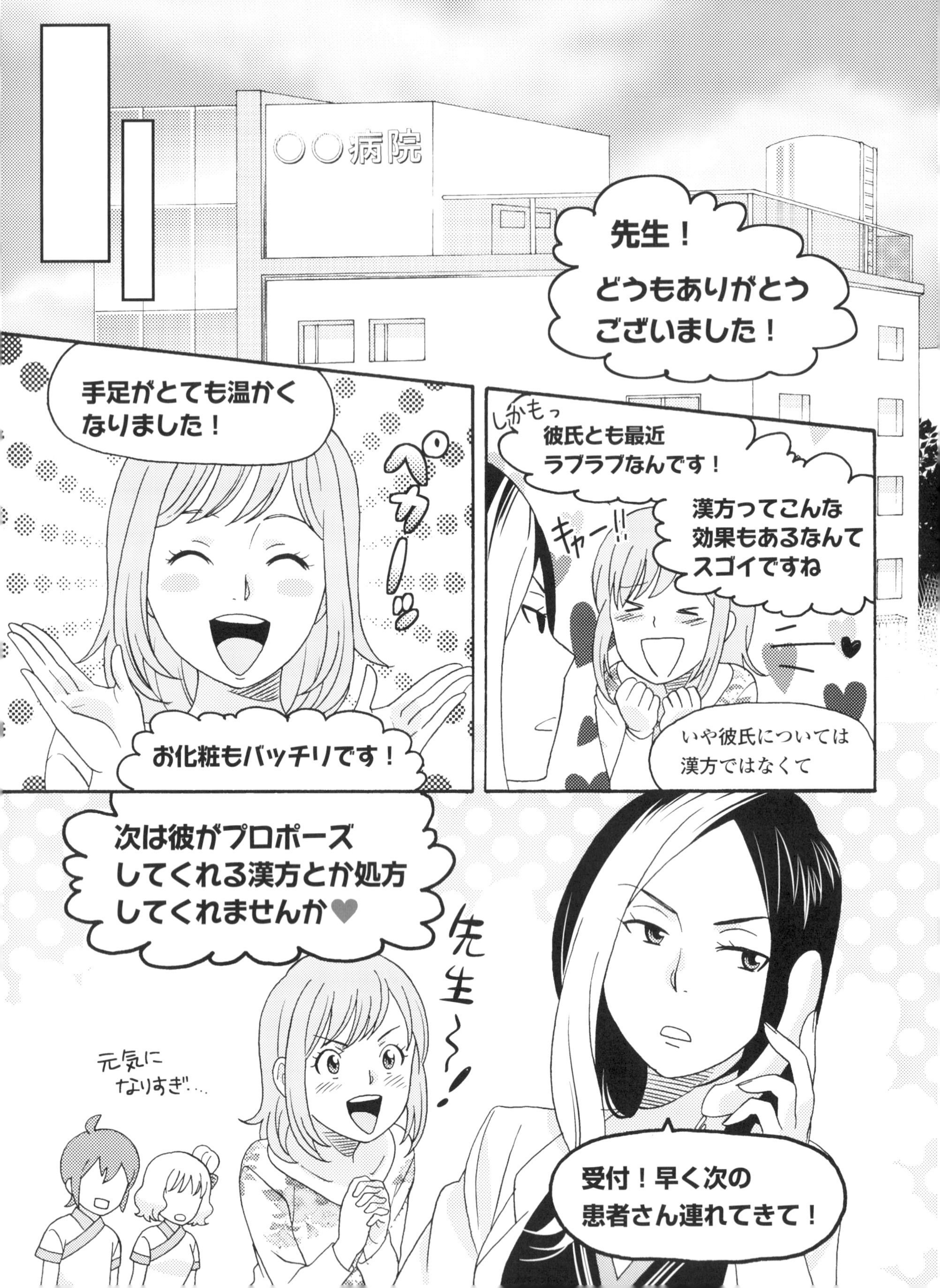

気・血・津液とは？

漢方医学は、**流体医学**ともいわれ、体の中を流れるものに注目して、体の営みや病気を考える特徴があります。この体の中を流れている要素は「**気・血・津液（水）**」の３つとなります。前章で学んだ五臓によって産生されて、体をめぐり、そして貯蔵したり、排出されたりします。まずは「気・血・津液（水）」とは何かを学んで、それと五臓がどのように関係するかを理解しましょう。

気と病

「あなたの病気は気のせいでしょう。」という言葉はいい加減なようで意外と正しく使われています。「気のせい」を今風にいうと、機能性（きのうせい）疾患です。機能性とは何かというと、患者さんには自覚されるものの、採血・画像ではとらえられにくい疾患を指します。そもそも、気ってなんでしょう？　気とは、エネルギーとか熱量と理解されます。より具体的にいうとATPや酵素反応です。こうしたものは、体の中に存在するけれど目には見えません。気があることで、体は動き、意識も保て、体も暖かくなり、息や拍動を感じます。そして気は、電気のように体の中を順調に行（めぐ）ることで、はじめて機能します。気の病は、機能性の病であるといえます。気の病には「**気虚**《ききょ》」「**気陥**《きかん》」「**気滞**《きたい》」「**気逆**《きぎゃく》」があります。

気虚

気が不足すると、生態の機能の低下を引き起こします。これを気虚といいます。気虚について、どんな証状がでるかを考えてみましょう。頭にエネルギーが届かないので、めまいや立ちくらみを起こします。声をだすエネルギーが足りないので小さな声になってしまいます。体内に津液をとどめておく力もなくなってしまうので、暑くもないのに汗が漏れ出てしまいます。これを**自汗**といいます。エネルギーがないため顔の艶《つや》が悪くなり、体を防御する力も落ちるのでしょっちゅう風邪をひきます。このように元気がないのが気虚です。気を補い、気虚を治療する代表方剤は**四君子湯**《しくんしとう》です。

気陥

気は陽のエネルギーなので、本来であれば気球のように上にあがっていこうとします。かなり気が不足していると持ち上げる力がなくなり気が落ち込んでしまいます。これを気陥《きかん》といいます。このため、起き上がるのがつらかったり、立ちくらみや下垂感というエレベーターで下に降りるときのような感覚が起こったりします。また、気の力には、臓腑を正しい位置に保つように持ち上げている力もあります。これがないと、臓腑が重力のため下がってしまうので、胃下垂、腎下垂、子宮脱、脱肛《だっこう》などが起こってしまいます。このような気陥があるときは、気を持ち上げながら気を補う**補中益気湯**《ほちゅうえっきとう》を投与します。

気滞

気が充分にあっても、電流のショートみたいに余計な場所で消費されてしまい、必要なところに届かないことがあります。ショートしているような状態を、気滞（気が滞っている）と漢方医学では考えます。気滞する場所では、気が余計にあるので、張ったように苦しさを自覚します。具体的には、脇の張ったような痛み（胸脇苦満《きょうきょうくまん》）や、腹満や乳房の張りなどが自覚されます。気滞があれば、それより末梢の手足などに気が届かなくなるので、手足に冷えを感じることがあります。このときは、気をめぐらす行気薬を使用します。行気薬の代表方剤がこの章で出てきた**四逆散**《しぎゃくさん》です。

気逆

また、気の流れが本来と反対の方向に進むことを気逆といいます。具体的にいいますと、肺の気は鼻から肺へ下へと降りるのが「順」です。脾胃の気も口から食道そして小腸・大腸と下に降りて行くのが「順」です。それに対して反対方向に流れることを「逆」といいます。咳嗽や喘息、しゃっくりや嘔吐、頭痛の一部などは気逆によって起こります。この場合は気を下に下げる**半夏厚朴湯**《はんげこうぼくとう》などを使用します。

気の産生と循環

気はどのように作られるのでしょうか？　両親から受け継いで腎に蓄えている気を**先天の気**といいます。これに対して、脾から取り入れた**水穀**《すいこく》**の気**（飲食物をエネルギー化したもの）と、肺で呼吸することで得られた**清気**（酸素）を合わせたものを**後天の気**といいます。この先天の気と後天の気が合わさると、**宗気**となります。宗気は胸で作られて、体の中のエネルギーをめぐらす原動力となっています。このエネルギーをめぐらす**宗気の働きを「推動」作用といいます。**気と一緒にめぐっている津液も血も、この宗気による推動作用によって体をめぐっています。

宗気は、すべてのめぐりを引き起こす原動力なのです。

そして体の中を気がめぐるときに、血管内と血管外を運行します。**血管外を回るときは衛気となり、血管内を回るときは営気となります**。

そしてめぐった気が五臓に届くと、五臓の気となって、２章で説明された各臓の色々な機能をはたすエネルギーとして使用されます。(これを気の気化作用といいます。)

血管外をめぐっている衛気は、ただ血管外をめぐっているだけでなく、体の外から邪が進入しないように体を守る「防御」の働きをしたり、体を一定の体温に保つように暖める「温煦《おんく》」の働きをしています。

一方、血管内をめぐっている営気は、全身に栄養を与える作用があります。血管内には営気と血とが一緒に流れています。営気と血はお互いに協力して、全身を栄養しています。

使われていない気はもったいないので、腎精（丹田）に貯蓄されます。

気を理解するときに、漠然と「気」として大きくとらえることも大事ですし、より細かな作用に注目するときは「宗気・衛気・営気・臓腑の気」と細かく分類して働きを整理することも必要です。学習の習熟度にあわせて、「大きくとらえる」から、「細かなことまで把握する」へとステップアップすると良いでしょう。

本章の患者さんは、腹診や舌診を行っても、寒を疑わせる所見がなく、熱の産生は問題なさそうで、悪寒など衛気の不足を疑わせる所見もなく、ただ四肢に気がめぐっていないために冷えを感じた気滞の症例だとわかったわけです。すごく緊張しやすくて、彼が冷たいというストレスもあって、またコンピューターなど肝血を酷使するタイプは手足の冷える気滞になりやすいのです。みなさんも注意しましょう。

血と病

気と違って、血や津液は物体として存在を感じることができるものです。造影やエコーを行うことで動いている血を評価できるようになりましたし、MRI を撮影することで体のなかの水液を評価できるようになりました。では、身体所見しか手段がなかった昔の人はどのようにして血をとらえ、血の評価をしてきたのでしょうか？　漢方医学では、**「血は、脈中を流れ、全身を潤し栄養する」**と定義されています。このため、漢方医学の血は、赤血球や白血球などの血球の働きのみを指すのではなく、血漿・アルブミンのように全身に栄養を運搬し、体内の熱を循環し、皮膚や髪を潤し、筋肉を柔軟にするなど、さまざまな働きを含みます。また「神は気血の性となす」と血は精神と関係があることを示しています。この血の概念は現代の血液の考え方より拡張された定義になっています。血の病には「**血虚**《けっきょ》」「**血熱**《けつねつ》」「**瘀血**《おけつ》」があります。

血虚

血が不足することを血虚といいます。血が不足すると、顔色が蒼白となったり、萎黄《いおう》といって薄暗く黄色い肌となります。頭を栄養できず、めまいがして、髪が細くなり縮れます。心を栄養できないため動悸がします。筋肉の血が足りなくなると、筋肉の弾力性を保てなくなり、こむら返りを起こしやすくなります。（こむら返りのときは**芍薬甘草湯**《しゃくやくかんぞうとう》で血を補うと治ります。飲んで１０分くらいで効果がでます。）月経に必要な血も足りなくなり、月経の不調を引き起こします。また精神と血は関係があるため、血が足りないと、不眠や夢が多くなります。

血熱

血に熱がこもると血熱となります。夜になると悪化する発熱や、紫斑といった炎症性血液疾患の症状に加えて、心煩といってイライラや不眠といった精神症状も合併します。こうしたときは**犀角地黄湯**《さいかくじおうとう》、軽症なら**温清飲**《うんせいいん》を使用します。

瘀血《おけつ》

血が滞ることを瘀血といいます。瘀血は、気滞があったり血虚があったり血熱があったり冷えがあったり、何か原因があることで引き起こされるのです。そのため瘀血の種類には、原因を先に加えて**気滞血瘀、血虚血瘀、血熱血瘀、寒凝血瘀**とよりこまかく分類することもあります。（瘀血と血瘀はほぼ同意語です。）瘀血の証状は、その原因の証状に加えて、瘀血特有の証状が認められます。瘀血特有の証状には、刺されるような疼痛（塞栓症の痛みは激痛です）・暗赤色の出血・チアノーゼ（唇や指先が紫）・腫瘤（腫瘍や子宮筋腫を肌から触れる）・皮膚に鱗屑が表れたり、苔癬化することなどがあげられます。代表的治療法は、気滞血瘀なら**血府逐瘀湯**《けっぷちくおとう》で気をめぐらしながら血もめぐらし、血虚血瘀なら**桃紅四物湯**《とうこうしもつとう》で血を補いながら血をめぐらし、血熱血瘀なら**犀角地黄湯**《さいかくじおうとう》で血熱を清しながら血をめぐらし、寒凝血瘀なら**当帰四逆湯**《とうきしぎゃくとう》で暖めながら血をめぐらす治療を行います。

血の産生と循環

血は腎に蓄えられている精髄と営気とがあわさって作られます。(腎には、宗気の原料となる先天の気と、血の原料となる精髄が蓄えられています。)

血は、肺気と心陽によって循環する力を得ます。(血を循環させるのは、気からみると宗気で、臓腑からみると肺と心で、どちらも同じものを視点を変えて見ています。)血は心から出発して、全身を栄養して、肝臓で蓄えられて、また心に戻ります。血は血管のなかを流れ、脾の統血作用で血管外に漏れません。脾の統血作用を回復する帰脾湯を内服することで、脾気虚の紫斑が改善することはしばしば経験されます。(脾虚が改善し胃腸から栄養を取り入れることで、細胞間の接着装置が充分に作られるからなのでしょうか?　まだまだ現代医学が漢方医学に追いついていない点です。)

血と気

宗気があることで血はめぐり、脾気があることで血は血管内に留まり、肝気があることで血は適切な分配をされます。これを「**気は血の帥**」といいます。「帥」は総帥の帥で、「ひきいる」という意味があります。このように気があることで血は順調にめぐることができます。また、**気は単体ではめぐることができず**、物質である血や津液と一緒になってはじめて体内をめぐることができます。また肝で気を調整できるのは、肝が血を蔵するときに一緒に気も蓄えることができるからです。人が眠れるのは、ふだん意識を保つのに使われている体表の気が、夜になると心の血に戻るためです。このため「**血は気の舎**《やど》」といって血は気の母屋といえます。このように**気と血は互いに影響しあっている**のです。

津液(水)と病

津液とは、**気によって「めぐっている水」**のことをいいます。つまり、体にとって必要な水です。動きがない水は、**滞った水**で、それは体にとって不必要な水です。胃内停水や水腫は津液ではなくて、病的な水なのです。津液の働きは、体を潤して、気が過剰になって体温が高くならないようにクーリングすることです。津液（水）の異常には、「**陰虚**《いんきょ》」と「**痰飲**《たんいん》」があります。

陰虚

体の中の津液の不足を陰虚といいます。このときの証状は、津液の滋潤作用が不充分になり、口が渇き、皮膚や粘膜が乾燥し、大便も硬く乾燥し、尿量が減少します。津液のクーリングの作用が不充分となるため、夜間に両手と両足が熱っぽくなって、胸がイライラして落ちつかなくなります。これを**五心煩熱**といいます。また夜になると微熱が出て寝汗をかきます。これを**盗汗**といいます。潤しながら微熱を治療する**六味丸**《ろくみがん》が陰虚の代表方剤です。

痰飲（水滞や水毒なども言われます）

津液が停滞することを痰飲といいます。痰飲の証状は、喀痰がゼロゼロとでたり、めまいがしたり、浮腫になったりします。それ以外にも多彩な症状を引き起こすことから、「**怪病奇病は痰に属す**」といわれます。また、水は気の流れを阻害するため、しばしば気滞の症状を伴います。このため漢方医学では、器質的疾患がなければ、まず痰飲の治療を開始することがあります。

血と津液

血と津液はとても似ていますが、めぐっている場所に違いがあります。**血管内をめぐるのが血、血管外をめぐるのが津液**です。気は、血と津液を渡り歩くことで、体の必要なところに分配されます。一般的に、**津液の病気はやや軽症**で治しやすく、**血の病気は重症**で器質的な所見を伴うことが多いです。

津液の産生と循環

津液は、脾から吸収した水穀の精微から作られます。脾から吸収して作った津液は、肺まで上がって肺で宣散されます。一部は汗として外に出て、一部は皮膚を湿潤して、一部は体中に分布します。津液が宣散されることで、皮膚が潤い皮膚のバリアー機能が保たれ、衛気と一緒に表に分散されて邪から体を防御します。宣散された津液は、雨のように全身を潤し、適度にクーリングしながら下に降りていきます。そして一番下にある臓の腎にあつまります。腎にあつまった津液は不要なものと必要なものに選別されて、不要なものを尿として排泄して、必要なものをまた肺まで持ち上げて再利用します。

浮腫（水腫）の治療

上半身に浮腫があるときは、上焦の肺から発散して治療します。例えば、クインケ浮腫では、**越《えっ》婢《ぴ》加《か》朮湯《じゅっとう》**で肺の水を通調する働きを利用して治療します。一方、下肢に浮腫があるときは、下焦の腎から利尿して治療します。例えば、**五《ご》苓《れい》散《さん》**などで利尿して浮腫を除きます。胃内停水や腹水のように中焦に浮腫があるときは、脾胃を暖めて機能を取り戻し、気のめぐりを良くして、停滞している水を動かします。**実《じっ》脾《ぴ》飲《いん》・茯苓《ぶくりょう》飲《いん》**などを使用します。

第4章

診察法
（四診・脈診・腹診）

● 四診

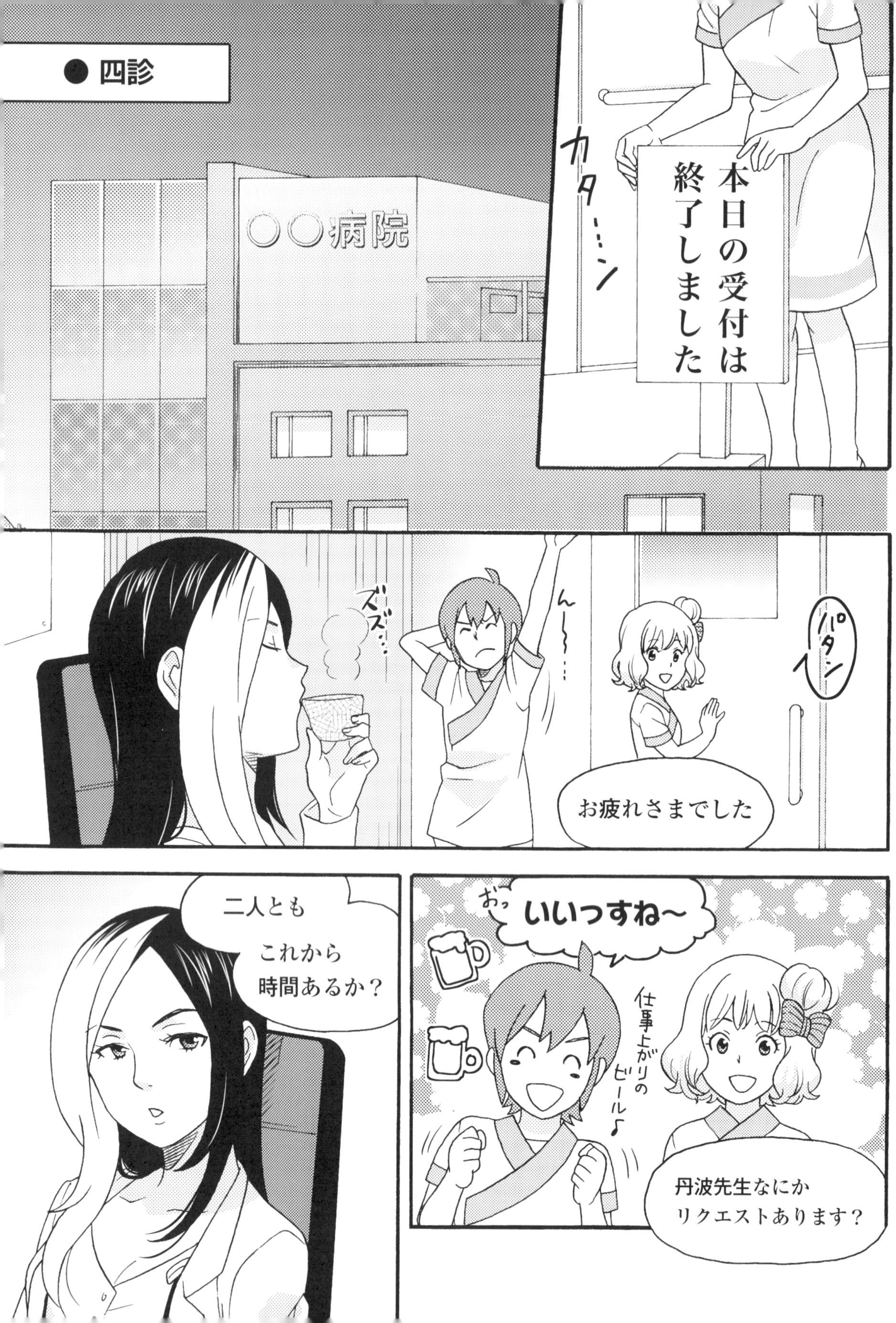
○○病院
カタ～ン
本日の受付は終了しました
パタン
お疲れさまでした
ん～…
ズズ…
二人とも
これから
時間あるか？
おっ
いいっすね～
仕事上がりのビール♪
丹波先生なにか
リクエストあります？

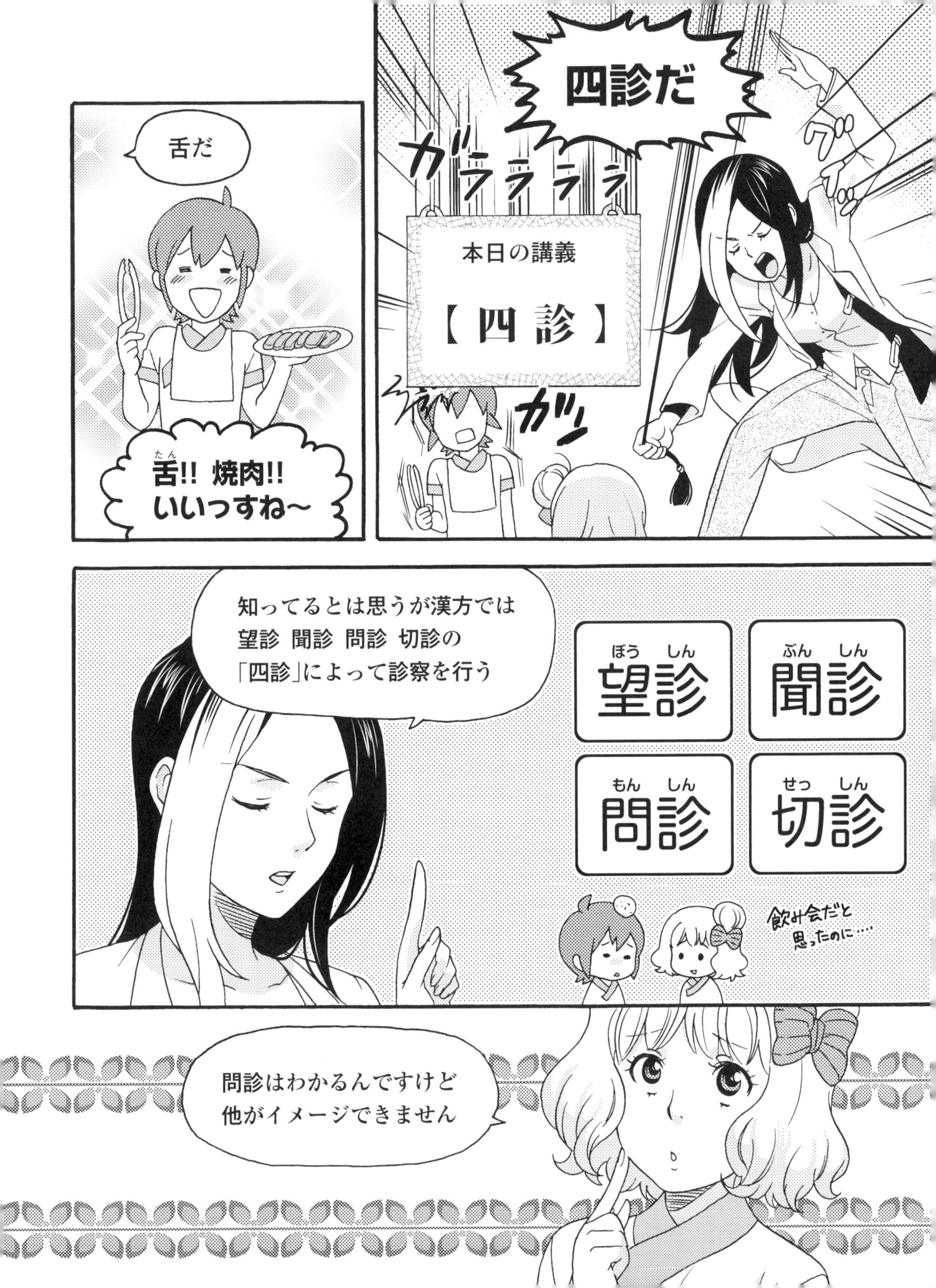
四診だ
ガララララ
グ
本日の講義
【四診】
ガッ
舌だ
舌《たん》!! 焼肉!!
いいっすね〜
知ってるとは思うが漢方では
望診 聞診 問診 切診の
「四診」によって診察を行う
望《ぼう》診《しん》
聞《ぶん》診《しん》
問《もん》診《しん》
切《せっ》診《しん》
飲み会だと
思ったのに…
問診はわかるんですけど
他がイメージできません

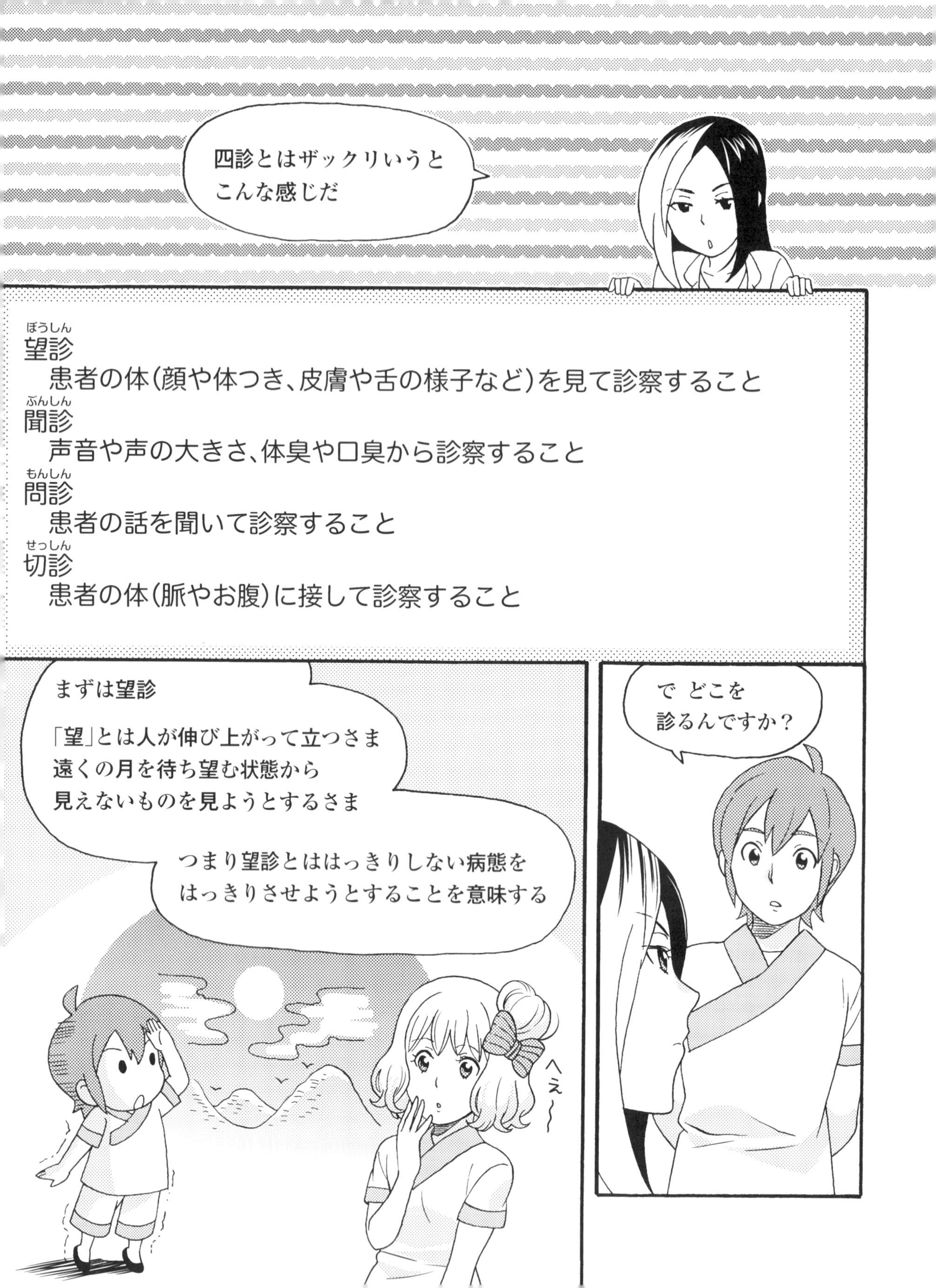

四診とはザックリいうと
こんな感じだ
望診《ぼうしん》
患者の体(顔や体つき、皮膚や舌の様子など)を見て診察すること
聞診《ぶんしん》
声音や声の大きさ、体臭や口臭から診察すること
問診《もんしん》
患者の話を聞いて診察すること
切診《せっしん》
患者の体(脈やお腹)に接して診察すること
で どこを
診るんですか？
まずは望診
「望」とは人が伸び上がって立つさま
遠くの月を待ち望む状態から
見えないものを見ようとするさま
つまり望診とははっきりしない病態を
はっきりさせようとすることを意味する
へえ〜

● 望診（舌診）

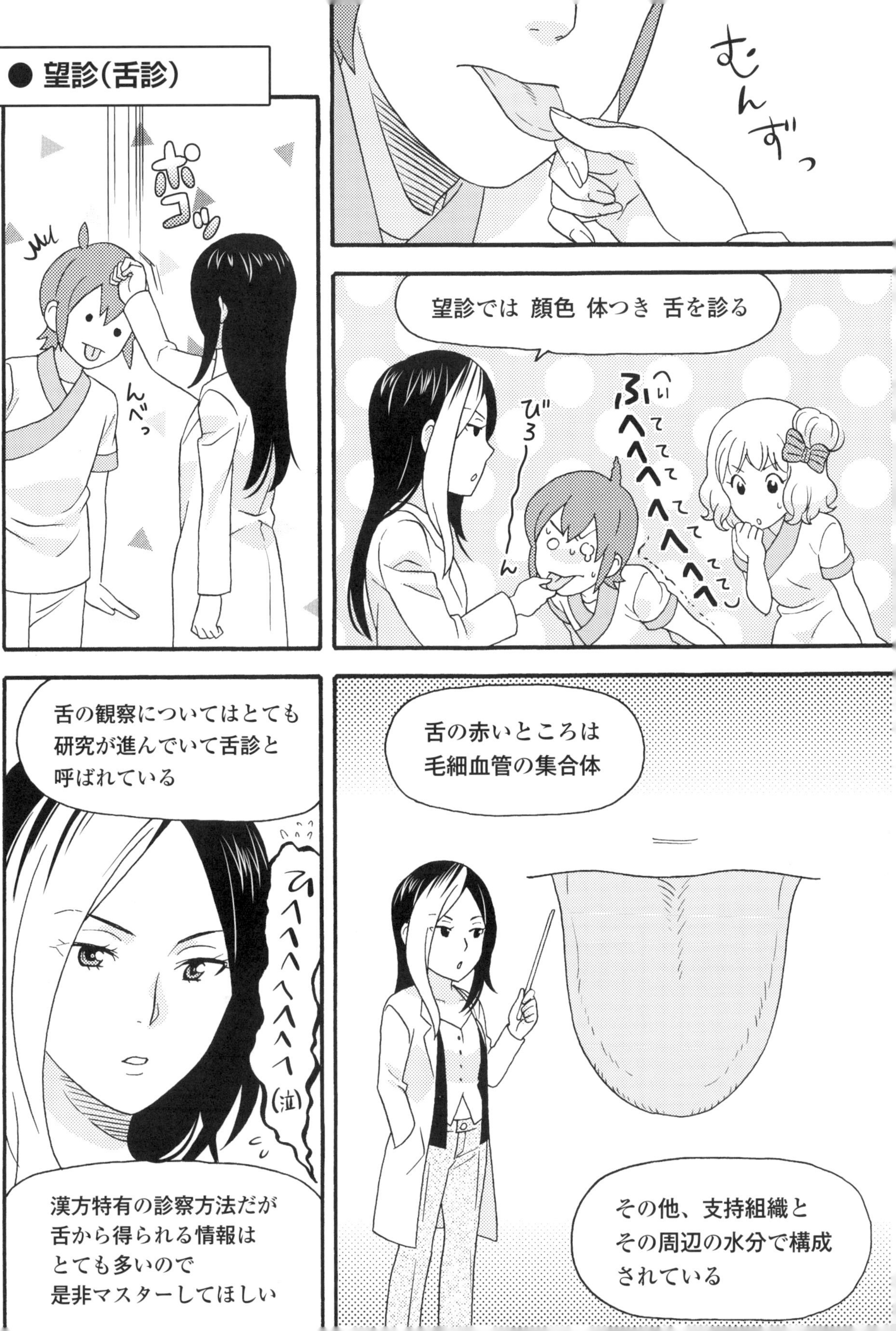
ポコッ
んべっ
むんずっ
望診では 顔色 体つき 舌を診る
びろーーん
ふへへへへへへへ
へいてててててて
舌の観察についてはとても研究が進んでいて舌診と呼ばれている
ひへへへへへへへへへ（泣）
漢方特有の診察方法だが舌から得られる情報はとても多いので是非マスターしてほしい
舌の赤いところは毛細血管の集合体
その他、支持組織とその周辺の水分で構成されている

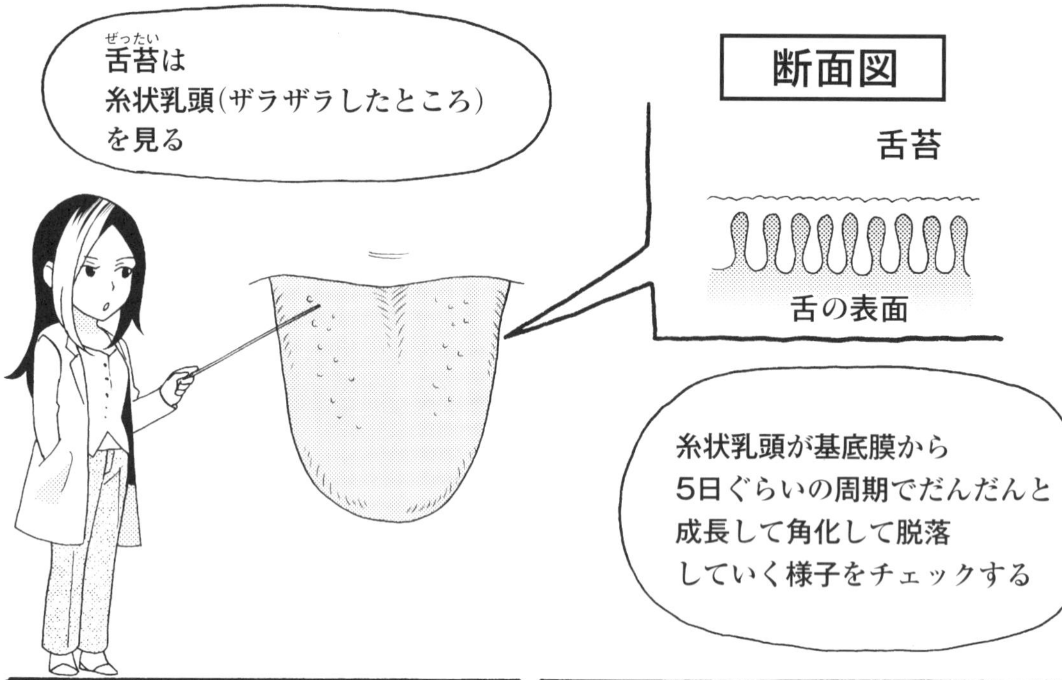
舌苔《ぜったい》は
糸状乳頭(ザラザラしたところ)
を見る
断面図
舌苔
舌の表面
糸状乳頭が基底膜から
5日ぐらいの周期でだんだんと
成長して角化して脱落
していく様子をチェックする

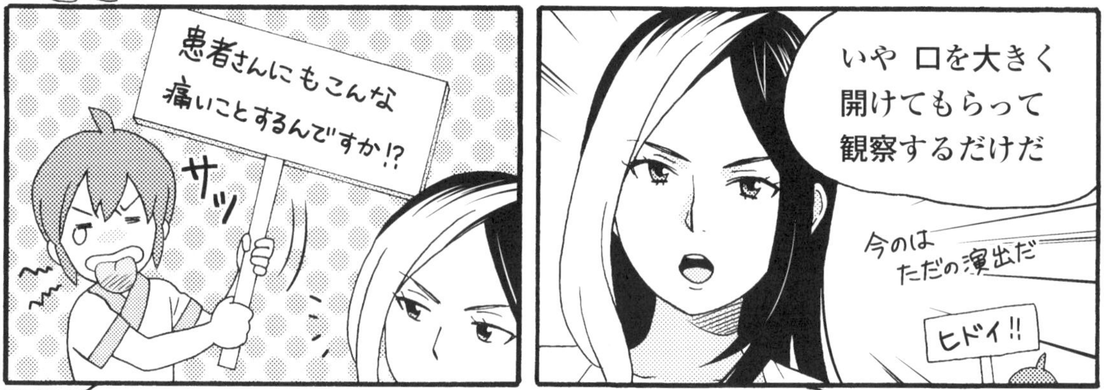
患者さんにもこんな
痛いことするんですか!?
サッ
いや 口を大きく
開けてもらって
観察するだけだ
今のは
ただの演出だ
ヒドイ!!

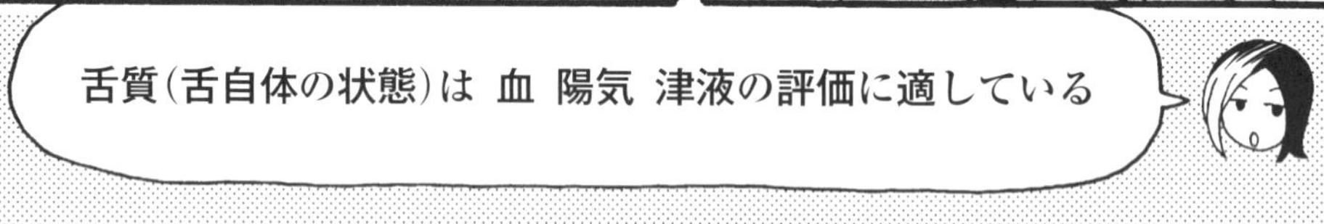
舌質(舌自体の状態)は 血 陽気 津液の評価に適している

舌色が淡白	舌色が深い赤みを帯びている(絳舌《こうぜつ》)	舌が薄く細い	舌色が鮮やかな赤で舌が大きい
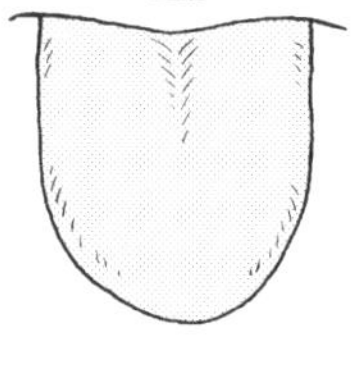	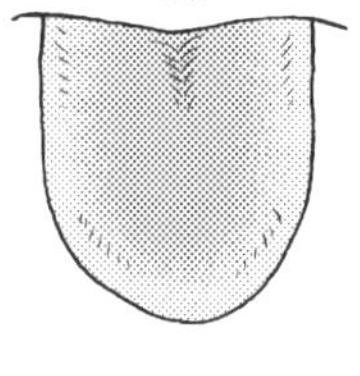	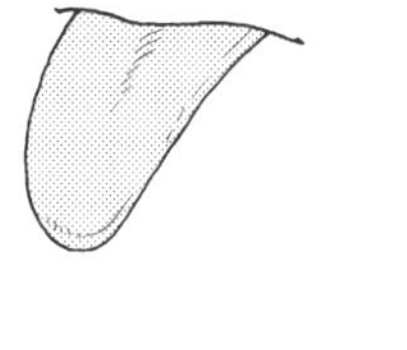	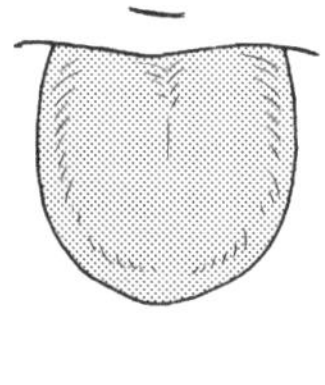
血が足りないため色が薄い(血虚)	津液が足りないため血の赤みが濃縮されて深くなる	血も津液も足りない(気血両虚)	気や津液が充実している。あるいは過剰である

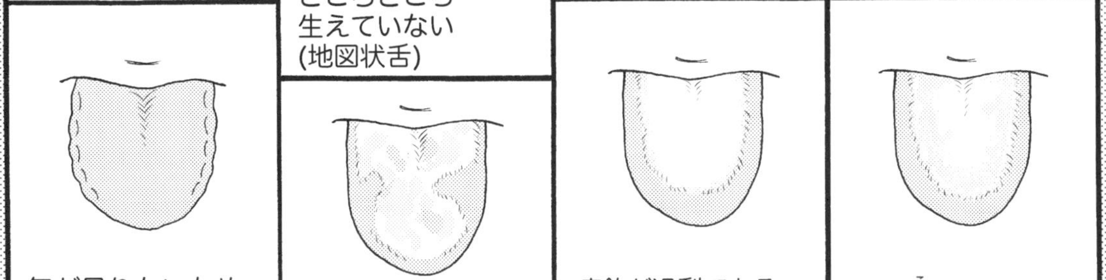

膨らんでおり歯痕がついている	舌苔が生えていない(無苔)ところどころ生えていない(地図状舌)	舌苔が白く厚い	舌苔が黄色く厚い
気が足りないため舌の形を維持できないで膨張している	津液が足りなかったり津液を分散させる力がない	痰飲が過剰であるもしくは陽気※が不足して水の運行ができない	熱が籠《こ》もっているまたは食滞(≒便秘)がある

※臓腑の中の温める気

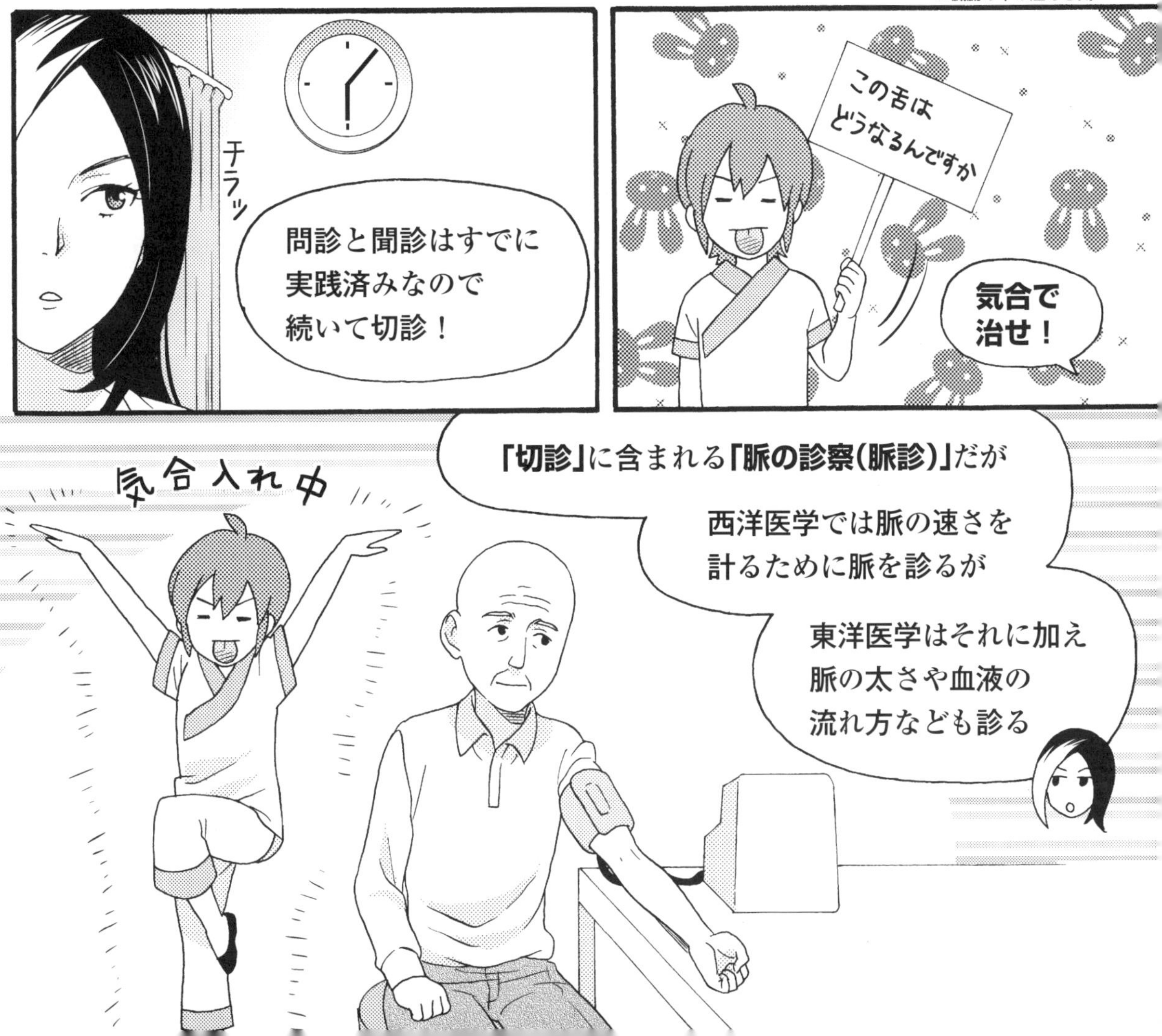
この舌はどうなるんですか
気合で治せ！
チラッ
問診と聞診はすでに実践済みなので続いて切診！
気合入れ中
「切診」に含まれる「脈の診察(脈診)」だが
西洋医学では脈の速さを計るために脈を診るが
東洋医学はそれに加え脈の太さや血液の流れ方なども診る

● 脈診

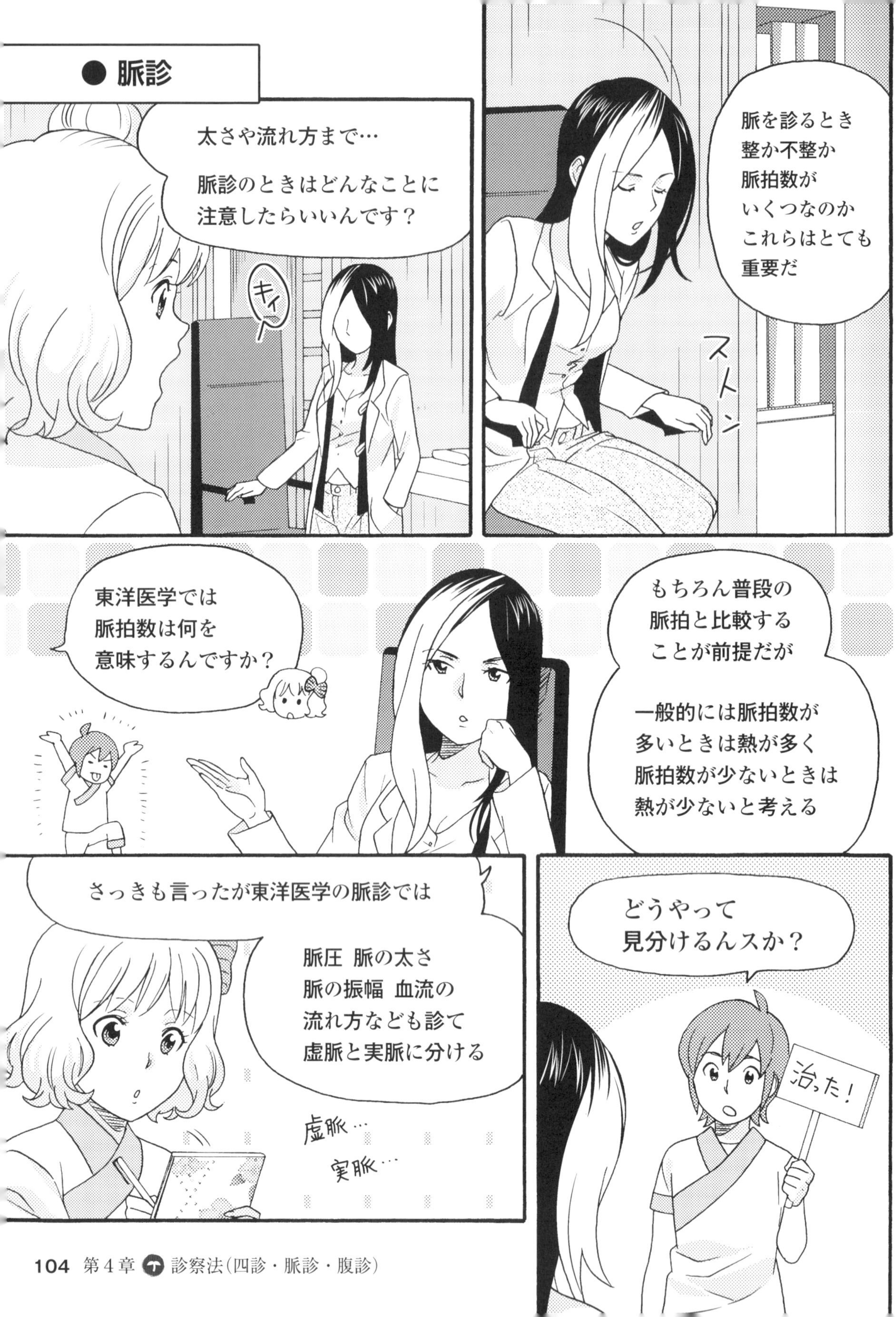

太さや流れ方まで…
脈診のときはどんなことに注意したらいいんです？
キィ
脈を診るとき整か不整か脈拍数がいくつなのかこれらはとても重要だ
ストン
東洋医学では脈拍数は何を意味するんですか？
もちろん普段の脈拍と比較することが前提だが
一般的には脈拍数が多いときは熱が多く脈拍数が少ないときは熱が少ないと考える
さっきも言ったが東洋医学の脈診では
脈圧 脈の太さ 脈の振幅 血流の流れ方なども診て虚脈と実脈に分ける
虚脈…
実脈…
どうやって見分けるんスか？
治った！

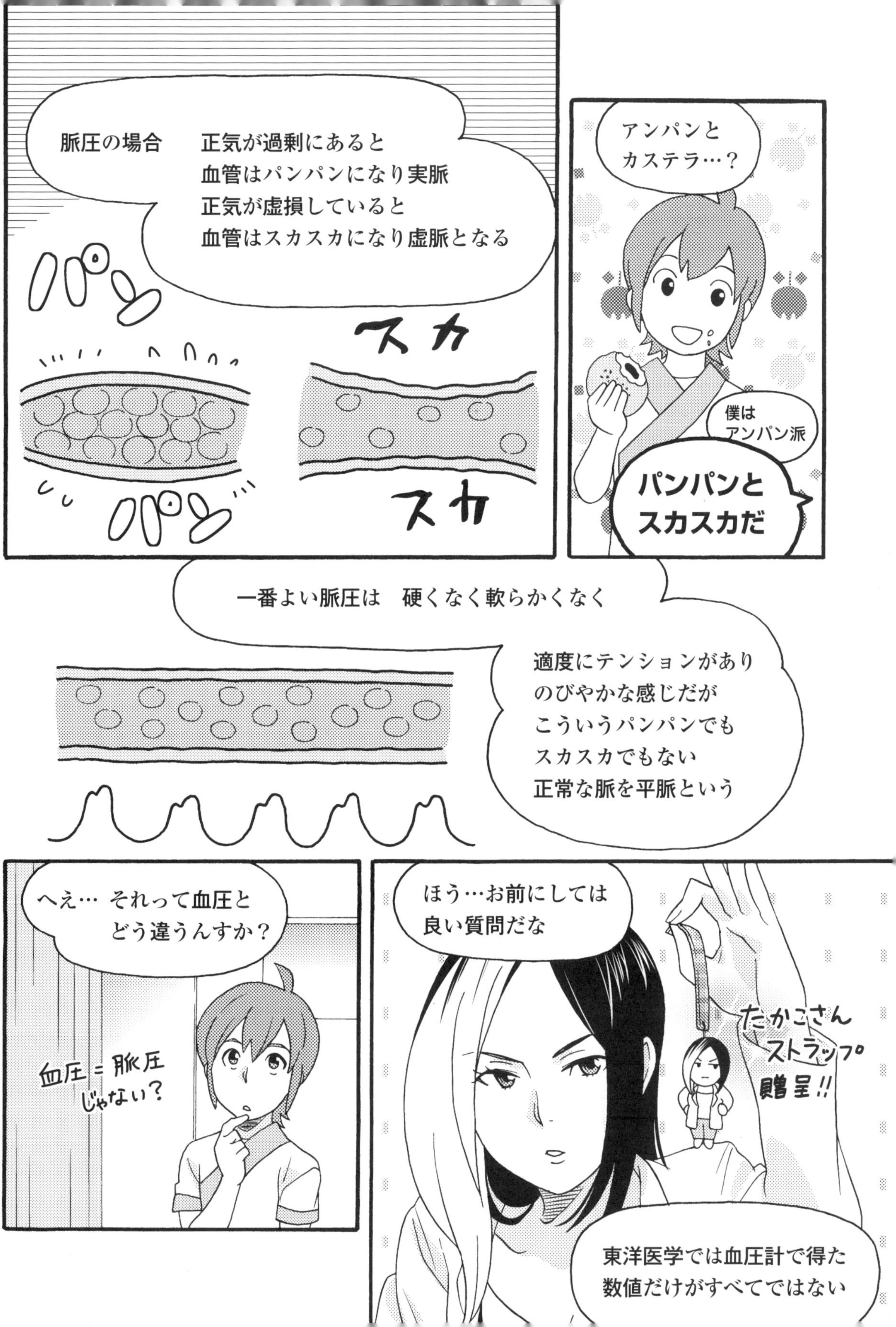
脈圧の場合　正気が過剰にあると
血管はパンパンになり実脈
正気が虚損していると
血管はスカスカになり虚脈となる
パン
パン
スカ
スカ
アンパンと
カステラ…？
僕は
アンパン派
パンパンと
スカスカだ
一番よい脈圧は　硬くなく軟らかくなく
適度にテンションがあり
のびやかな感じだが
こういうパンパンでも
スカスカでもない
正常な脈を平脈という
へえ…　それって血圧と
どう違うんすか？
血圧＝脈圧
じゃない？
ほう…お前にしては
良い質問だな
たかこさん
ストラップ
贈呈!!
東洋医学では血圧計で得た
数値だけがすべてではない

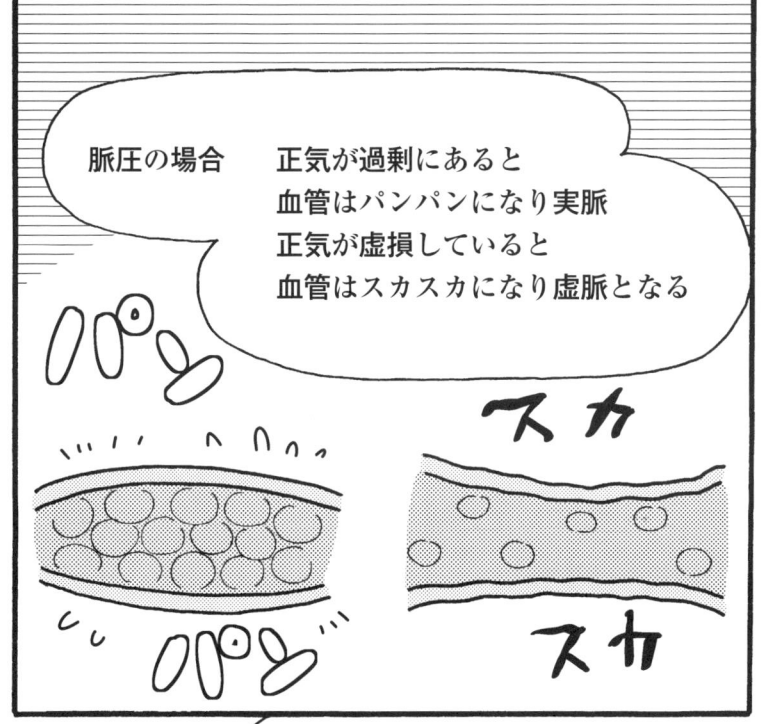

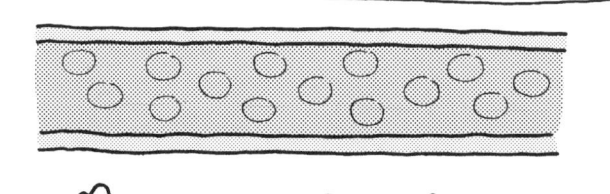

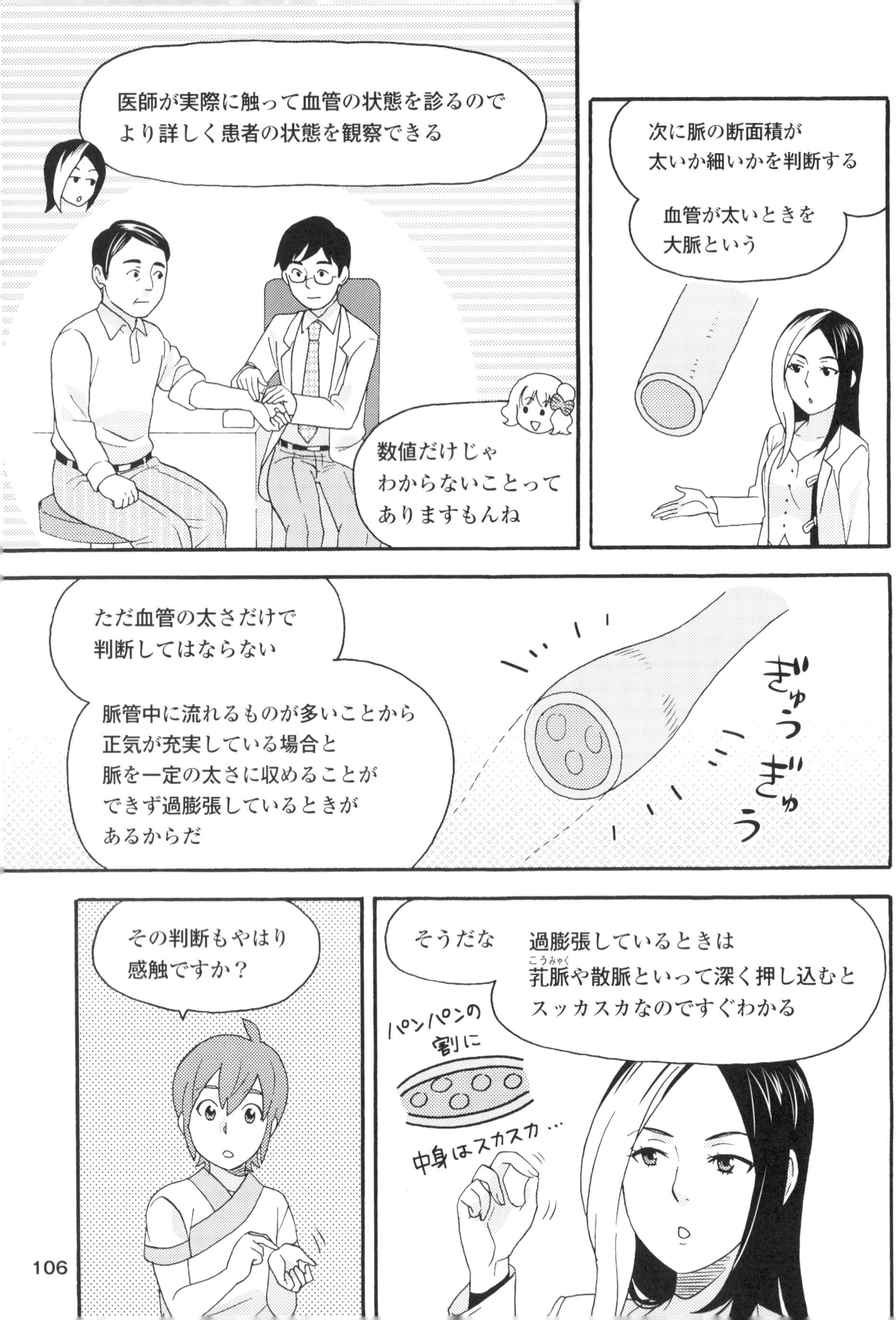

医師が実際に触って血管の状態を診るので
より詳しく患者の状態を観察できる
数値だけじゃ
わからないことって
ありますもんね
次に脈の断面積が
太いか細いかを判断する
血管が太いときを
大脈という
ただ血管の太さだけで
判断してはならない
脈管中に流れるものが多いことから
正気が充実している場合と
脈を一定の太さに収めることが
できず過膨張しているときが
あるからだ
ぎゅうぎゅう
ぎゅう
その判断もやはり
感触ですか？
そうだな
過膨張しているときは
芤脈《こうみゃく》や散脈といって深く押し込むと
スッカスカなのですぐわかる
パンパンの
割に
中身はスカスカ…

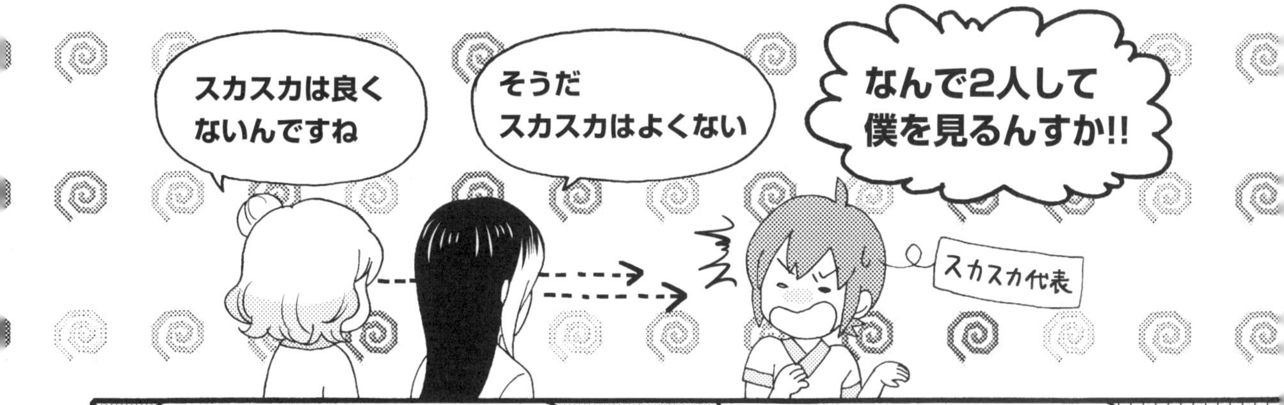
スカスカは良く
ないんですね
そうだ
スカスカはよくない
なんで2人して
僕を見るんすか!!
スカスカ代表

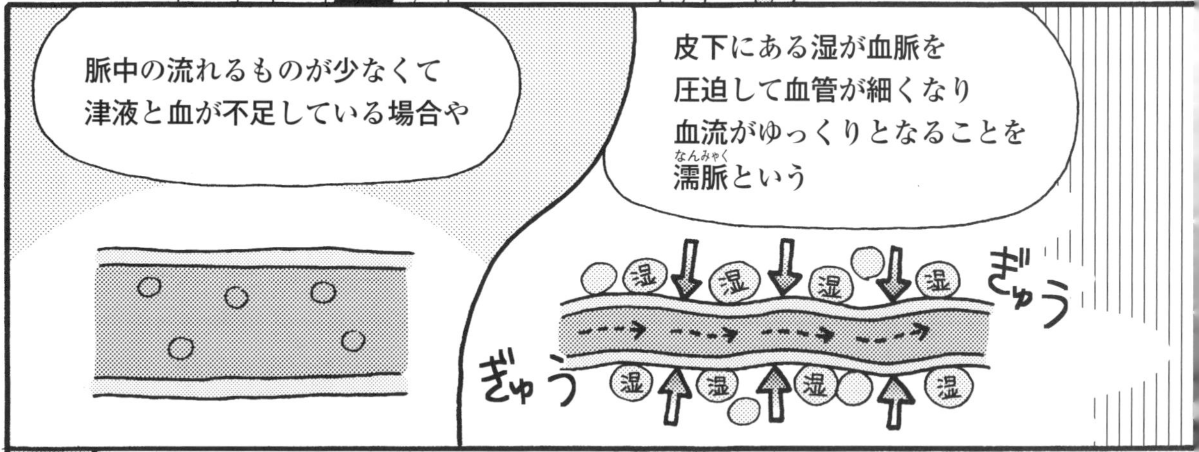
脈中の流れるものが少なくて
津液と血が不足している場合や
皮下にある湿が血脈を
圧迫して血管が細くなり
血流がゆっくりとなることを
濡脈《なんみゃく》という
湿
ぎゅう
ぎゅう

脈圧	実脈	虚脈	平脈
	正気が過剰にあり 血管はパンパンの 状態 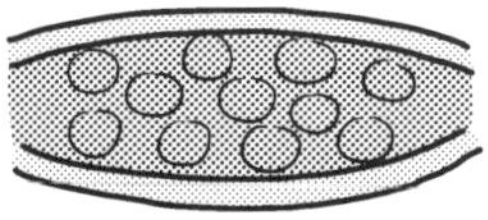	正気が虚損しており 血管はスカスカの 状態 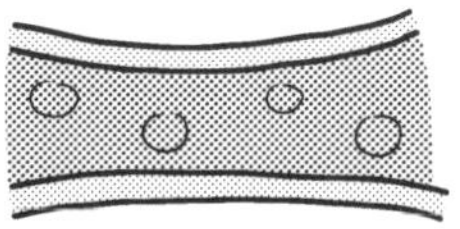	堅すぎず 軟らかすぎない 正常な脈 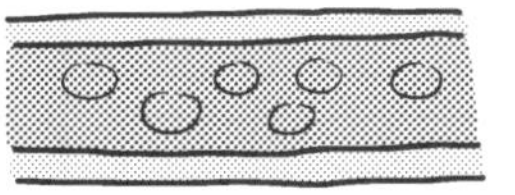

	脈の断面が太い（大脈）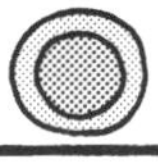	脈の断面が細い（細脈）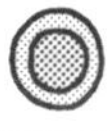
脈の太さ	①正気が充実している ②熱が過剰（実熱である） （洪脈） ③気が不足して（気虚・気脱） 脈が一定の太さに収められない ために過膨張（芤脈・散脈）	①血が不足している（血虚） ②血も気も不足している （気血両虚） ③湿が多く（湿滞） 血液量が圧迫されて減っている （濡脈）

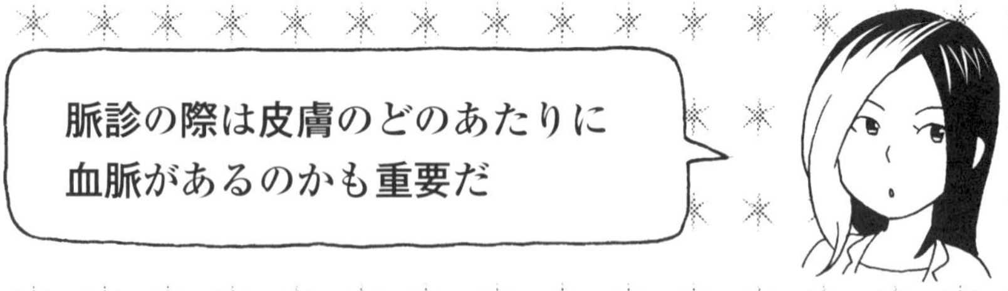
脈診の際は皮膚のどのあたりに
血脈があるのかも重要だ

浮脈

血脈が
体の表面に
浮いている

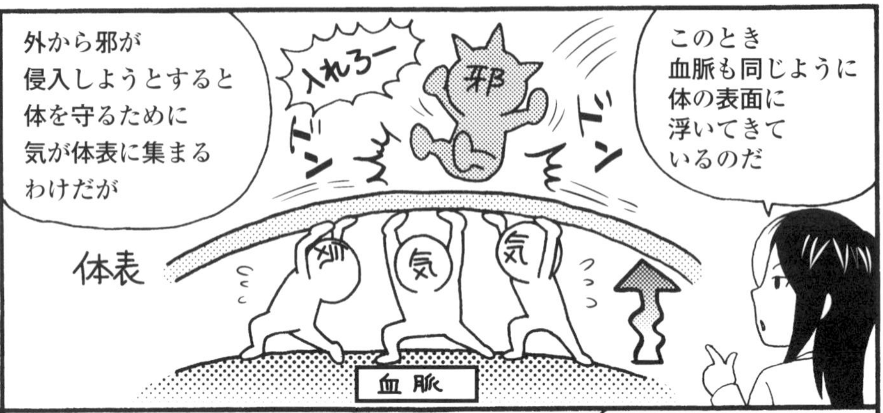
外から邪が
侵入しようとすると
体を守るために
気が体表に集まる
わけだが
入れろー
邪
ドン
ドン
体表
気
気
血脈
このとき
血脈も同じように
体の表面に
浮いてきて
いるのだ

沈脈

血脈が
体の内側に
沈んでいる

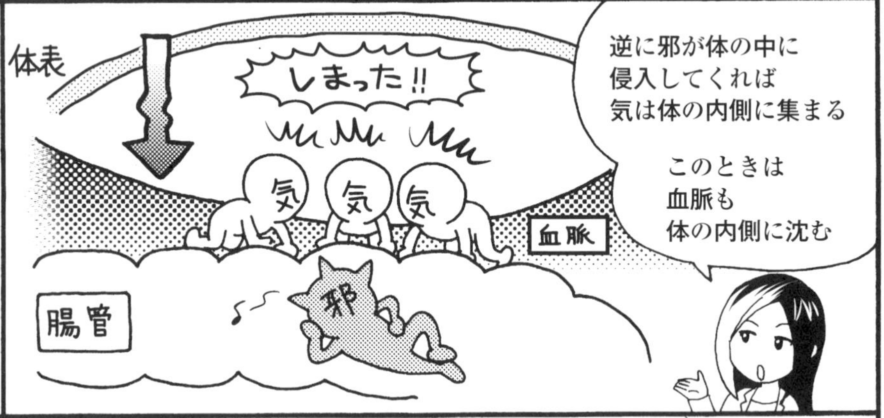
体表
しまった!!
気
気
気
血脈
腸管
邪
逆に邪が体の中に
侵入してくれば
気は体の内側に集まる
このときは
血脈も
体の内側に沈む

弦脈について

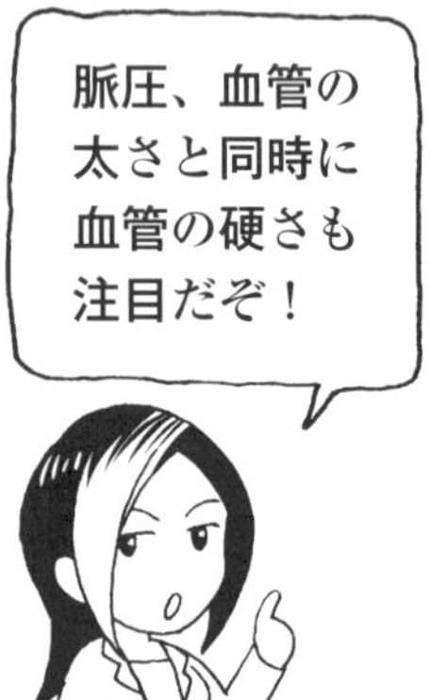
脈圧、血管の
太さと同時に
血管の硬さも
注目だぞ！

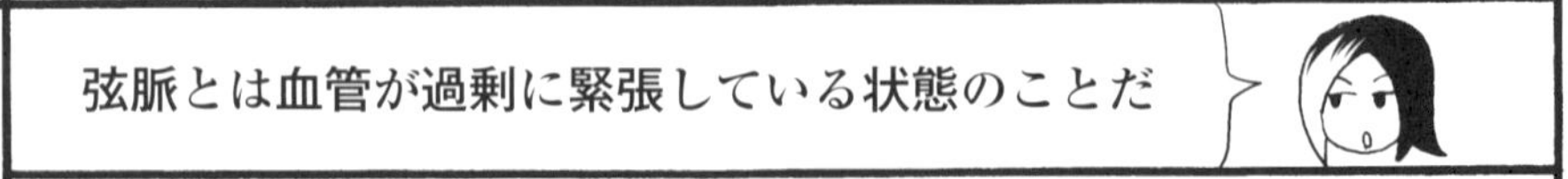
弦脈とは血管が過剰に緊張している状態のことだ

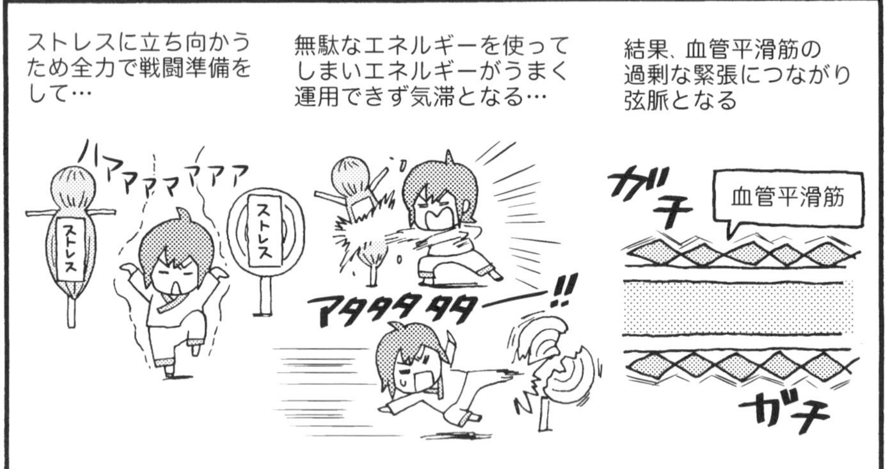
ストレスに立ち向かう
ため全力で戦闘準備を
して…
ストレス
ストレス
無駄なエネルギーを使って
しまいエネルギーがうまく
運用できず気滞となる…
アタタタタタ——!!
結果、血管平滑筋の
過剰な緊張につながり
弦脈となる
ガチ
血管平滑筋
ガチ

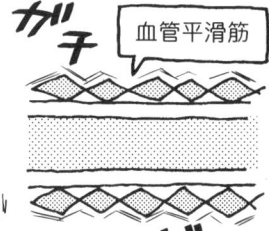

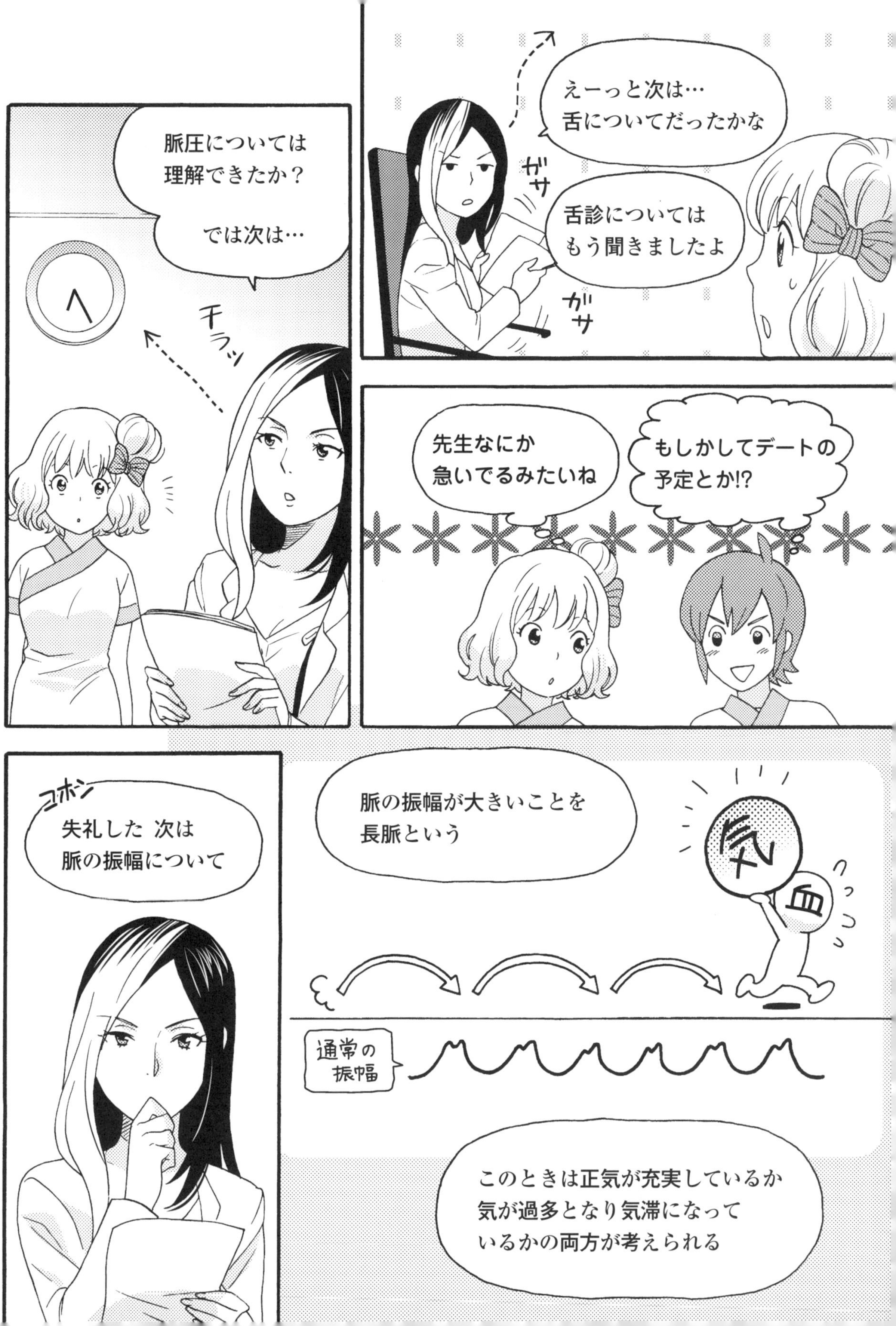

脈圧については
理解できたか？
では次は…
チラッ
えーっと次は…
舌についてだったかな
ガサ
舌診については
もう聞きましたよ
ガサ
先生なにか
急いでるみたいね
もしかしてデートの
予定とか!?
コホン
失礼した 次は
脈の振幅について
脈の振幅が大きいことを
長脈という
気
血
通常の
振幅
このときは正気が充実しているか
気が過多となり気滞になって
いるかの両方が考えられる

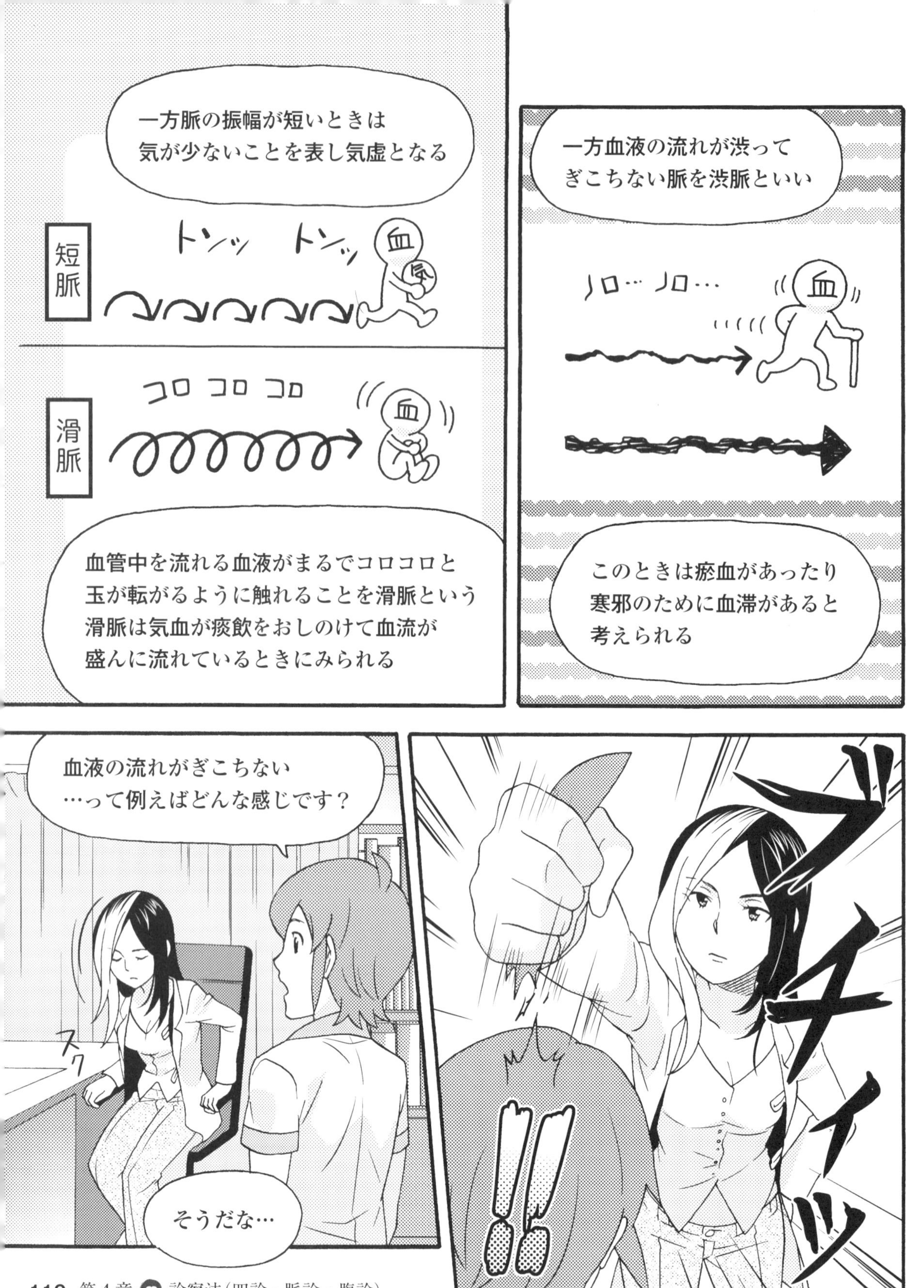
一方脈の振幅が短いときは
気が少ないことを表し気虚となる
短脈
トンッ　トンッ
血
気
滑脈
コロ　コロ　コロ
血
血管中を流れる血液がまるでコロコロと
玉が転がるように触れることを滑脈という
滑脈は気血が痰飲をおしのけて血流が
盛んに流れているときにみられる
一方血液の流れが渋って
ぎこちない脈を渋脈といい
ノロ…　ノロ…
血
このときは瘀血があったり
寒邪のために血滞があると
考えられる
血液の流れがぎこちない
…って例えばどんな感じです？
スク
そうだな…
ブチイッ
!!

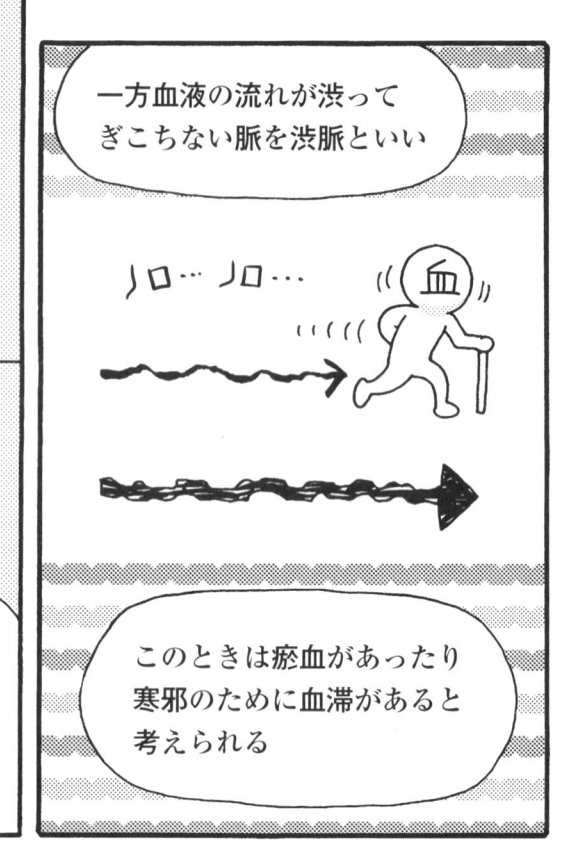

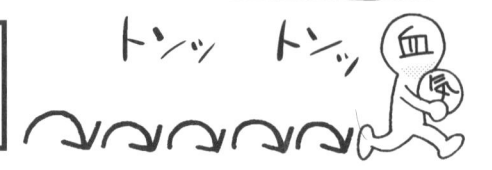

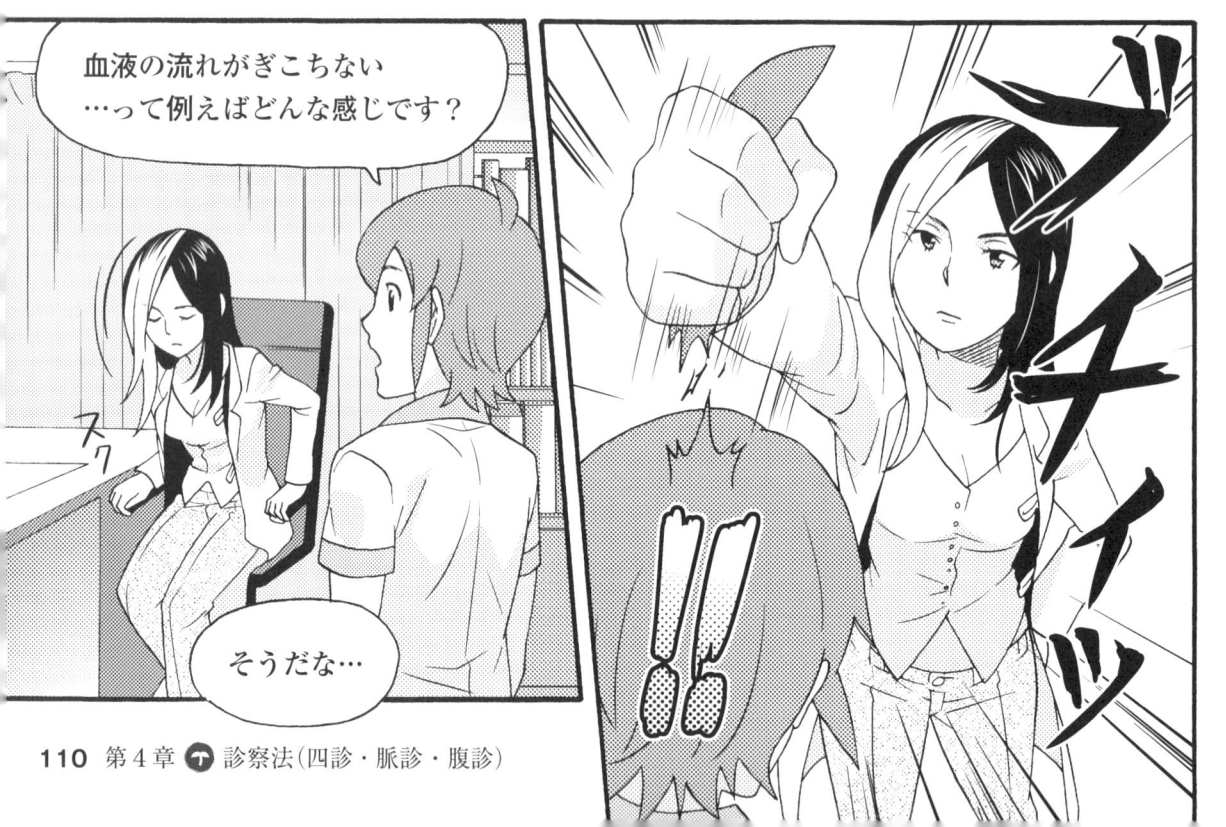

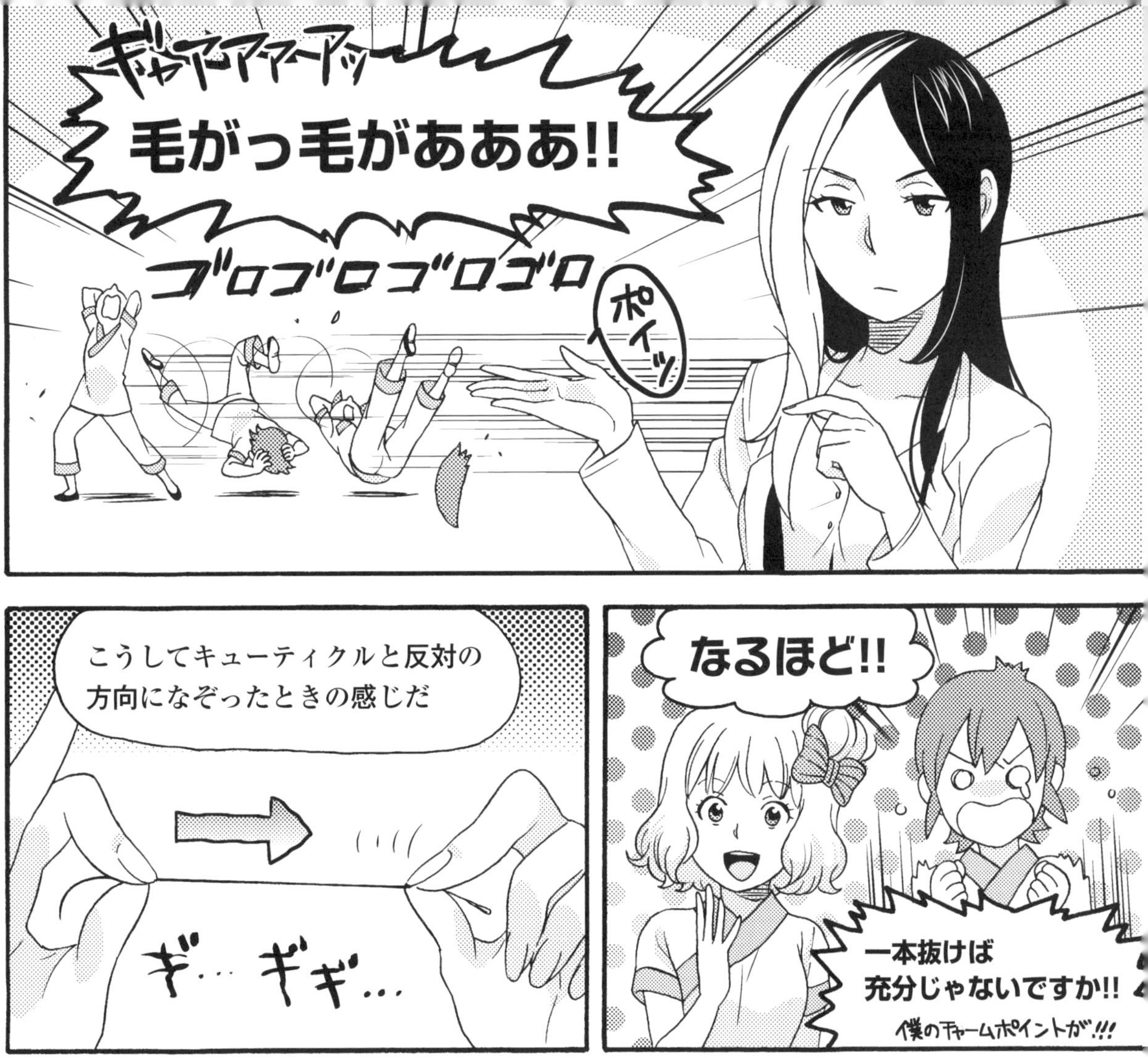
ギャアアアーアッ
毛がっ毛があああ!!
ゴロゴロゴロゴロ
ポイッ
こうしてキューティクルと反対の方向になぞったときの感じだ
ギ… ギギ…
なるほど!!
一本抜けば充分じゃないですか!!
僕のチャームポイントが!!!

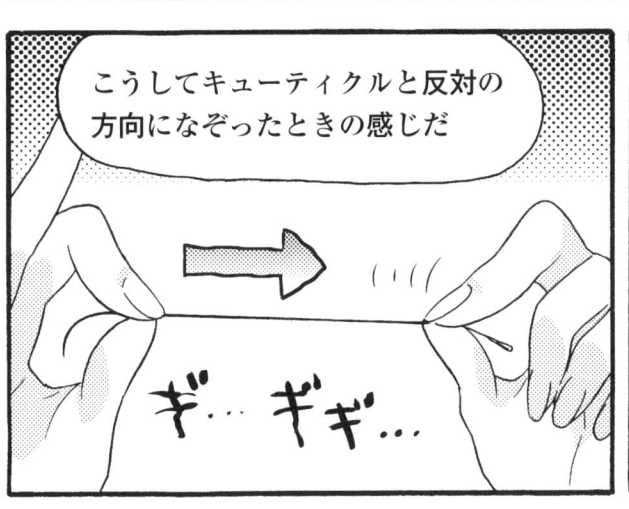

脈の振幅	脈幅が長い・・・・長脈 └─ 正気が充実しているか、気が過多となっている(気滞) 脈幅が短い・・・・短脈 └─ 気が少ない(気虚)
血液の流れ方	血管の中を流れている血液が コロコロと玉が転がるように触れる・・・・滑脈 血液の流れが渋ってぎこちない脈・・・・渋脈 └─ 瘀血があったり、寒邪のために血滞がある

● 腹診

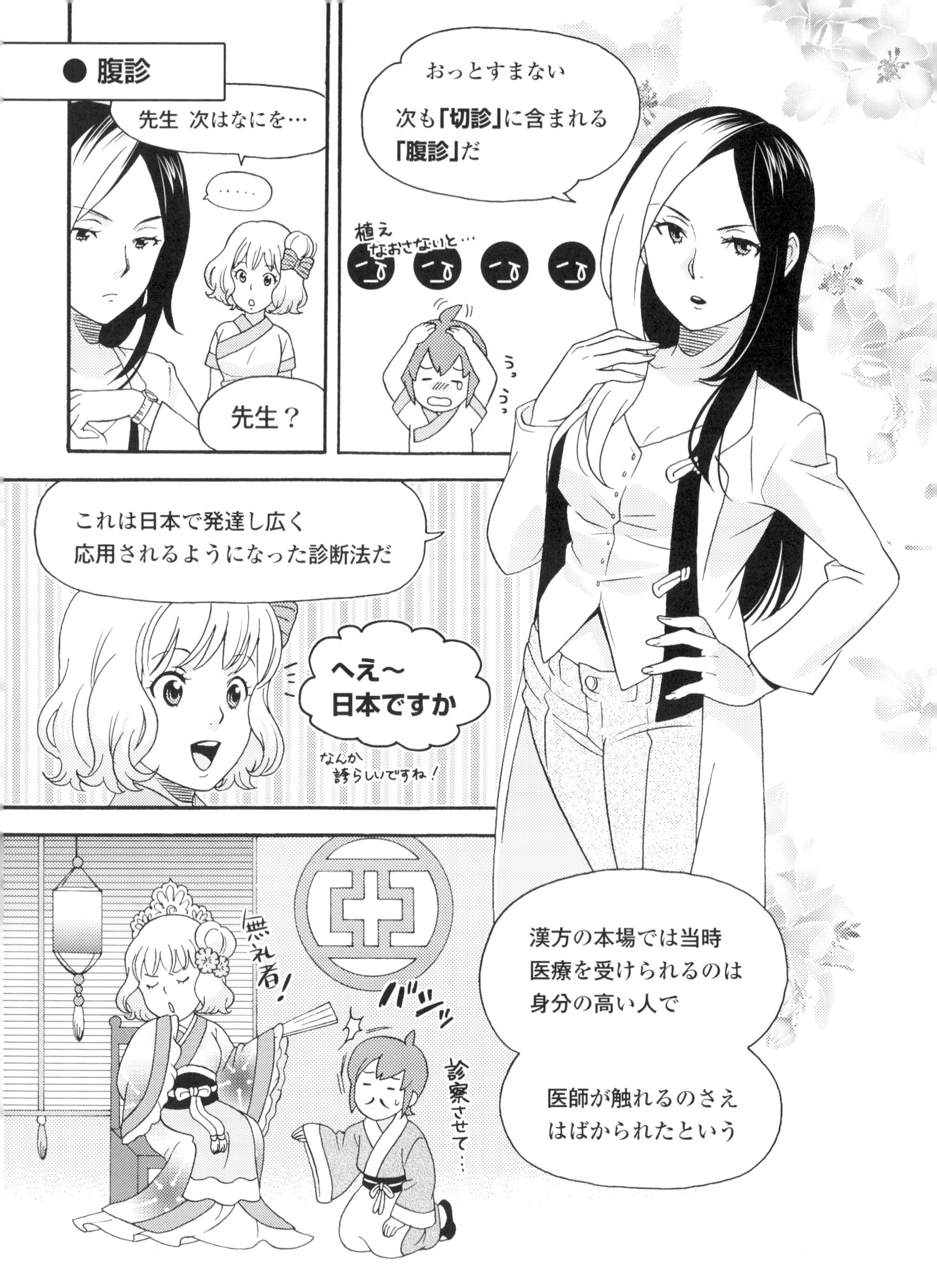
先生 次はなにを…
……
先生？
おっとすまない
次も「切診」に含まれる
「腹診」だ
植え
なおさないと…
うっうっ
これは日本で発達し広く
応用されるようになった診断法だ
へえ～
日本ですか
なんか
誇らしいですね！
漢方の本場では当時
医療を受けられるのは
身分の高い人で
医師が触れるのさえ
はばかられたという
無礼者！
バッッ
診察させて…

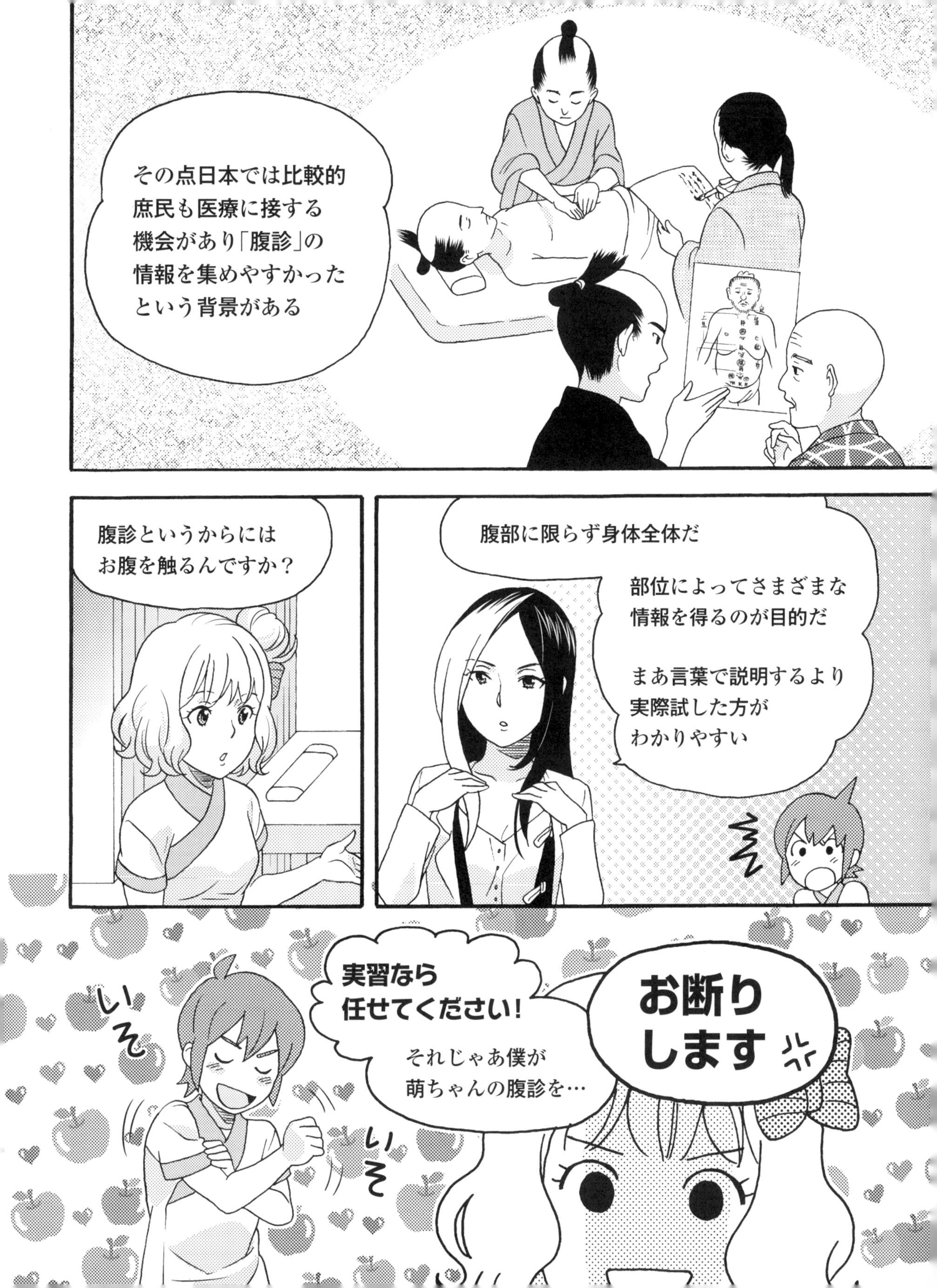
その点日本では比較的
庶民も医療に接する
機会があり「腹診」の
情報を集めやすかった
という背景がある
腹診というからには
お腹を触るんですか？
腹部に限らず身体全体だ
部位によってさまざまな
情報を得るのが目的だ
まあ言葉で説明するより
実際試した方が
わかりやすい
いそ
いそ
実習なら
任せてください！
それじゃあ僕が
萌ちゃんの腹診を…
お断り
します

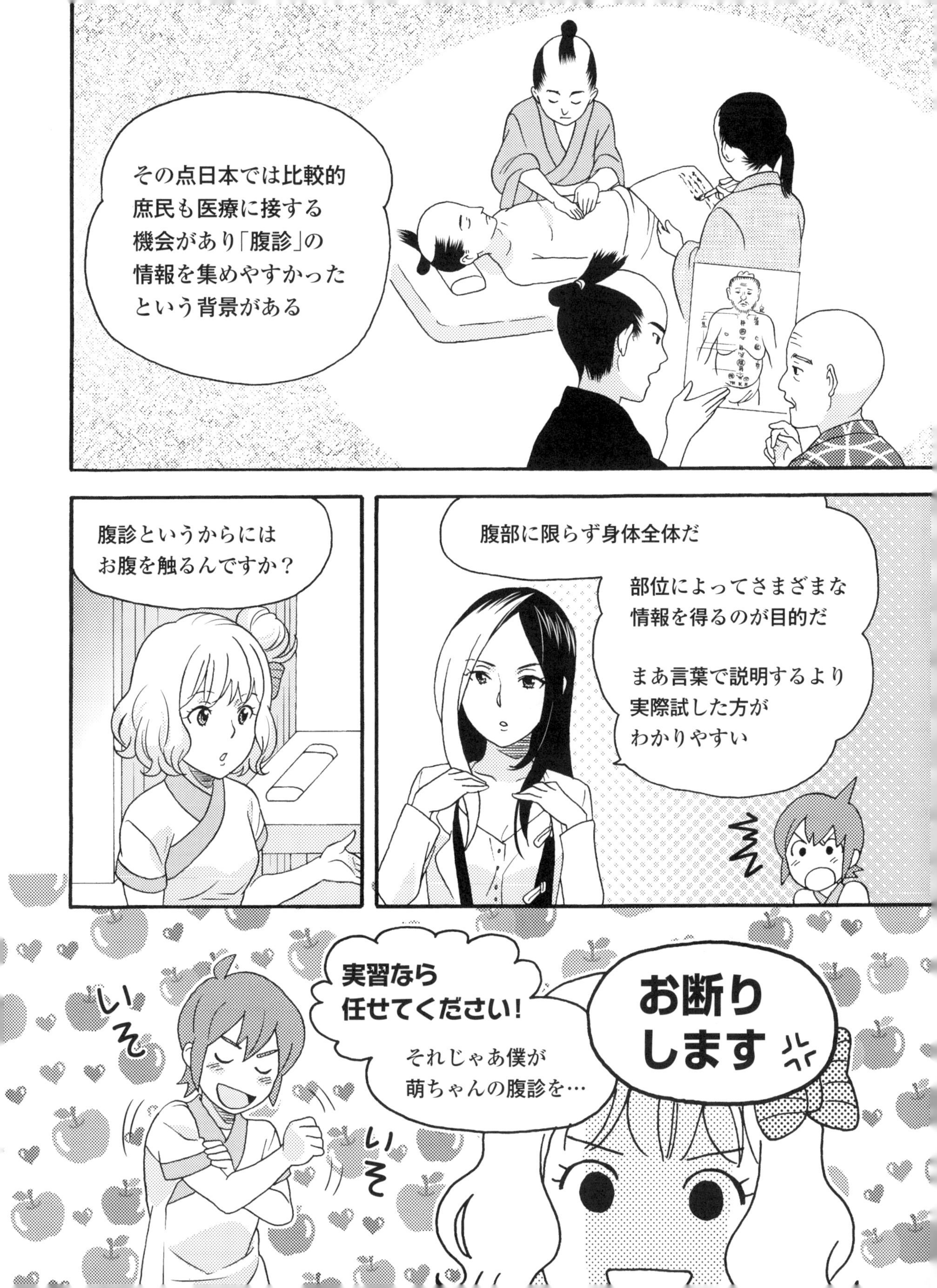

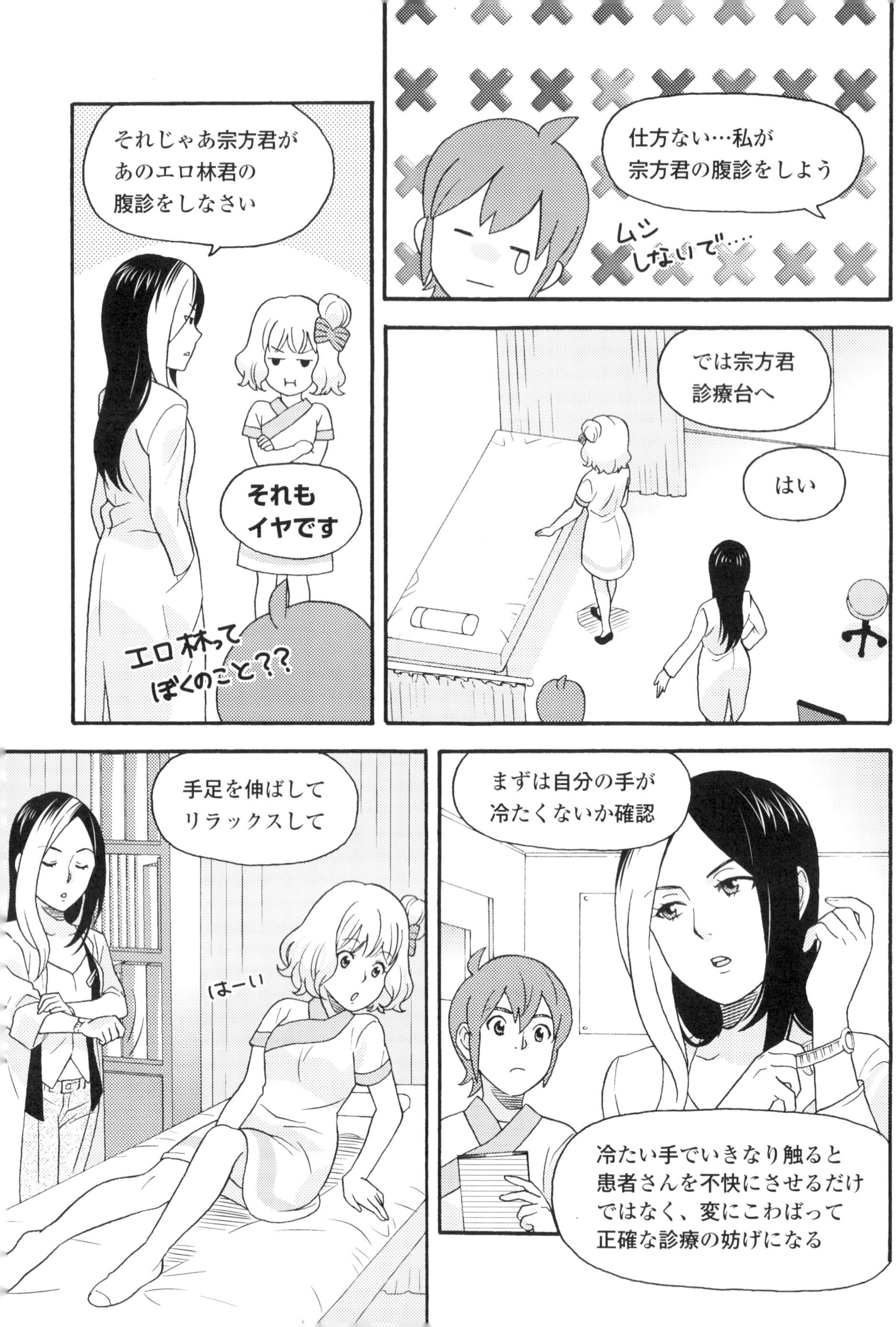
それじゃあ宗方君が
あのエロ林君の
腹診をしなさい
それも
イヤです
エロ林って
ぼくのこと??
仕方ない…私が
宗方君の腹診をしよう
ムシ
しないで….
では宗方君
診療台へ
はい
手足を伸ばして
リラックスして
はーい
まずは自分の手が
冷たくないか確認
冷たい手でいきなり触ると
患者さんを不快にさせるだけ
ではなく、変にこわばって
正確な診療の妨げになる

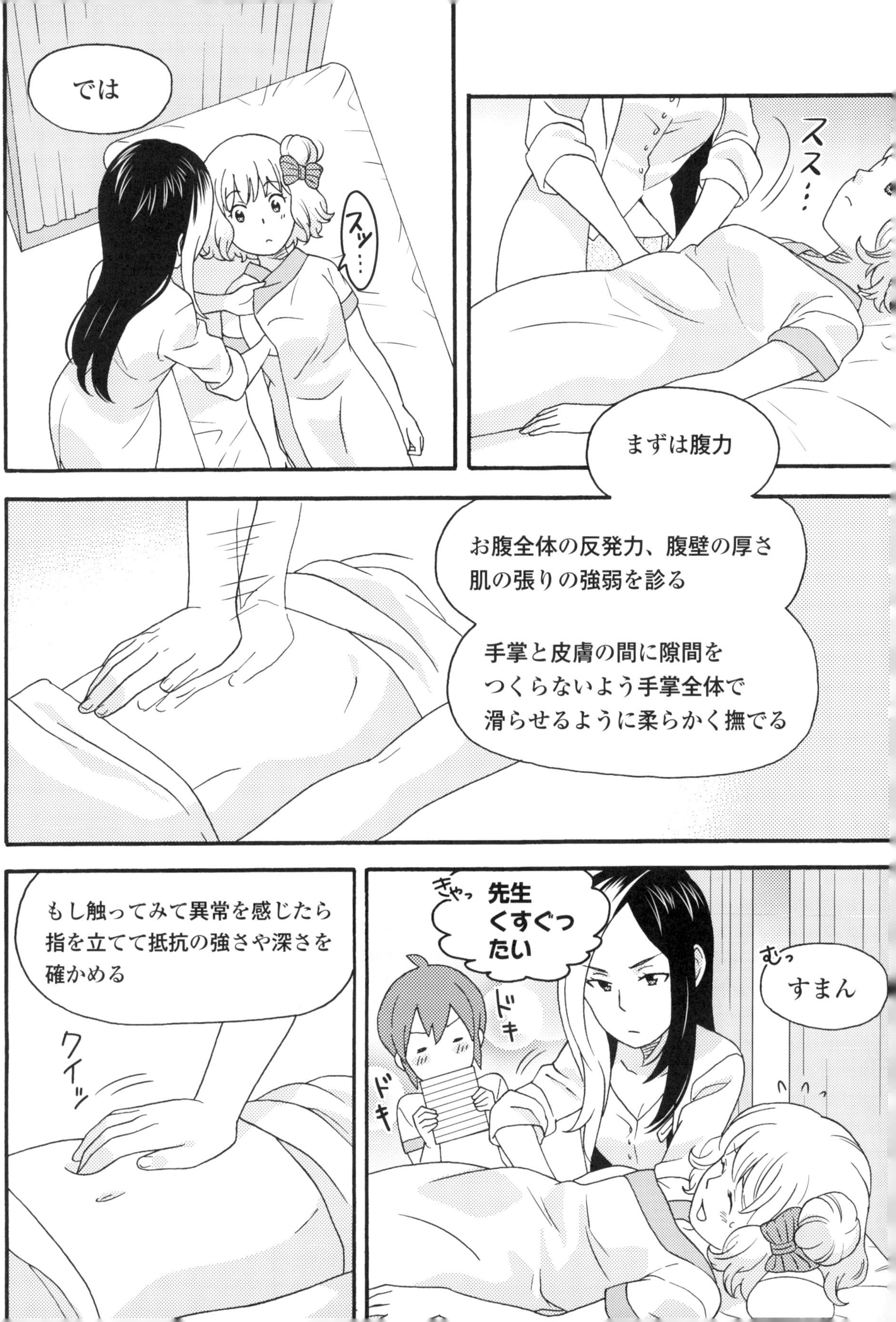
では
スッ…
スス…
まずは腹力
お腹全体の反発力、腹壁の厚さ
肌の張りの強弱を診る
手掌と皮膚の間に隙間を
つくらないよう手掌全体で
滑らせるように柔らかく撫でる
もし触ってみて異常を感じたら
指を立てて抵抗の強さや深さを
確かめる
クイッ
きゃっ
先生
くすぐったい
ドキ
ドキ
むっ
すまん

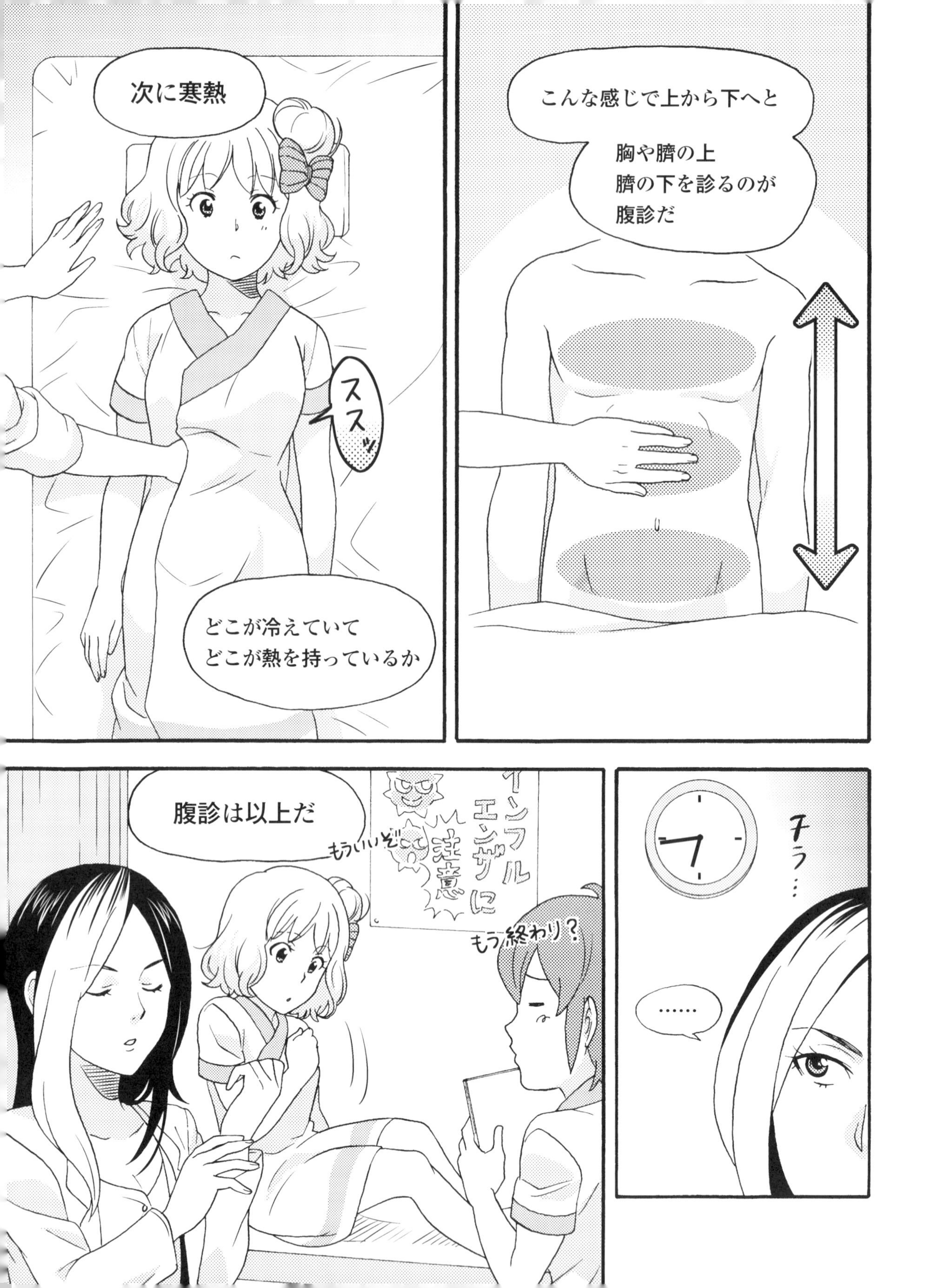
次に寒熱
ススッ
どこが冷えていて
どこが熱を持っているか
こんな感じで上から下へと
胸や臍の上
臍の下を診るのが
腹診だ
腹診は以上だ
もういいぞ
インフルエンザに注意
もう終わり？
チラ…
……

腹診で
みるところ

・腹力……お腹全体の反発力、腹壁の厚さ、肌の張りの強弱
・寒熱……どこが冷えていて、どこが熱をもっているか

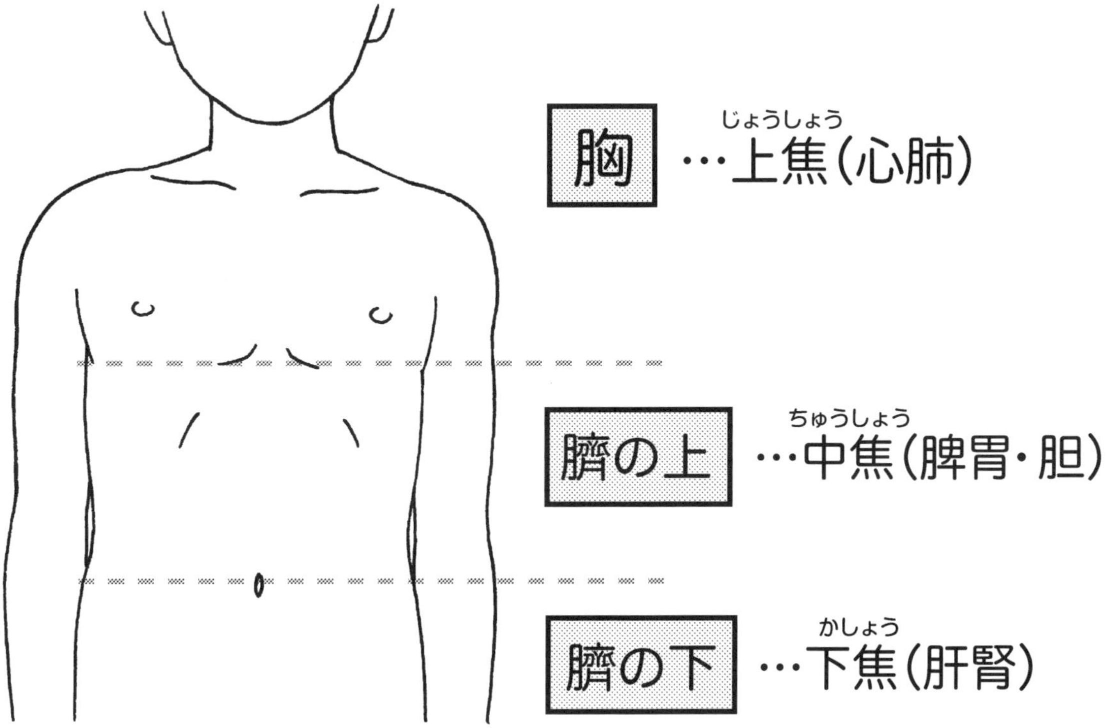
胸 …上焦《じょうしょう》(心肺)
臍の上 …中焦《ちゅうしょう》(脾胃・胆)
臍の下 …下焦《かしょう》(肝腎)

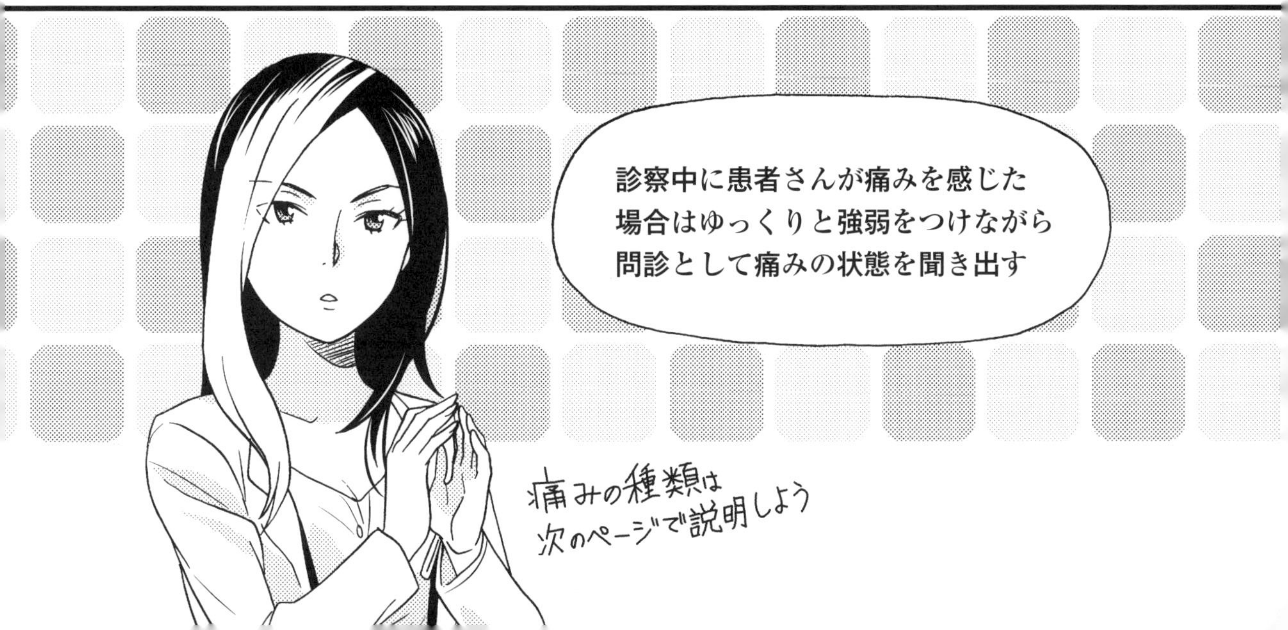
診察中に患者さんが痛みを感じた場合はゆっくりと強弱をつけながら問診として痛みの状態を聞き出す
痛みの種類は次のページで説明しよう

・痛みの種類

按じる※と痛みが増悪する（拒按《きょあん》）→邪実

按じると痛みが軽減する（喜按《きあん》）→正虚

暖めると痛みが軽減する→寒証

冷やすと痛みが軽減する→熱証

遊走性の痛みで腸満感を伴う（瘕《か》）→気滞

固定性の痛みで針で刺されるように痛む癥《ちょう》→瘀血

※手で患部をおさえること。

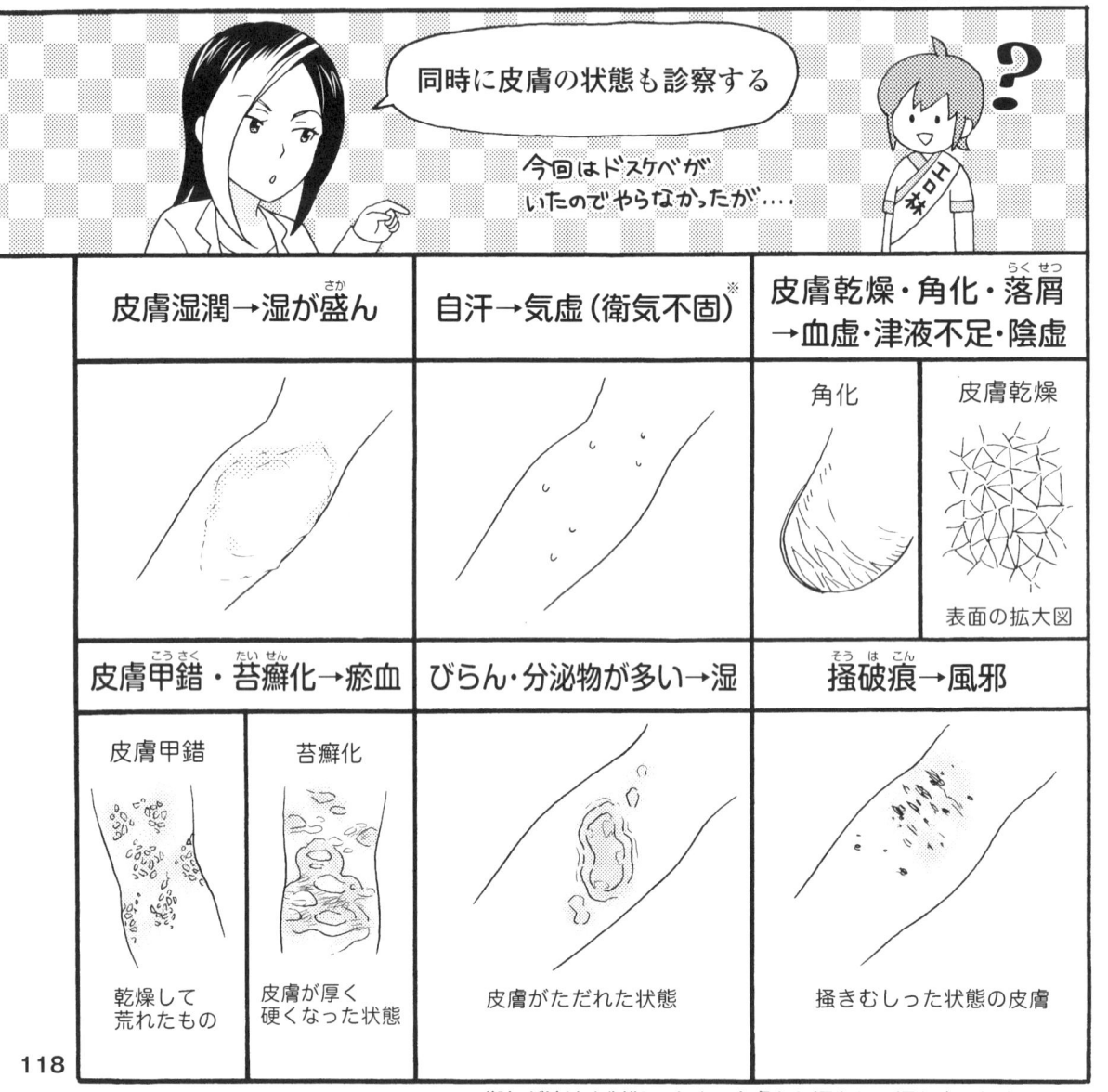

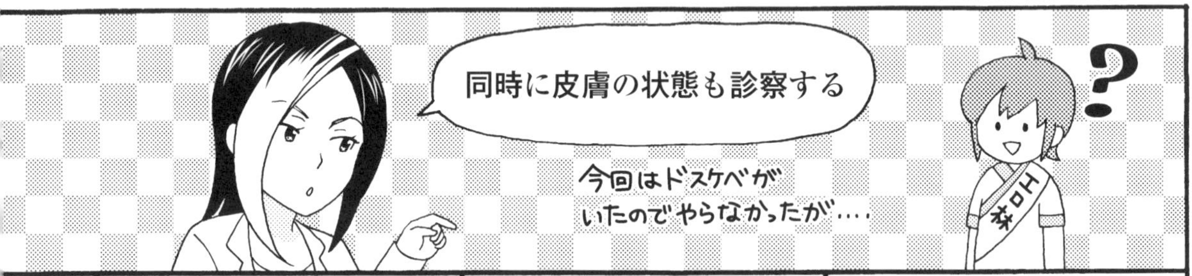

同時に皮膚の状態も診察する
今回はドスケベがいたのでやらなかったが….

皮膚湿潤→湿が盛《さか》ん	自汗→気虚（衛気不固）※	皮膚乾燥・角化・落屑《らくせつ》→血虚・津液不足・陰虚
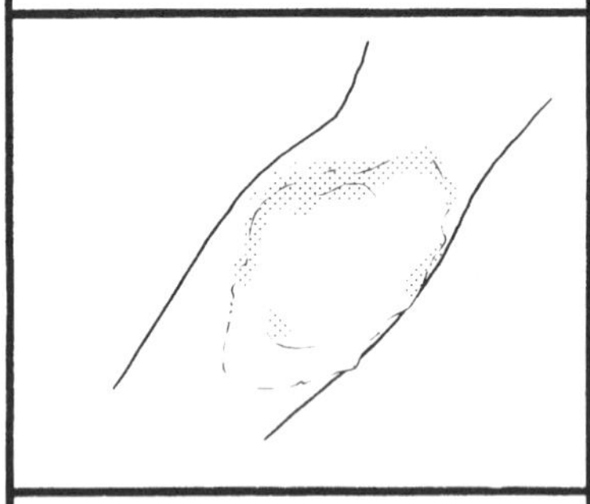	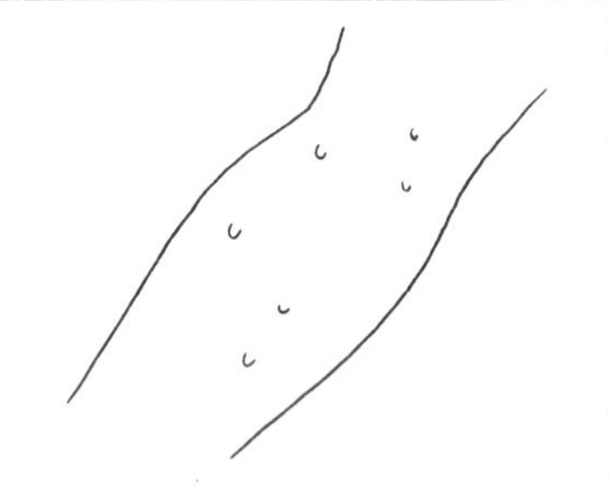	角化 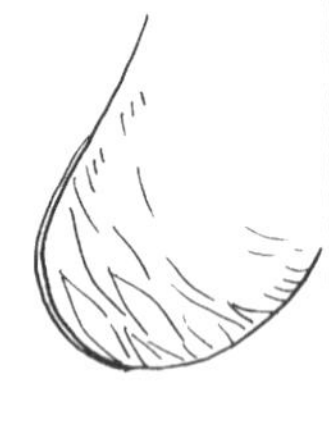 皮膚乾燥 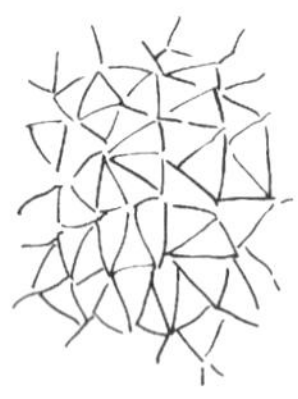 表面の拡大図
皮膚甲錯《こうさく》・苔癬《たいせん》化→瘀血	びらん・分泌物が多い→湿	掻破痕《そうはこん》→風邪
皮膚甲錯 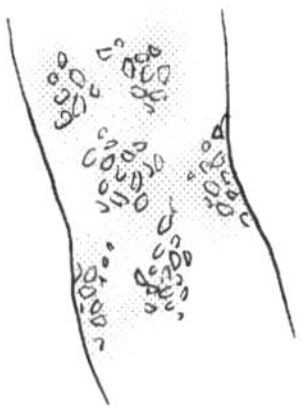 乾燥して荒れたもの 苔癬化 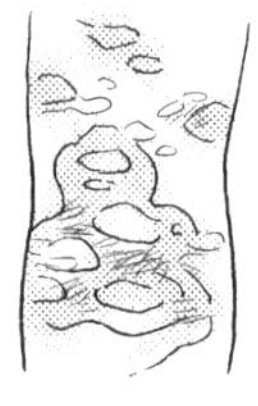 皮膚が厚く硬くなった状態	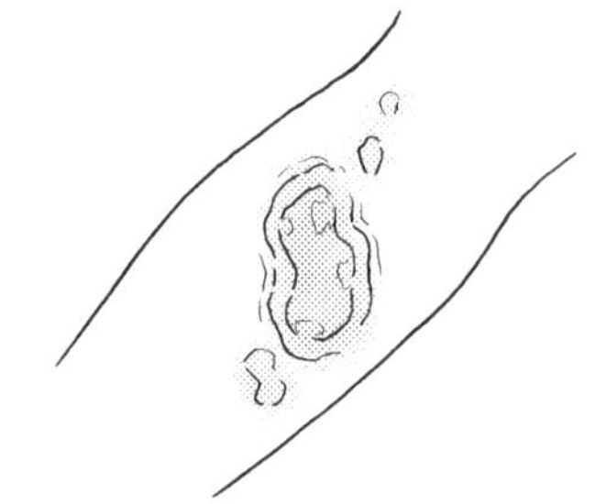 皮膚がただれた状態	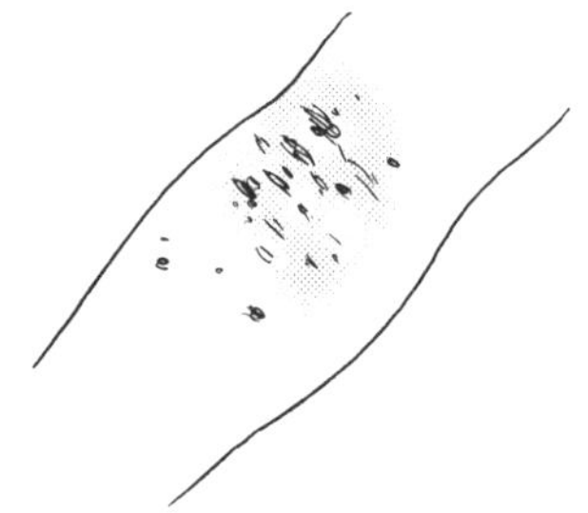 掻きむしった状態の皮膚

※衛気が津液を制御できず、皮膚から汗として漏れ出てしまうこと。

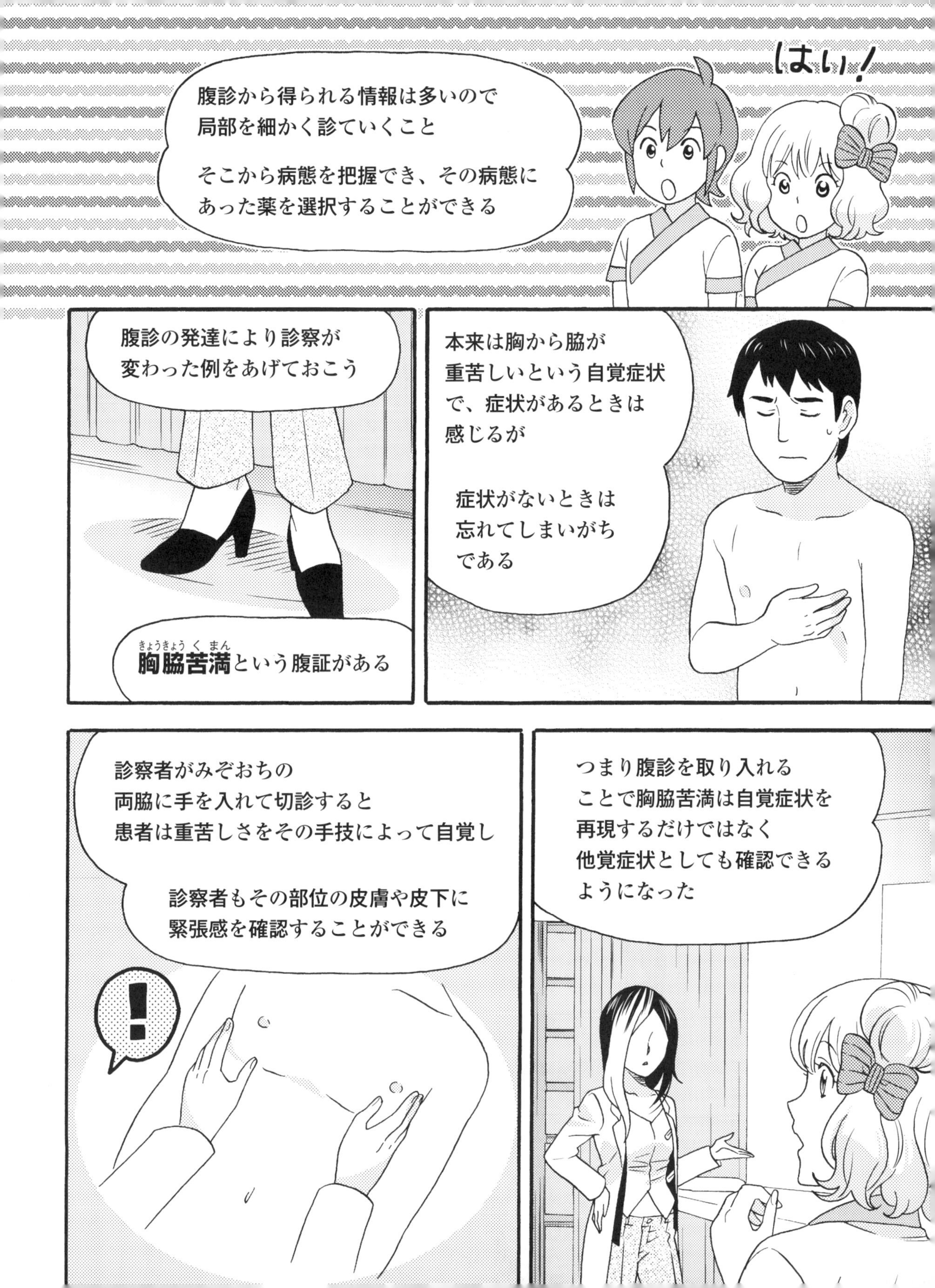
腹診から得られる情報は多いので
局部を細かく診ていくこと
そこから病態を把握でき、その病態にあった薬を選択することができる
はい！
腹診の発達により診察が
変わった例をあげておこう
胸脇《きょうきょう》苦《く》満《まん》という腹証がある
本来は胸から脇が
重苦しいという自覚症状
で、症状があるときは
感じるが
症状がないときは
忘れてしまいがち
である
診察者がみぞおちの
両脇に手を入れて切診すると
患者は重苦しさをその手技によって自覚し
診察者もその部位の皮膚や皮下に
緊張感を確認することができる
!
つまり腹診を取り入れる
ことで胸脇苦満は自覚症状を
再現するだけではなく
他覚症状としても確認できる
ようになった

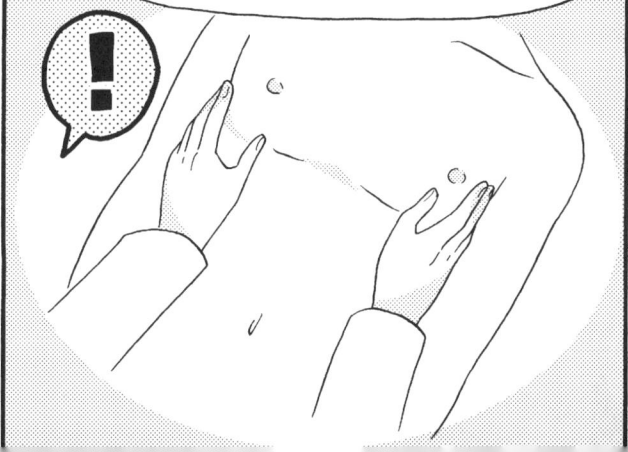

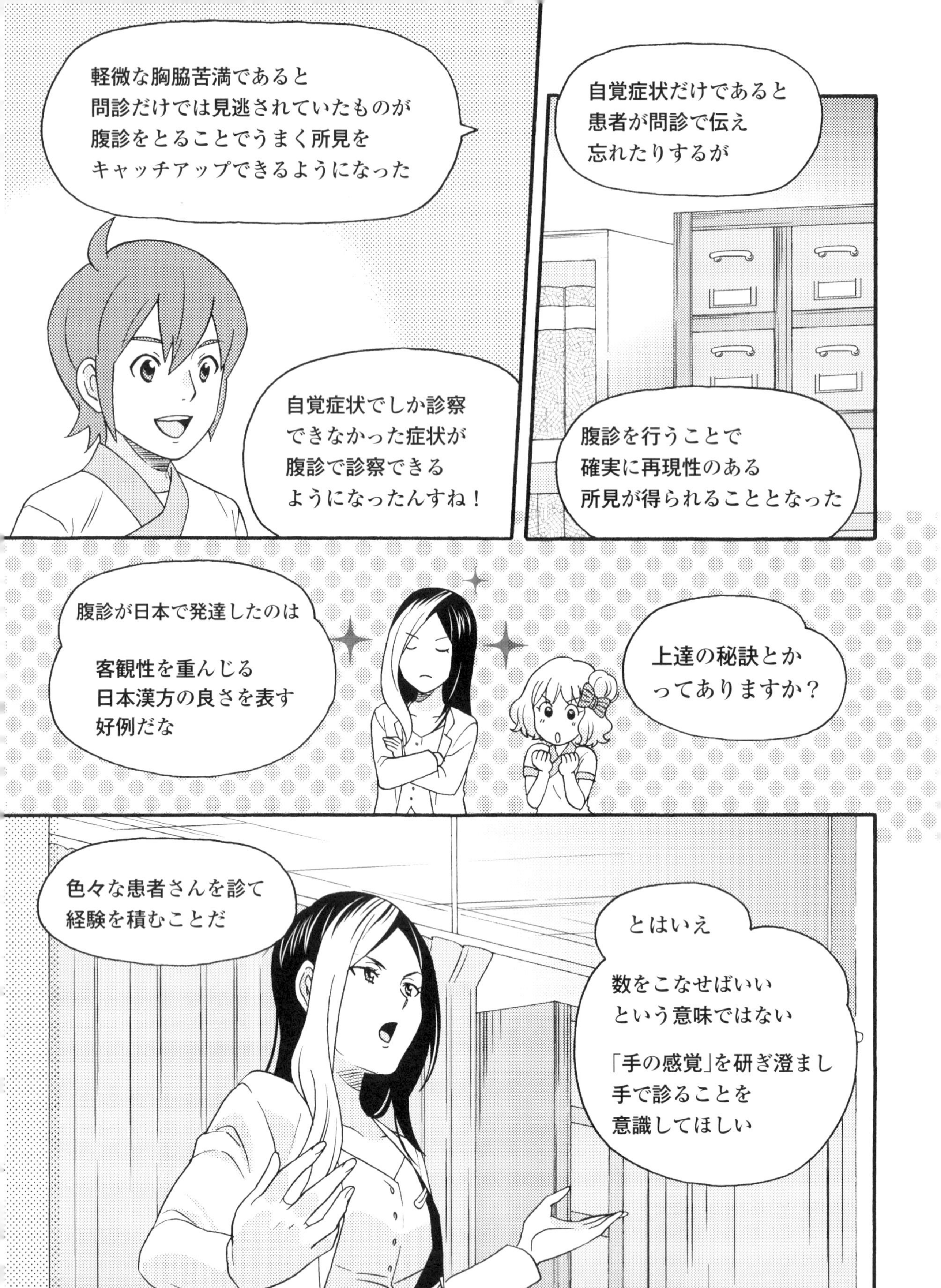
自覚症状だけであると患者が問診で伝え忘れたりするが
腹診を行うことで確実に再現性のある所見が得られることとなった
軽微な胸脇苦満であると問診だけでは見逃されていたものが腹診をとることでうまく所見をキャッチアップできるようになった
自覚症状でしか診察できなかった症状が腹診で診察できるようになったんすね！
腹診が日本で発達したのは
客観性を重んじる日本漢方の良さを表す好例だな
上達の秘訣とかってありますか？
色々な患者さんを診て経験を積むことだ
とはいえ
数をこなせばいいという意味ではない
「手の感覚」を研ぎ澄まし手で診ることを意識してほしい

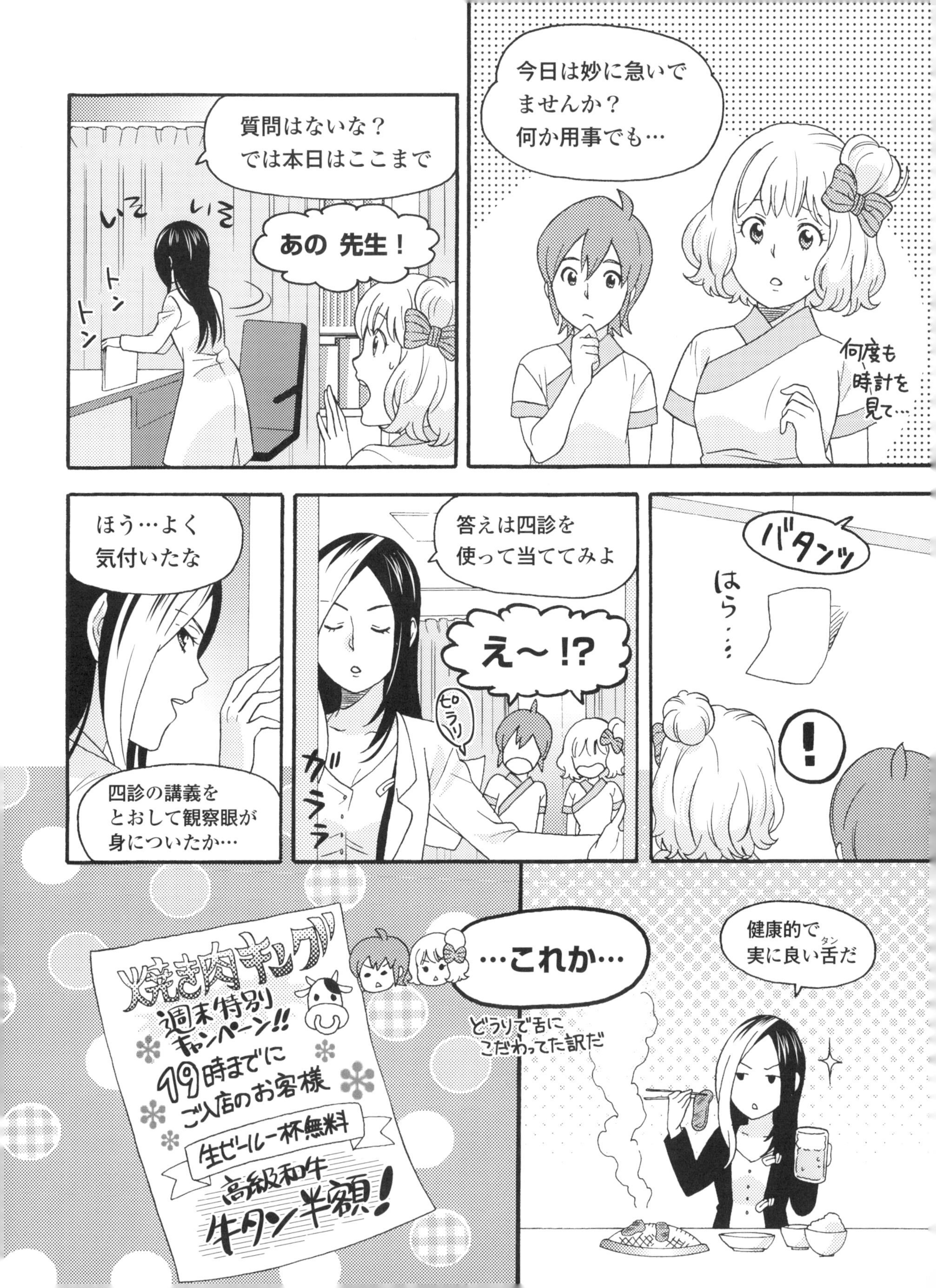
今日は妙に急いでませんか？
何か用事でも…
何度も時計を見て…
質問はないな？
では本日はここまで
いそいそ
トントン
あの 先生！
バタンッ
はら…
！
答えは四診を使って当ててみよ
え～!?
ピラリ
ガラララ
ほう…よく気付いたな
四診の講義をとおして観察眼が身についたか…
焼き肉キング
週末特別キャンペーン!!
19時までにご入店のお客様
生ビール一杯無料
高級和牛
牛タン半額！
…これか…
どうりで舌にこだわってた訳だ
健康的で実に良い舌《タン》だ

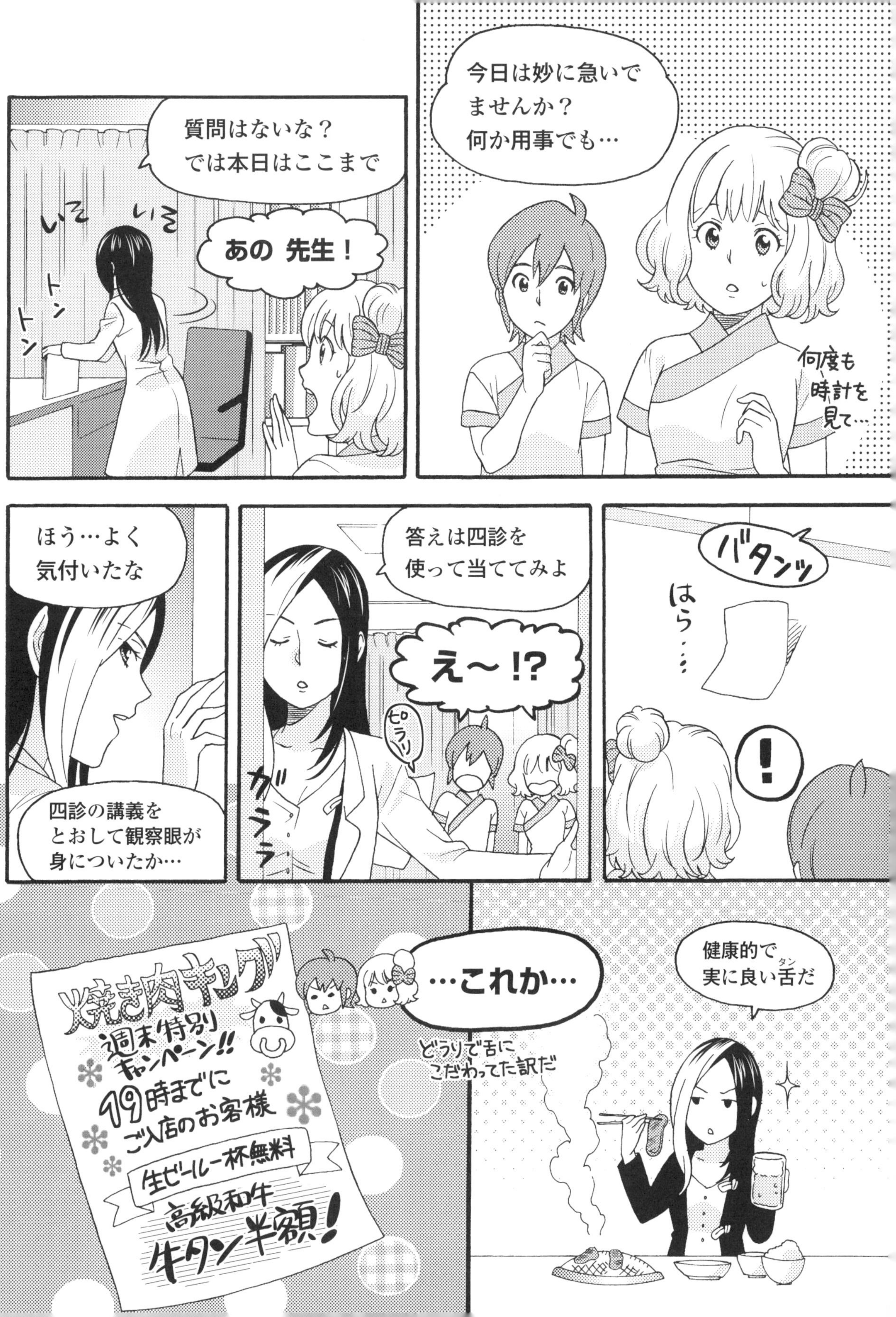

四診とは？

病気を治すためには、情報の収集が不可欠です。特に漢方の場合は、疾患の鑑別をすれば治療ができるわけではなくて、証という病態生理をしっかりとまとめあげなければなりません。情報をしっかりと得るための診察方法を四診といいます。

四診は、**望・聞・問・切**の４つをいいます。望診というのは視診、つまり見ることで情報を得ることです。聞診というのは､声音とか声の大きさとか体臭とか口臭から情報を得ることです。問診は、患者さんから話を聞いて情報を得ることで、切診では患者さんの体に触れることで情報を得ます。脈診や腹診は切診に含まれます。

これらの四診の情報をあわせて、不必要と思われる情報はカットして、情報をまとめあげて証をたてます。この四診をまとめあげる作業を**四診合参**といいます。四診で得られる情報はみな大事ですが、名医になるほど望診の占める割合が高くなり、見ただけでも多くの情報がわかるようになります。

望診

望診で患者さんを見て、どんな状況なのだろう？　と大きくとらえることは、とても重要です。ファーストインプレッションで得られる情報というのは、実は極めて情報量が多く、とても大きな意味があることなのです。**大きくとらえて小さいところへ目を移す**というのは漢方の基本姿勢です。だから、まずしっかりと患者さんの全体を診るというのが必要です。

また、細部から得られる限定された情報も重要です。情報量が限定されることで、その情報は分析しやすくなるのです。このため小さな箇所に情報が集約している舌診を勉強するのはとても有効です。

舌は、血管が集まったかたまりで、**舌の基底細胞から糸状細胞までは一週間で育つ**極めてターンオーバーの早い器官です。このため舌を観察すると、比較的短い期間のその人の病態変化をとらえることができます。例えば、温病（熱性感染症）の初期では、舌の先だけが紅くなり舌苔も正常（薄苔）なのが、体の内部に邪が進入した極期になると舌全体が鮮紅色となり舌苔も黄色く厚くなります。そして末期になると熱によって津液が消耗するので、潤いがなく乾いた舌で、舌の溝が目立ち、舌の色もやや暗紅となります。このように舌を診ることで、病期や病態という証を判断する上で大事な情報を得ることができるのです。

また舌は、脈のように分単位で変化するものではありませんので、ゆっくりと観察できて、写真に残せて、後日比較検討もできます。そのため舌診はとても客観的な診察情報といえます。

聞診

声の調子や臭いなど、目を閉じても感じとれる情報を聞診で得ます。このため**臭いも聞診に入ります**。気（エネルギー）が不足するといかにも弱々しく、小さな声となります。一方、疲れているといっても、大きな声で延々と不満をのべているときは気滞を疑います。

臭いの情報は、寒熱の判断に使用できます。寒証では、新陳代謝が落ちているので、基本的には臭いはあまりしません。一方、熱証では、熱によって新陳代謝が進み、食べ物の消化も腐食が進みます。細菌やウイルスの活動も活発になるので、化膿したり産生物質も作られます。このため、熱証は臭うことが多いです。寒か熱か迷うときに、分泌物の臭いが決め手になることがしばしばあります。

問診

問診は、2 章で学んだ五臓、3 章で学んだ気・血・津液などの知識を頭にしっかりと入れて、患者さんのお話がどの病位・病態に当てはまるのかを探っていきます。五臓のどこが悪いのか、気・血・津液のいずれのめぐりが悪いのか、緊張すると手足が冷えたり、イライラしたりするなら肝の疏泄がうまくできていないなどと、問診と証を結びつけていくのです。この本ではあまり触れていませんが、病因もとても大事です。寒いところで無理をしたのであれば、寒邪（体の外から寒涼の性質がある病因）が病因の可能性が高いし、梅雨でじめじめしたときに発症して、体が重だるい感じがあれば、湿邪が病因と考えられます。

問診を取るとき、患者さんに自由に話していただくだけでは、治療に必要な内容が必ずしも得られないことがあります。このため、ある程度証が絞られてきたら、あるはずだと思われる症状を「**〜という症状はありますか？**」（close ended question）と聞いていくと良いでしょう。このようにして五臓や気・血・津液の異常を予想した問いかけで、さらに証を絞りこんでいきます。

切診

　脈診は、病位、病態を診るのにとても役立ちます。本章で出てきた**脈の状態（脈状）**を診ることで、体の病態を推測できます。

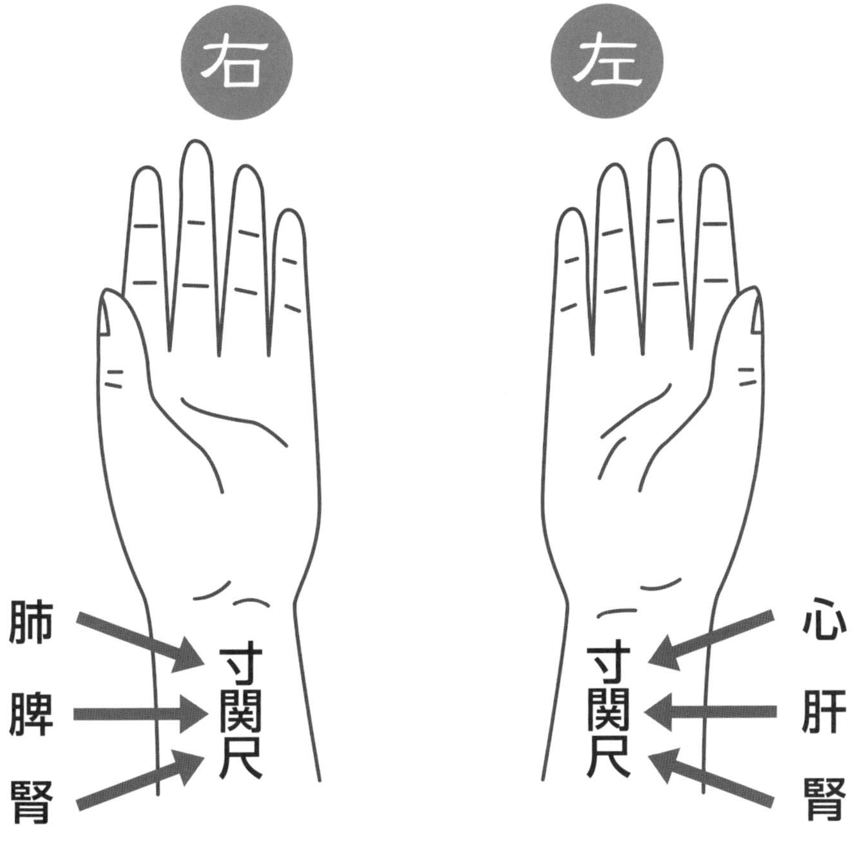

　また脈診で病位を判断するには、**寸・関・尺**という脈診をとる位置を覚えなければなりません。橈骨動脈で脈をとりますが、まず橈骨茎状突起に中指をあてて、それより末梢側に人さし指、それより中枢側に薬指をあてます。**人さし指の情報が寸、中指が関、薬指が尺**となります。右腕の脈と左腕の脈にも違いがあり、**右の寸・関・尺はそれぞれ肺・脾・腎を表し、左の寸・関・尺は心・肝・腎を表します**。例えば、心血不足による不眠のときは、左の寸脈は沈み込み細く弱くなります。他の部位と異なり明らかな違いが現れるのです。とても不思議ですが、こうした違いを見分けられると診断に有用な方法となります。また、肝鬱でイライラしているときは、左の関脈が弦となります。もうこの脈をみるだけで、「あー、ストレスが多いな」とわかります。このように、寸・関・尺で病位を分析し、脈状で病態を分析します。

腹診からも色んな情報を得られます。日本漢方で確立した手法なので、日本人の病態を把握するのにはとても有効な方法です。例えばストレスで肝鬱があるとき、胸脇苦満（胸から脇にかけて重苦しく張っている）を感じるのですが、中国人と比べて日本人は自覚症状として胸脇苦満をあまり感じません。しかし腹診して脇をかるく抑えると、胸脇苦満を感じやすくなります。腹診することで、自覚できない胸脇苦満を操作を加えて引き出すことができるのです。また肌に触れることから、寒熱、燥湿といった病態もとても得られやすくなります。女性の瘀血は下腹部に起こることが多いのですが、腹診することで明確に所見を得られます。

四診合参

このようにして得られた情報を整理して、体に何が起こっているかを証にまとめあげていきます。虚実・寒熱・表裏、五臓、気、血、津液にどういう問題があるかをまとめたら、それを証として書き出してください。最初からきれいな単語に置き換える必要はありません。これは急性期で表に病位があって、寒によって起こっている証だと、カルテに記載していくわけです。そうすれば、急性期の表に作用する暖める薬を選べばよいのだとわかるわけです。さらに細かな使い分けも必要ですが、臨床経験を積んでいけば必ず身に付いていきます。

第5章

漢方薬の治療

● 漢方薬の治療の定石

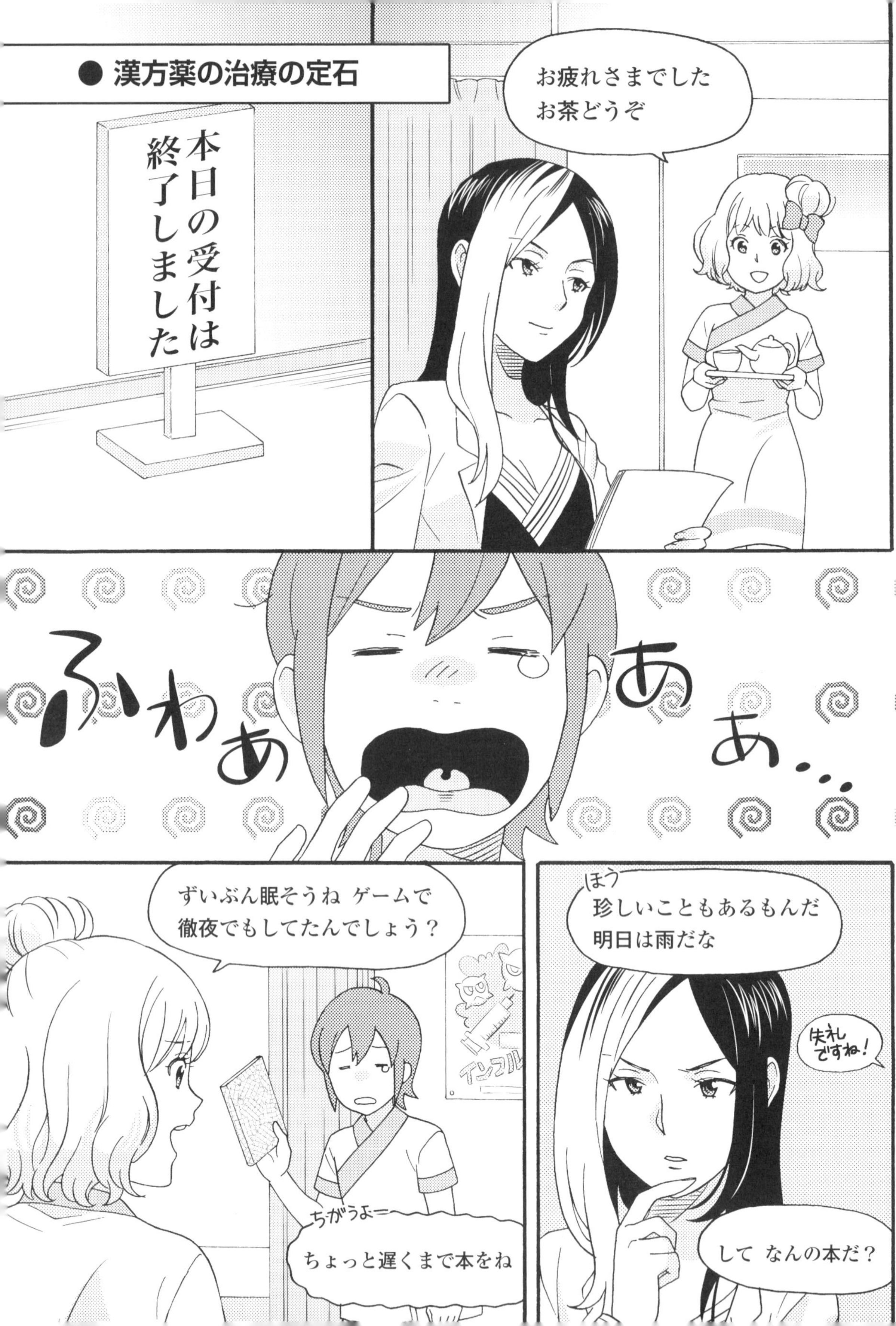

お疲れさまでした
お茶どうぞ
本日の受付は終了しました
ふわあああ…
ずいぶん眠そうね ゲームで
徹夜でもしてたんでしょう？
ちがうよ〜
ちょっと遅くまで本をね
インフル
ほう
珍しいこともあるもんだ
明日は雨だな
失礼ですね！
して なんの本だ？

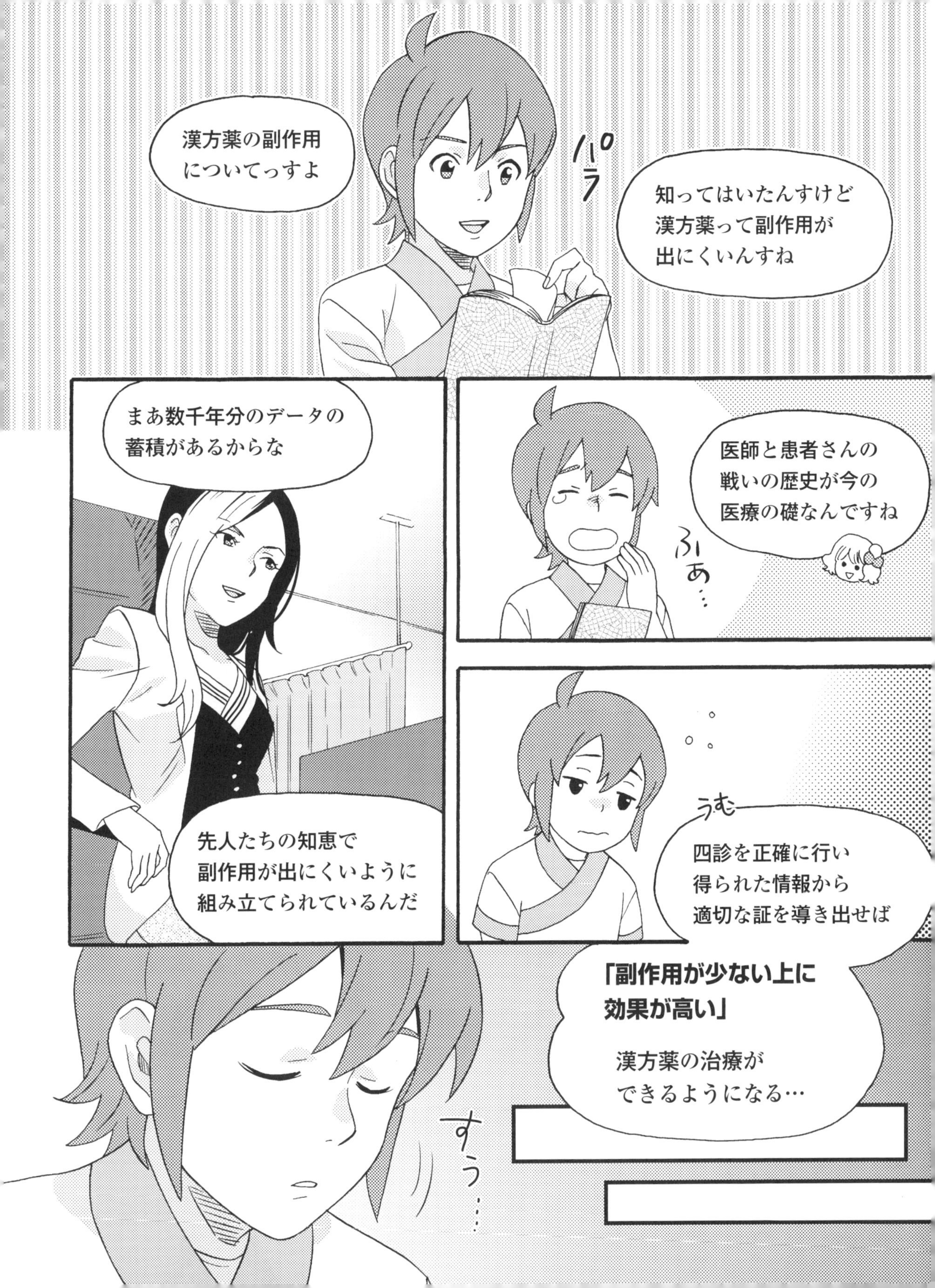
漢方薬の副作用
についてっすよ
パラ
知ってはいたんすけど
漢方薬って副作用が
出にくいんすね
まあ数千年分のデータの
蓄積があるからな
先人たちの知恵で
副作用が出にくいように
組み立てられているんだ
医師と患者さんの
戦いの歴史が今の
医療の礎なんですね
ふあ…
うむ
四診を正確に行い
得られた情報から
適切な証を導き出せば
「副作用が少ない上に
効果が高い」
漢方薬の治療が
できるようになる…
すう…

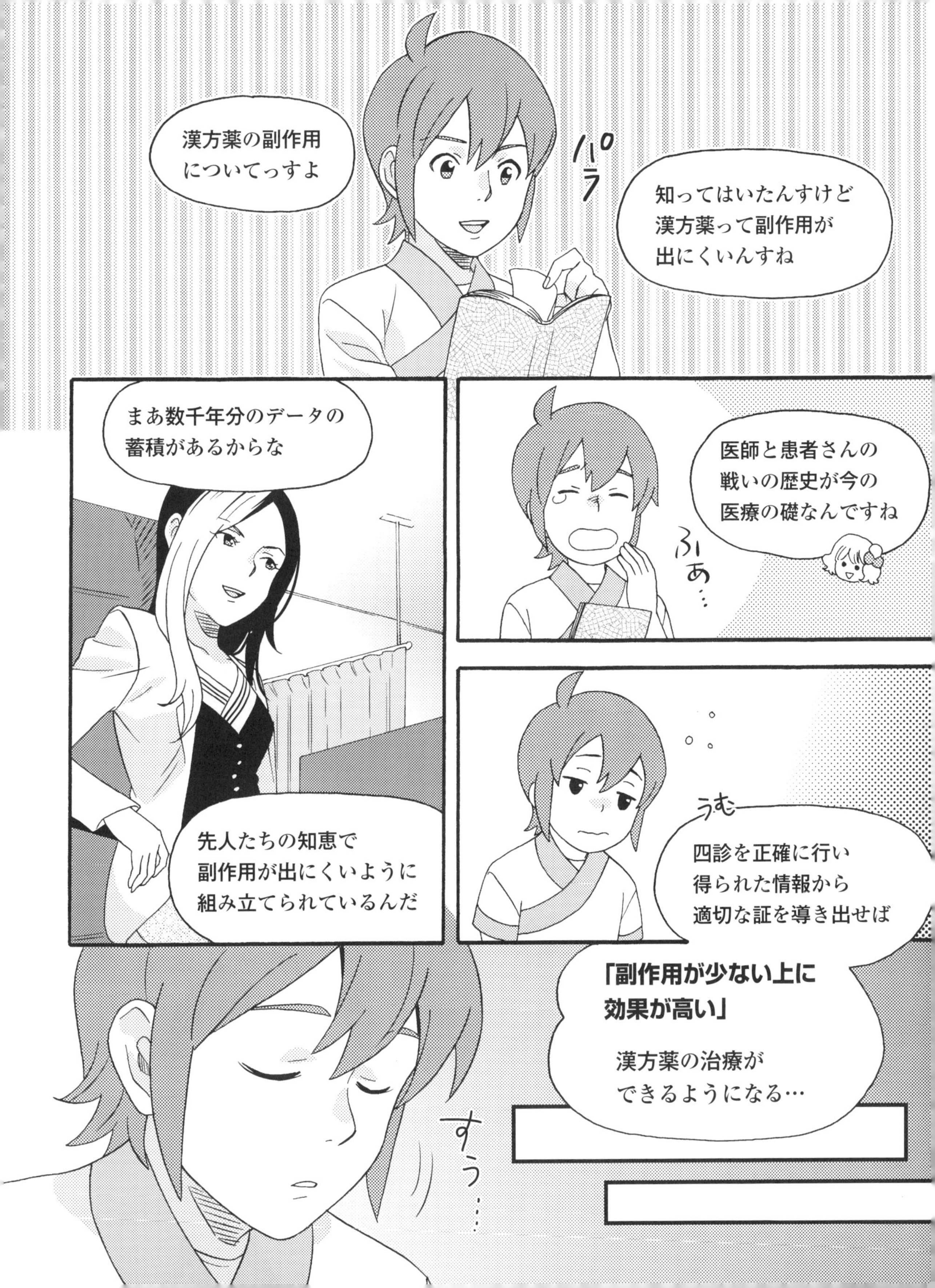

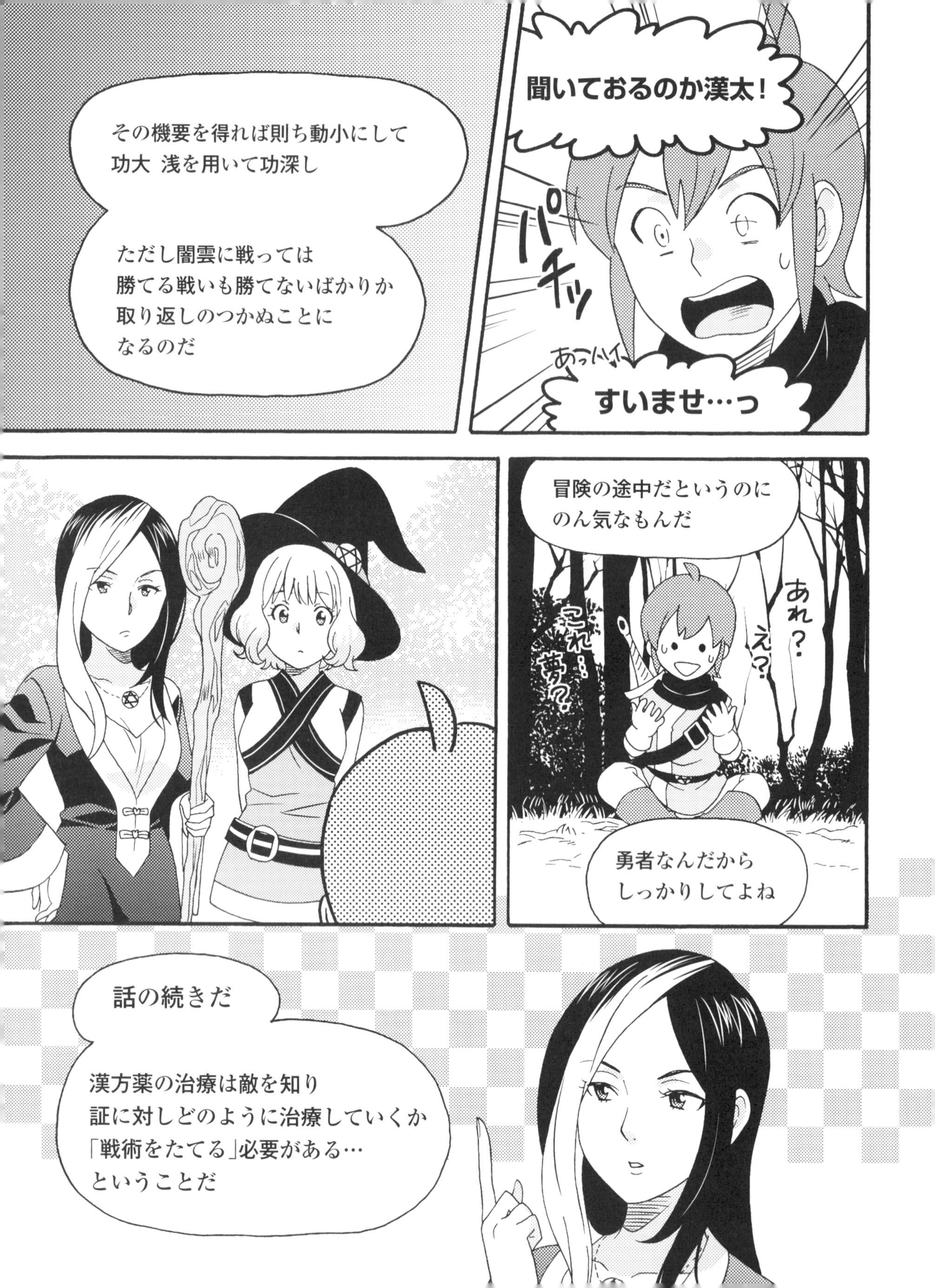
聞いておるのか漢太！
パチッ
あっハイ
すいませ…っ
その機要を得れば則ち動小にして
功大 浅を用いて功深し
ただし闇雲に戦っては
勝てる戦いも勝てないばかりか
取り返しのつかぬことに
なるのだ
冒険の途中だというのに
のん気なもんだ
あれ？
え？？
これ…夢？？
勇者なんだから
しっかりしてよね
話の続きだ
漢方薬の治療は敵を知り
証に対しどのように治療していくか
「戦術をたてる」必要がある…
ということだ

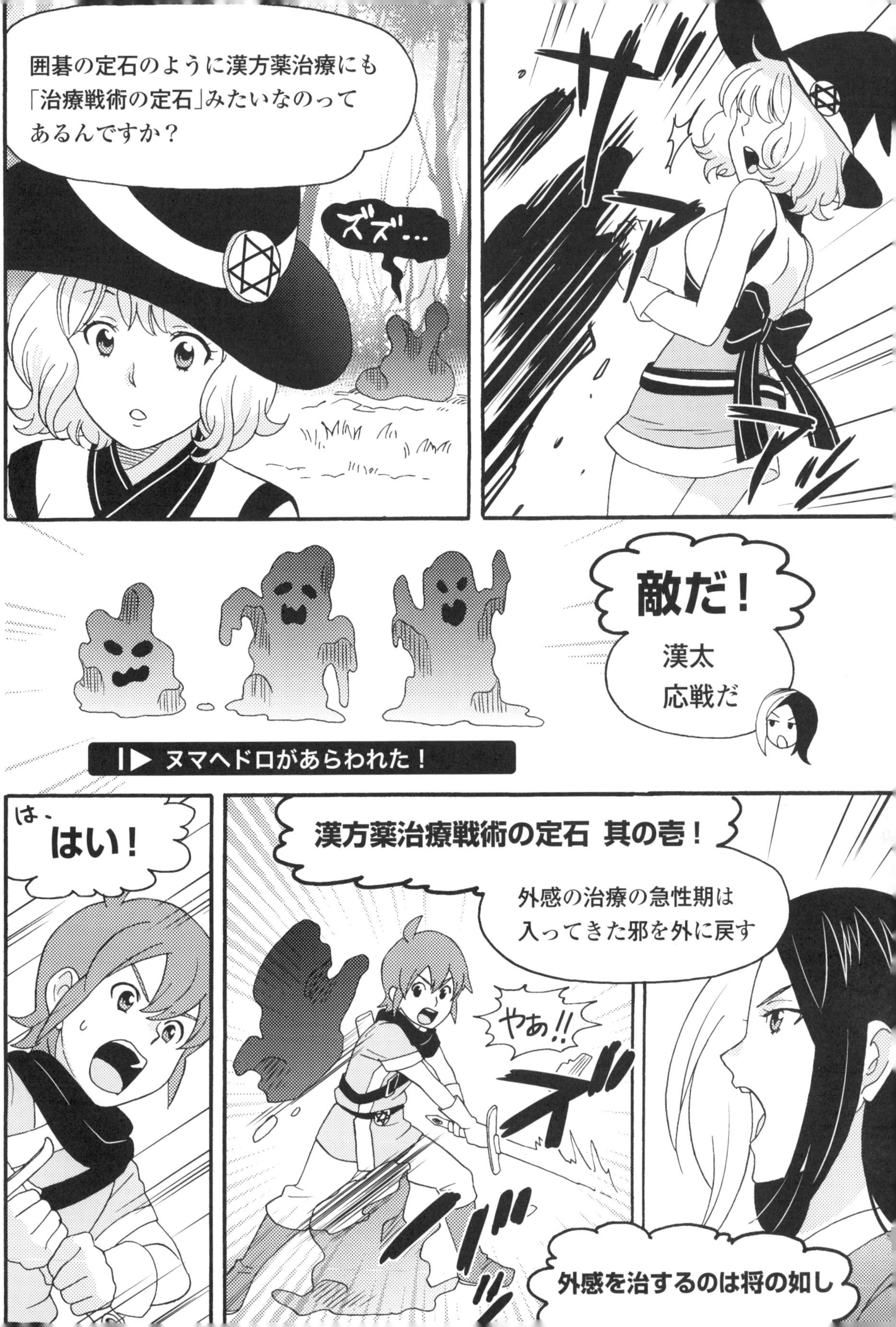

囲碁の定石のように漢方薬治療にも「治療戦術の定石」みたいなのってあるんですか？
ズズ…
敵だ！
漢太 応戦だ
ヌマヘドロがあらわれた！
は、はい！
漢方薬治療戦術の定石 其の壱！
外感の治療の急性期は入ってきた邪を外に戻す
やぁ!!
外感を治するのは将の如し

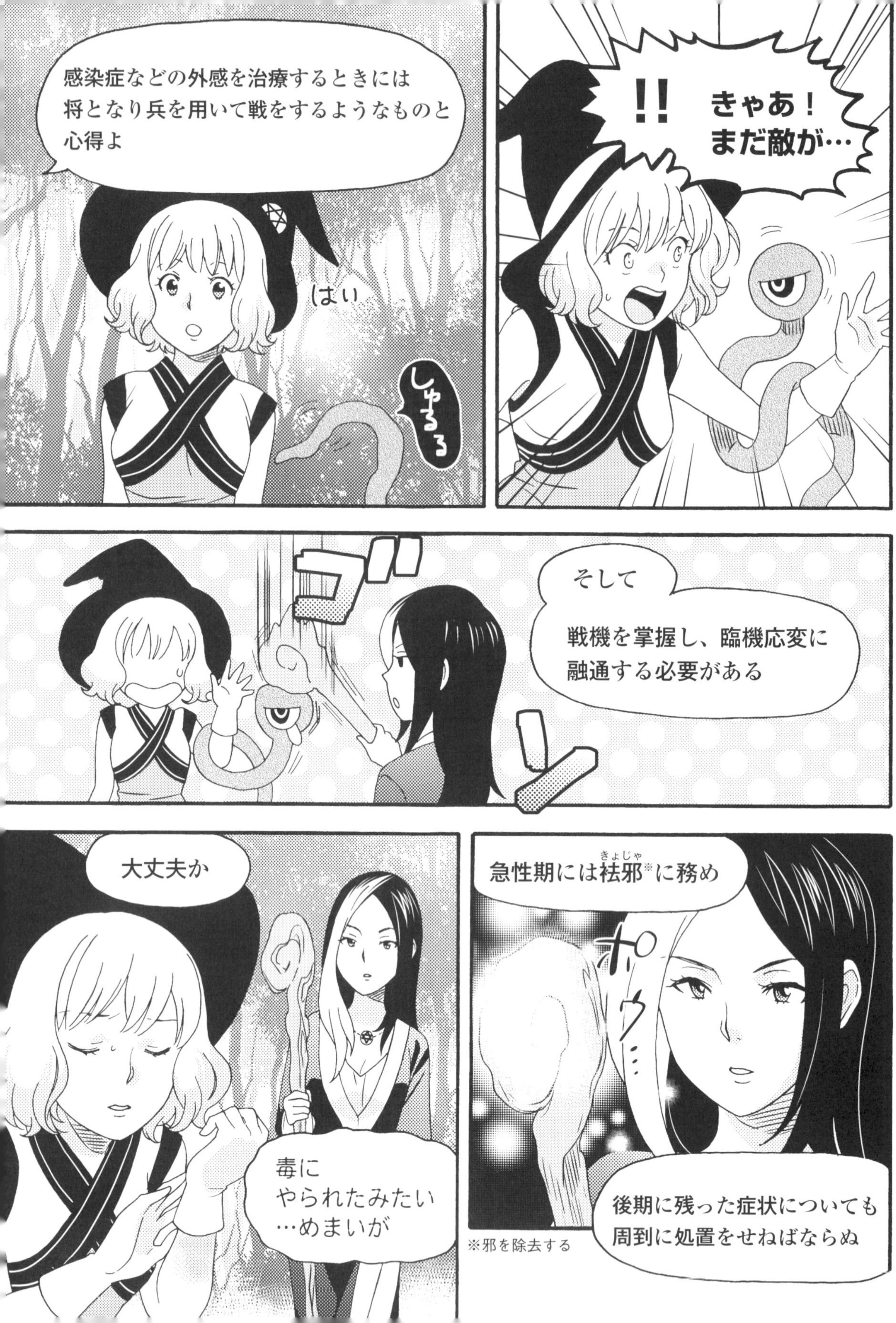

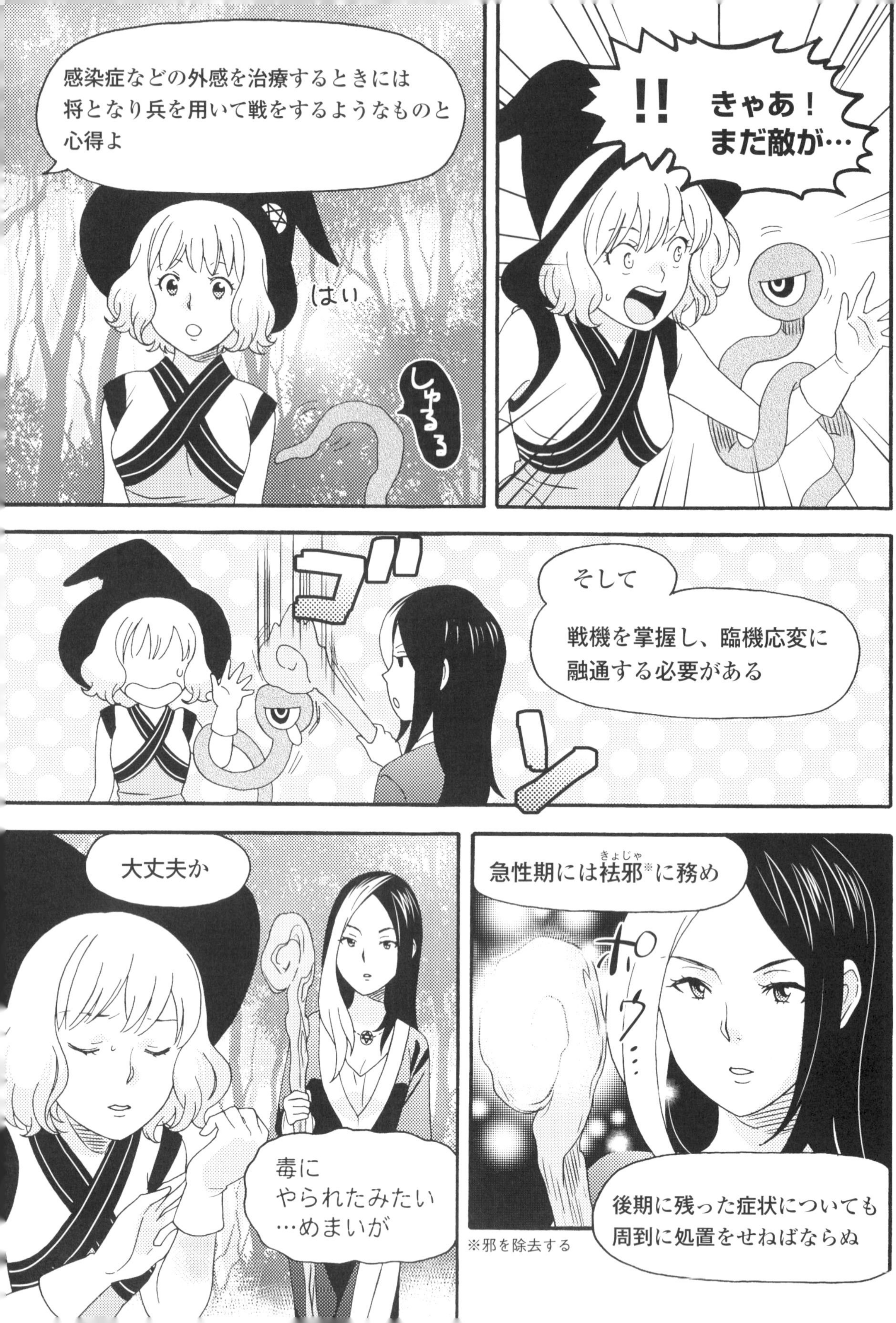

感染症などの外感を治療するときには
将となり兵を用いて戦をするようなものと
心得よ
はい
しゅるる
!!
きゃあ！
まだ敵が…
ゴ
ン
そして
戦機を掌握し、臨機応変に
融通する必要がある
大丈夫か
毒に
やられたみたい
…めまいが
急性期には祛邪《きょじゃ》※に務め
ポウ…
後期に残った症状についても
周到に処置をせねばならぬ

※邪を除去する

● 和法

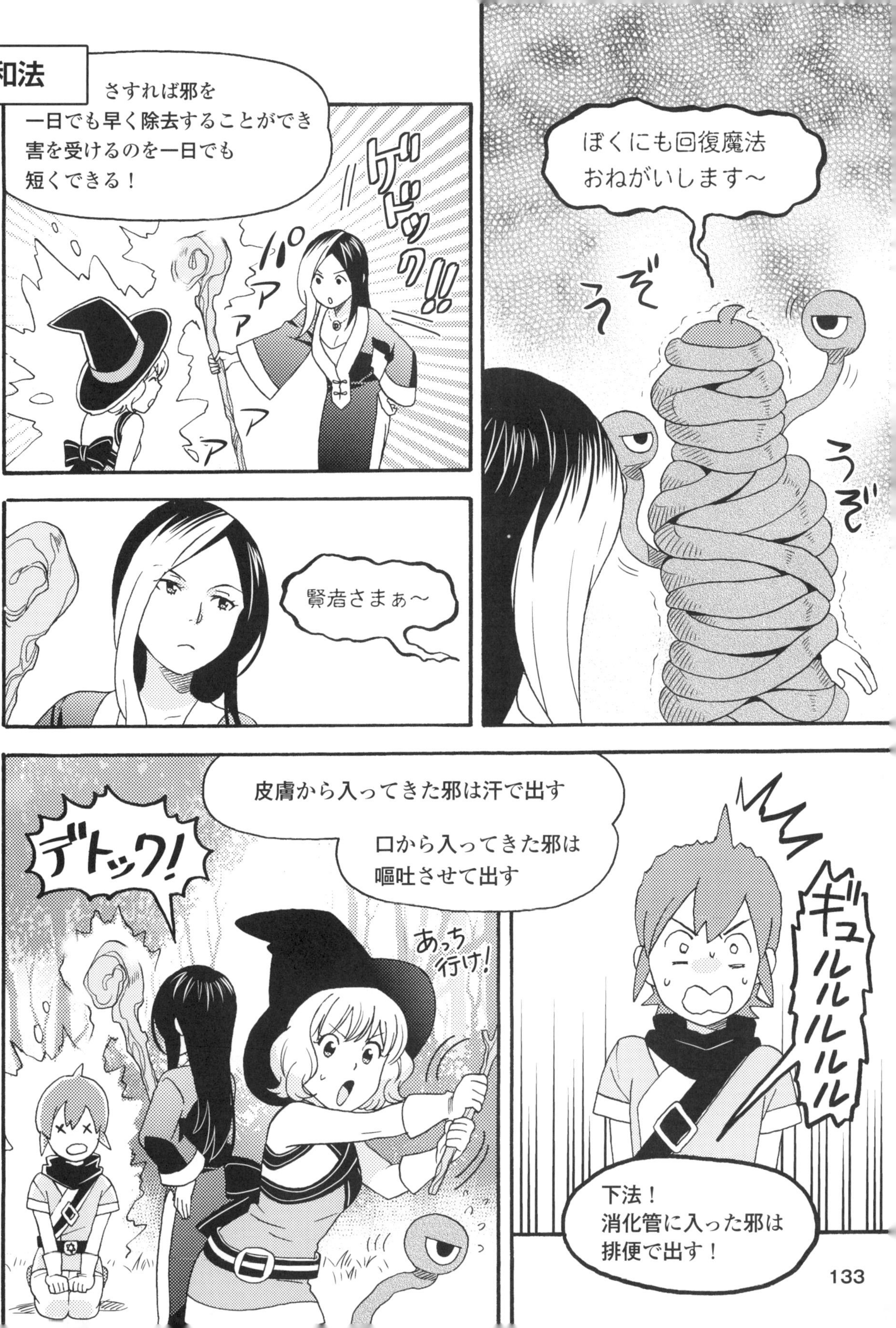

さすれば邪を
一日でも早く除去することができ
害を受けるのを一日でも
短くできる！
ゲドック!!
パアアアアア
賢者さまぁ〜
ぼくにも回復魔法
おねがいします〜
うぞ
うぞ
皮膚から入ってきた邪は汗で出す
口から入ってきた邪は
嘔吐させて出す
デトック!
あっち
行け!
ギュルルルルルル
下法！
消化管に入った邪は
排便で出す！

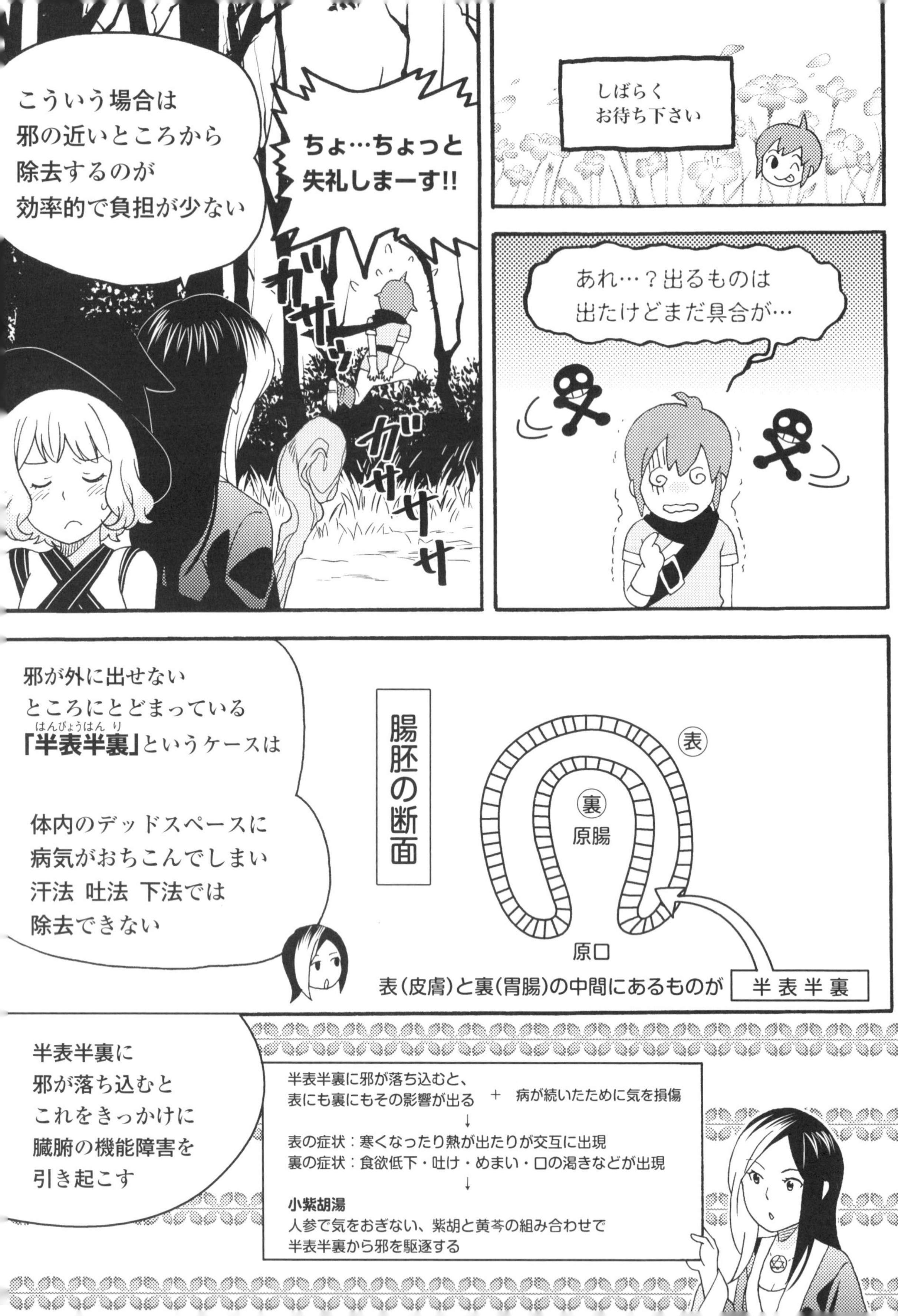

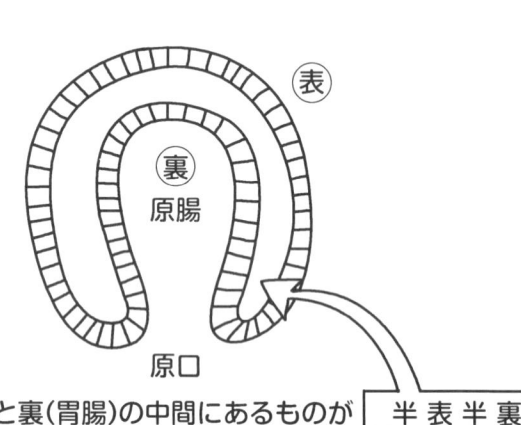

こういう場合は邪の近いところから除去するのが効率的で負担が少ない
ちょ…ちょっと失礼しまーす!!
ガサッ
ガサササ
しばらくお待ち下さい
あれ…？出るものは出たけどまだ具合が…
邪が外に出せないところにとどまっている「半表半裏《はんぴょうはんり》」というケースは
体内のデッドスペースに病気がおちこんでしまい汗法 吐法 下法では除去できない
腸胚の断面
表
裏
原腸
原口
表(皮膚)と裏(胃腸)の中間にあるものが
半表半裏
半表半裏に邪が落ち込むとこれをきっかけに臓腑の機能障害を引き起こす
半表半裏に邪が落ち込むと、表にも裏にもその影響が出る ＋ 病が続いたために気を損傷
↓
表の症状：寒くなったり熱が出たりが交互に出現
裏の症状：食欲低下・吐け・めまい・口の渇きなどが出現
↓
小紫胡湯
人参で気をおぎない、紫胡と黄芩の組み合わせで半表半裏から邪を駆逐する

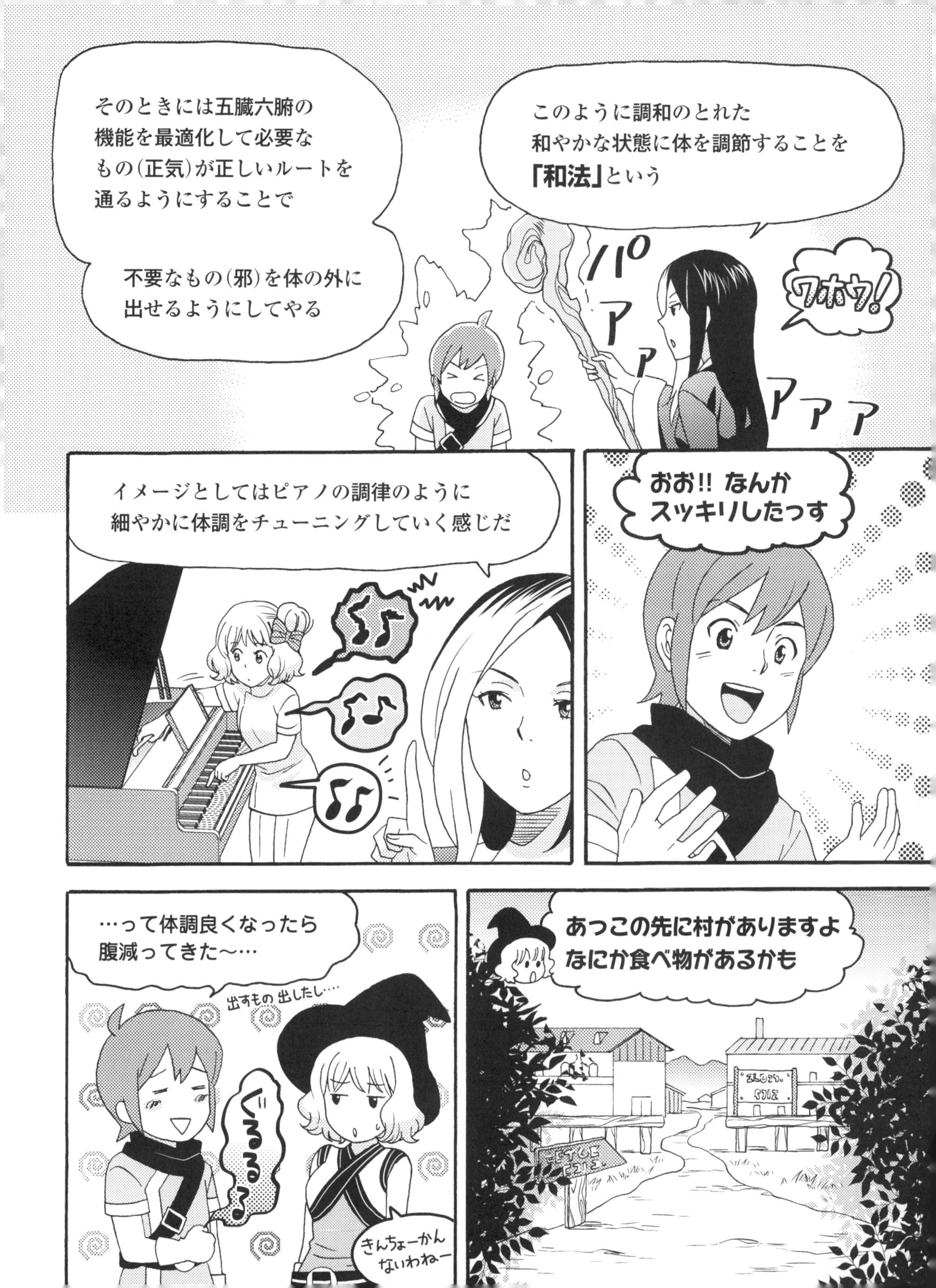
そのときには五臓六腑の
機能を最適化して必要な
もの（正気）が正しいルートを
通るようにすることで
不要なもの（邪）を体の外に
出せるようにしてやる
このように調和のとれた
和やかな状態に体を調節することを
「和法」という
パァァァ
アァァ
ワホウ!
イメージとしてはピアノの調律のように
細やかに体調をチューニングしていく感じだ
おお!! なんか
スッキリしたっす
…って体調良くなったら
腹減ってきた～…
出すもの 出したし…
ぐるるる
きんちょーかん
ないわねー
あっこの先に村がありますよ
なにか食べ物があるかも

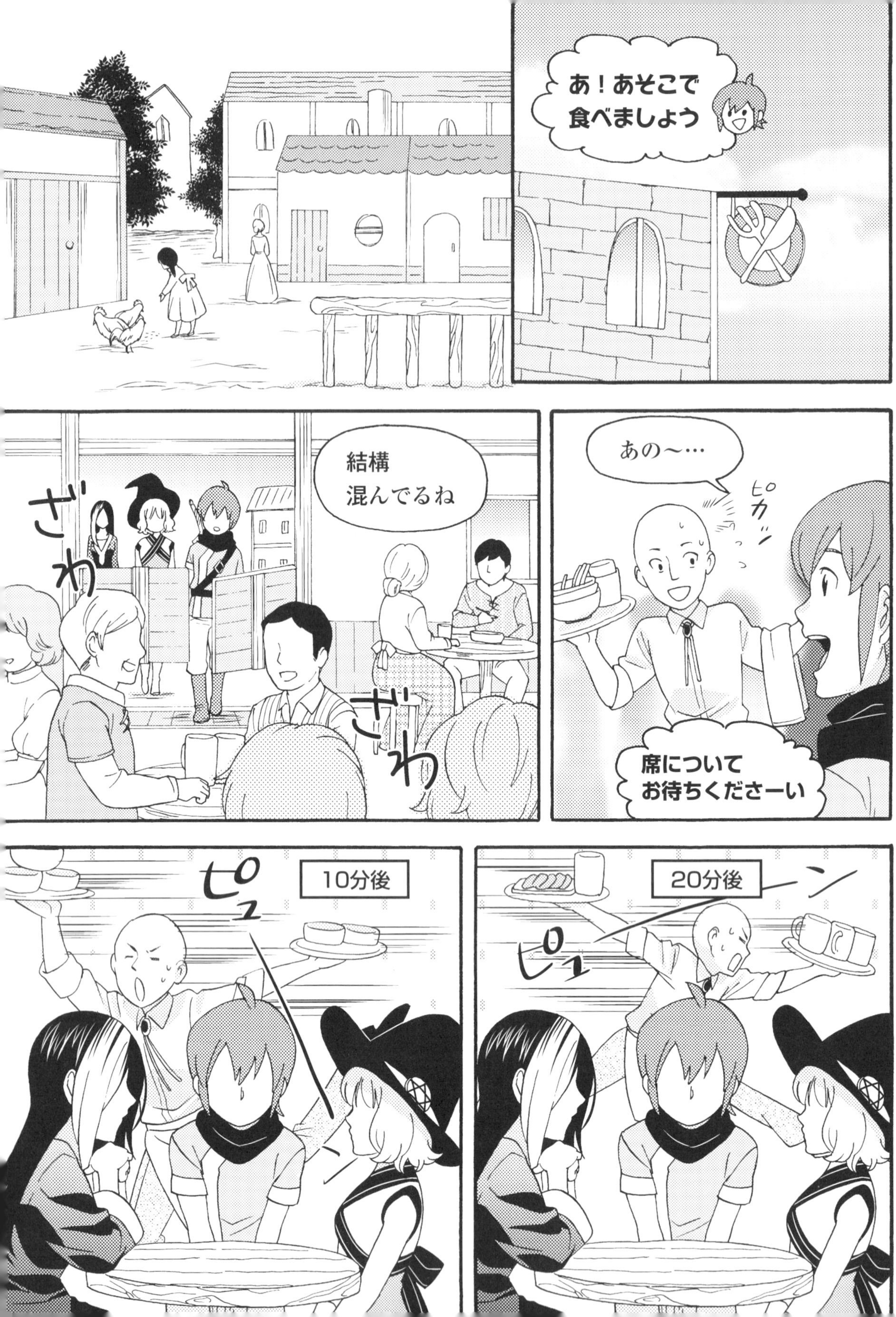
あ！あそこで
食べましょう
あの〜…
ピカッ
席について
お待ちくださーい
結構
混んでるね
ざわ
ざわ
20分後
ピュ
ーン
10分後
ピュ
ーン

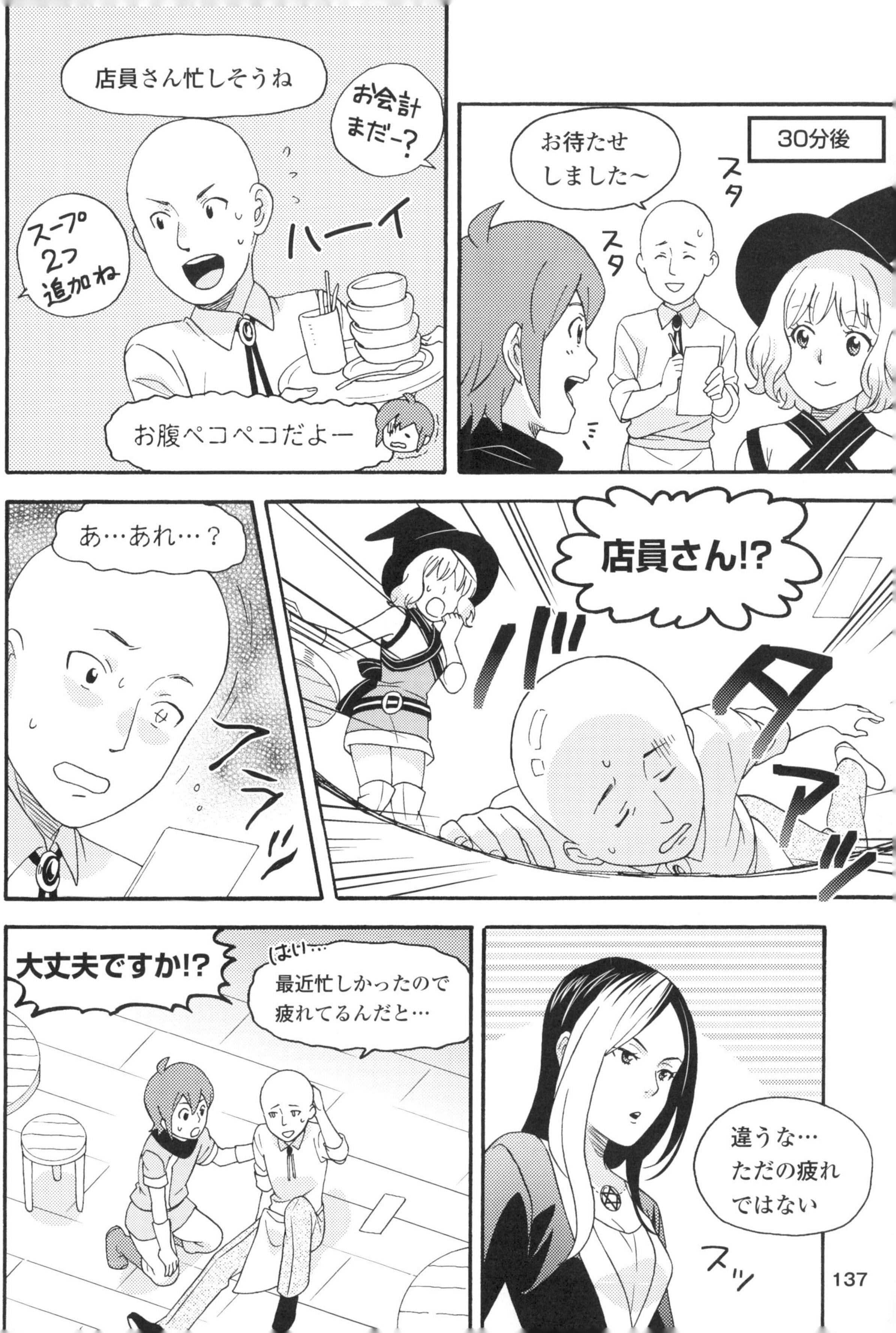
店員さん忙しそうね
お会計まだー？
スープ2つ追加ね
ハーイ
お腹ペコペコだよー
30分後
お待たせしました～
スタ
スタ
あ…あれ…？
フラッ
店員さん!?
バタアッ
大丈夫ですか!?
はい…
最近忙しかったので疲れてるんだと…
違うな…ただの疲れではない
スッ

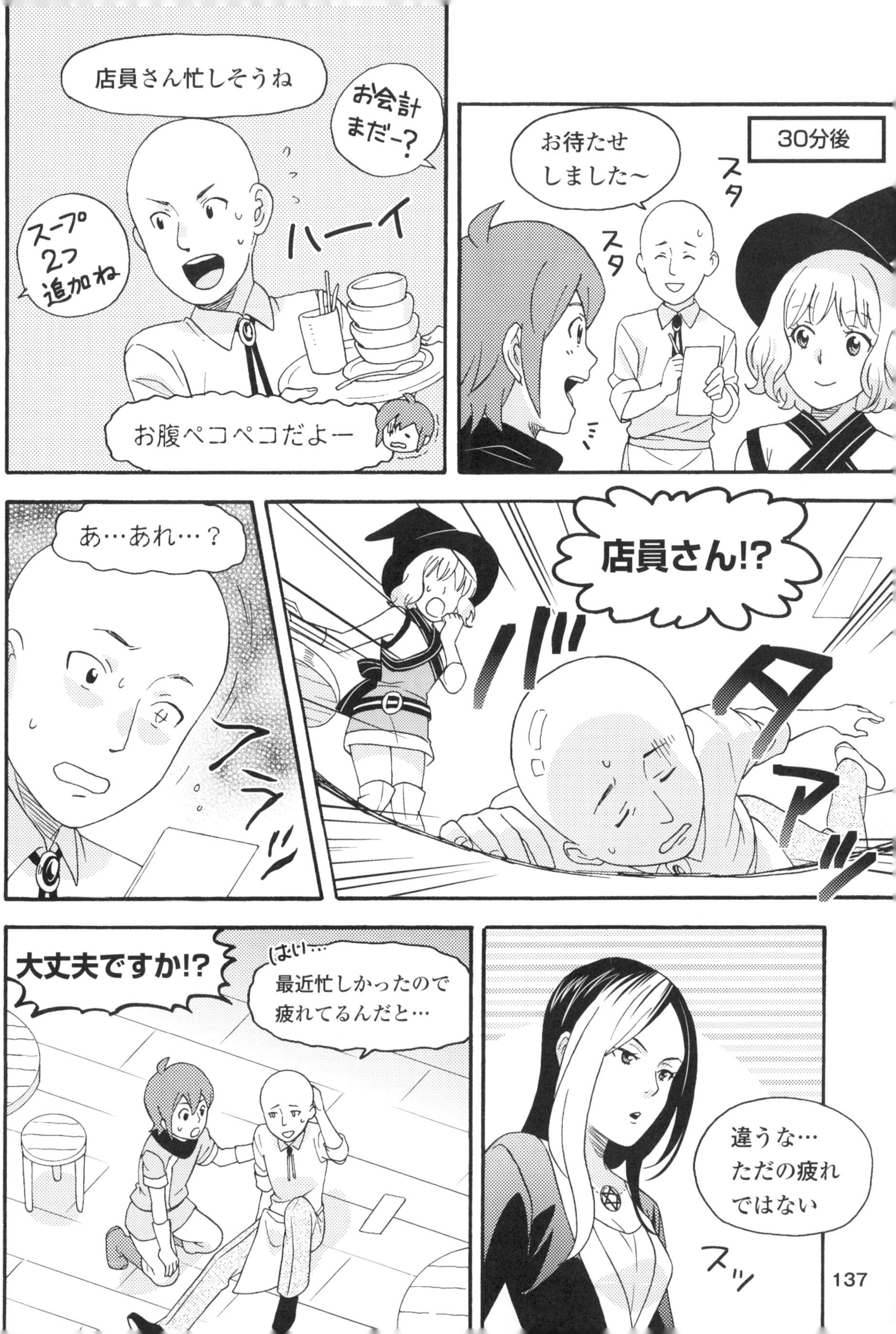

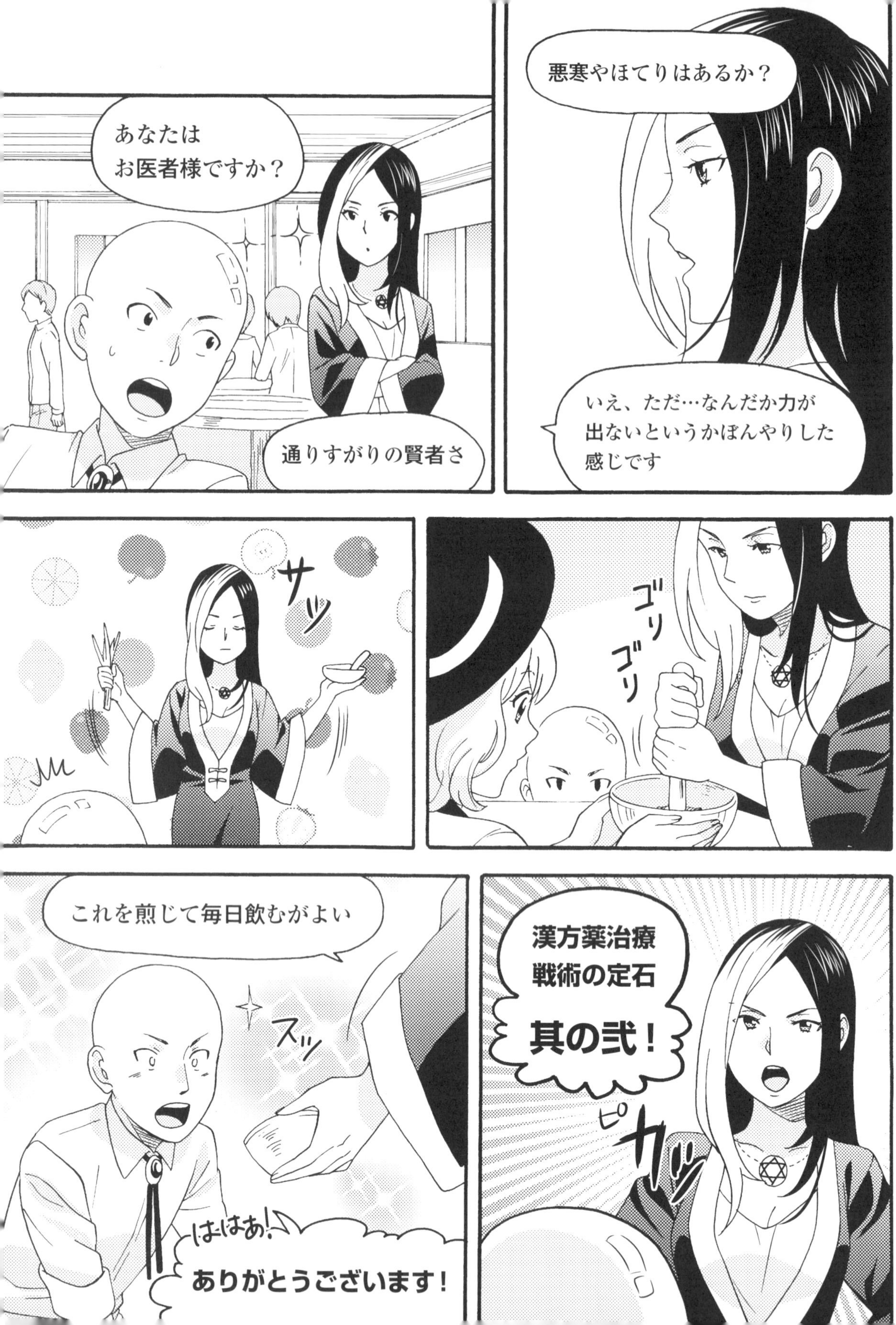
あなたは
お医者様ですか？
通りすがりの賢者さ
悪寒やほてりはあるか？
いえ、ただ…なんだか力が
出ないというかぼんやりした
感じです
サッ
ゴリ
ゴリ
これを煎じて毎日飲むがよい
スッ
ははあ!
ありがとうございます！
漢方薬治療
戦術の定石
其の弐！
ピカッ

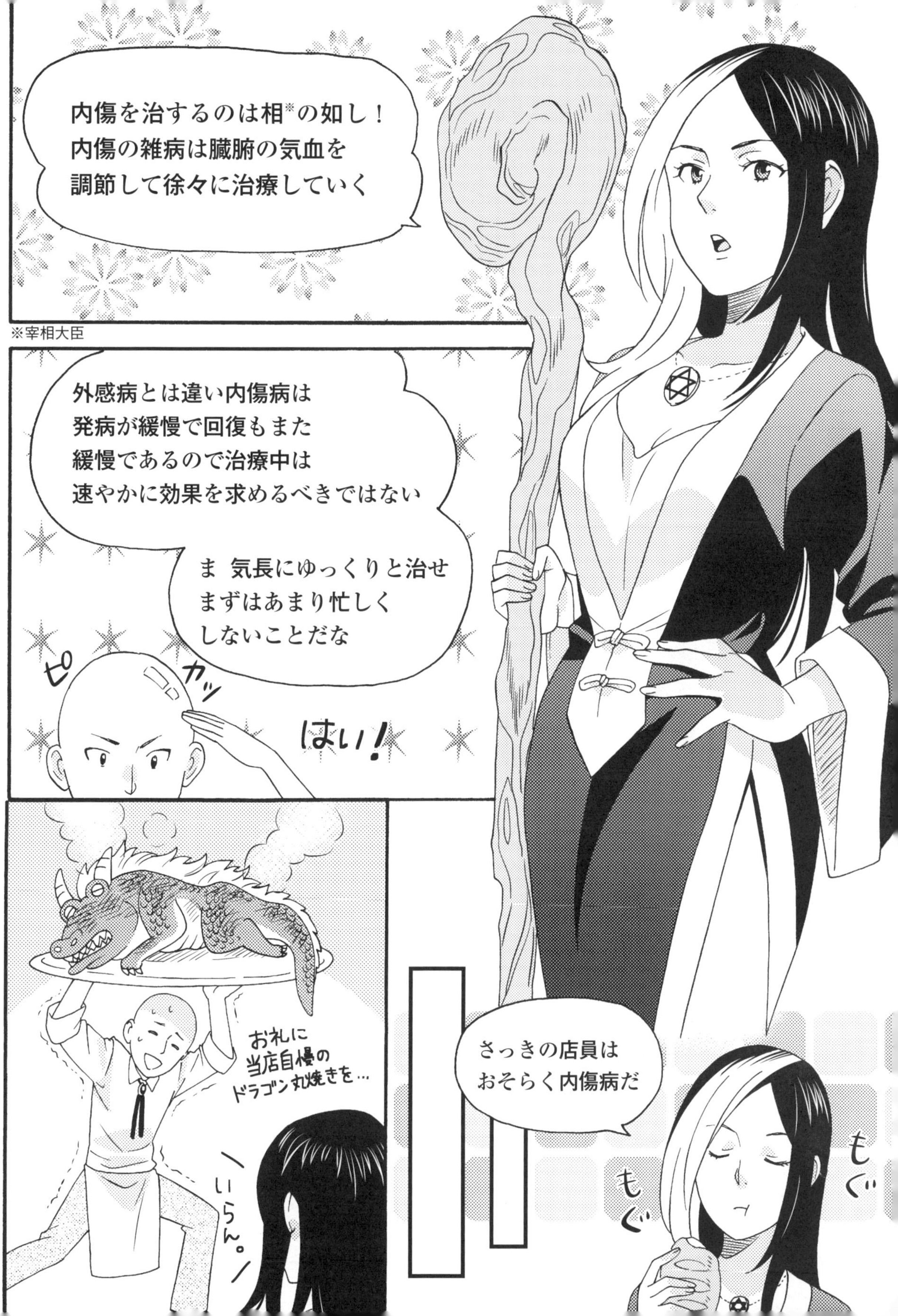
内傷を治するのは相※の如し！
内傷の雑病は臓腑の気血を
調節して徐々に治療していく
外感病とは違い内傷病は
発病が緩慢で回復もまた
緩慢であるので治療中は
速やかに効果を求めるべきではない
ま 気長にゆっくりと治せ
まずはあまり忙しく
しないことだな
ピカッ
はい！

お礼に
当店自慢の
ドラゴン丸焼きを…
いらん。

さっきの店員は
おそらく内傷病だ
もぐ
もぐ

※宰相大臣

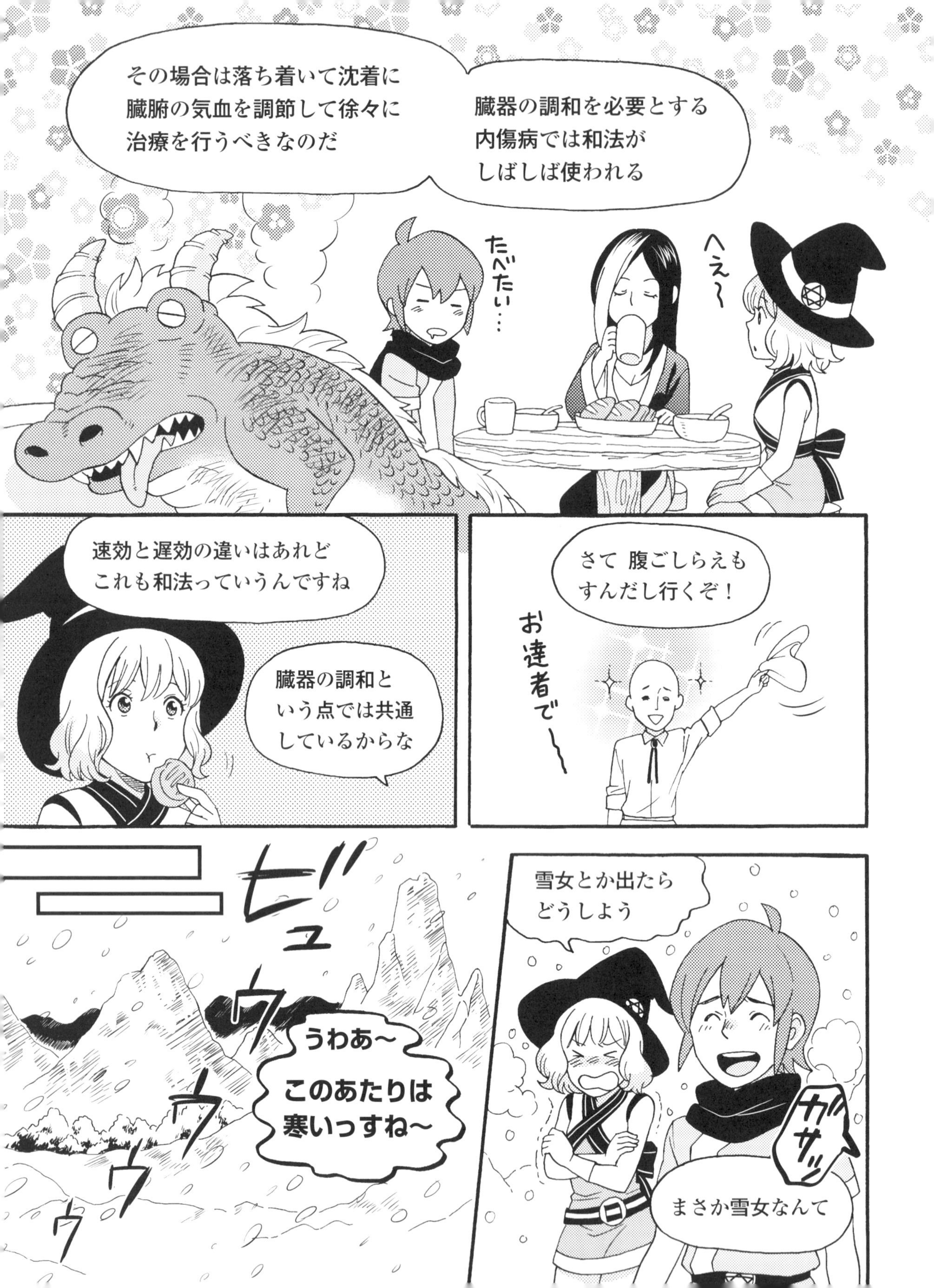
臓器の調和を必要とする内傷病では和法がしばしば使われる
その場合は落ち着いて沈着に臓腑の気血を調節して徐々に治療を行うべきなのだ
へえ～
たべたい…
さて 腹ごしらえもすんだし行くぞ！
お達者で～～
速効と遅効の違いはあれどこれも和法っていうんですね
臓器の調和という点では共通しているからな
雪女とか出たらどうしよう
ガサッ
まさか雪女なんて
ビュウウウウ
うわあ～
このあたりは寒いっすね～

● 温法

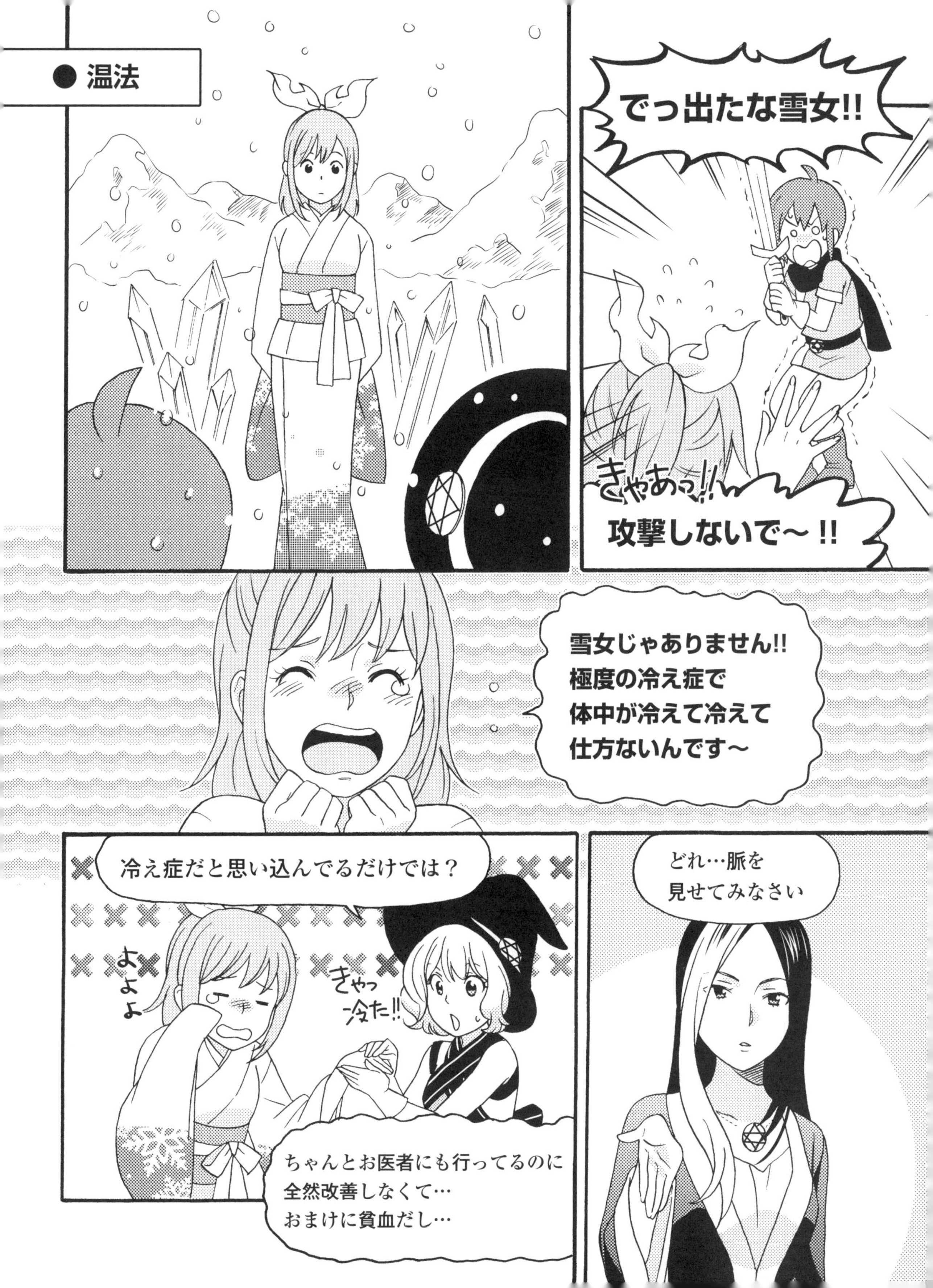

でっ出たな雪女!!
きゃあっ!!
攻撃しないで〜!!
雪女じゃありません!!
極度の冷え症で
体中が冷えて冷えて
仕方ないんです〜
冷え症だと思い込んでるだけでは？
よよよ
きゃっ
冷た!!
ちゃんとお医者にも行ってるのに
全然改善しなくて…
おまけに貧血だし…
どれ…脈を
見せてみなさい

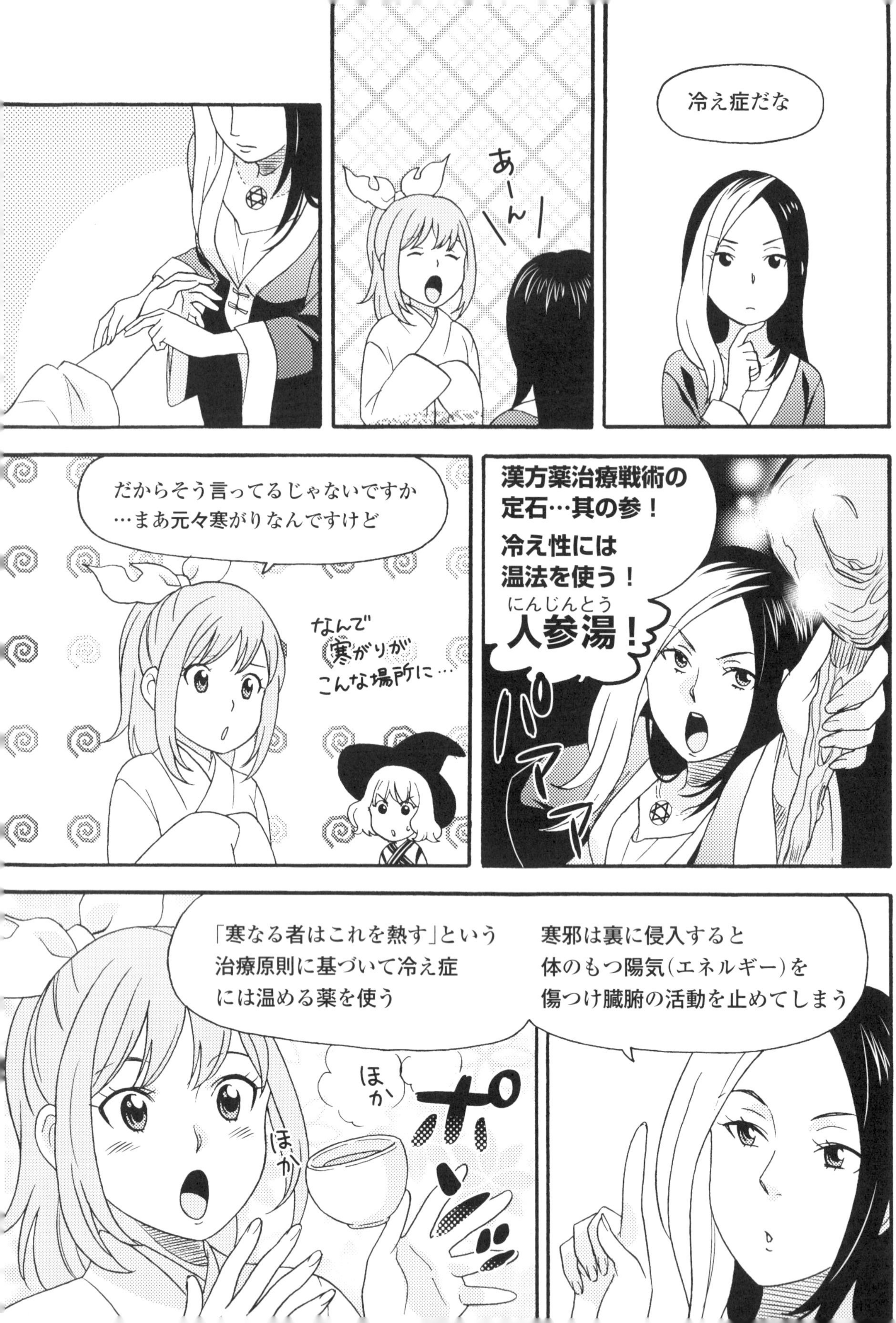

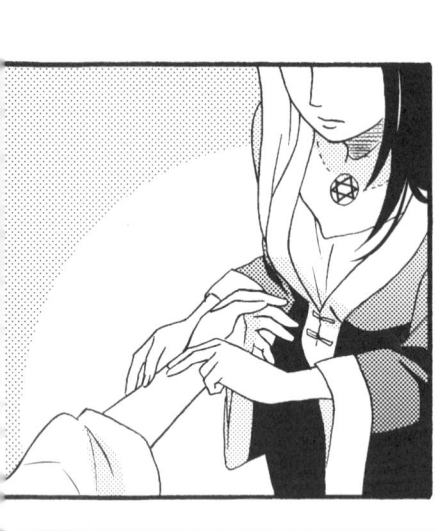

冷え症だな
あーん
漢方薬治療戦術の定石…其の参！
冷え性には温法を使う！
人参湯《にんじんとう》！
パァァ
だからそう言ってるじゃないですか…まあ元々寒がりなんですけど
なんで寒がりがこんな場所に…
寒邪は裏に侵入すると体のもつ陽気(エネルギー)を傷つけ臓腑の活動を止めてしまう
「寒なる者はこれを熱す」という治療原則に基づいて冷え症には温める薬を使う
ポッ
ほかほか

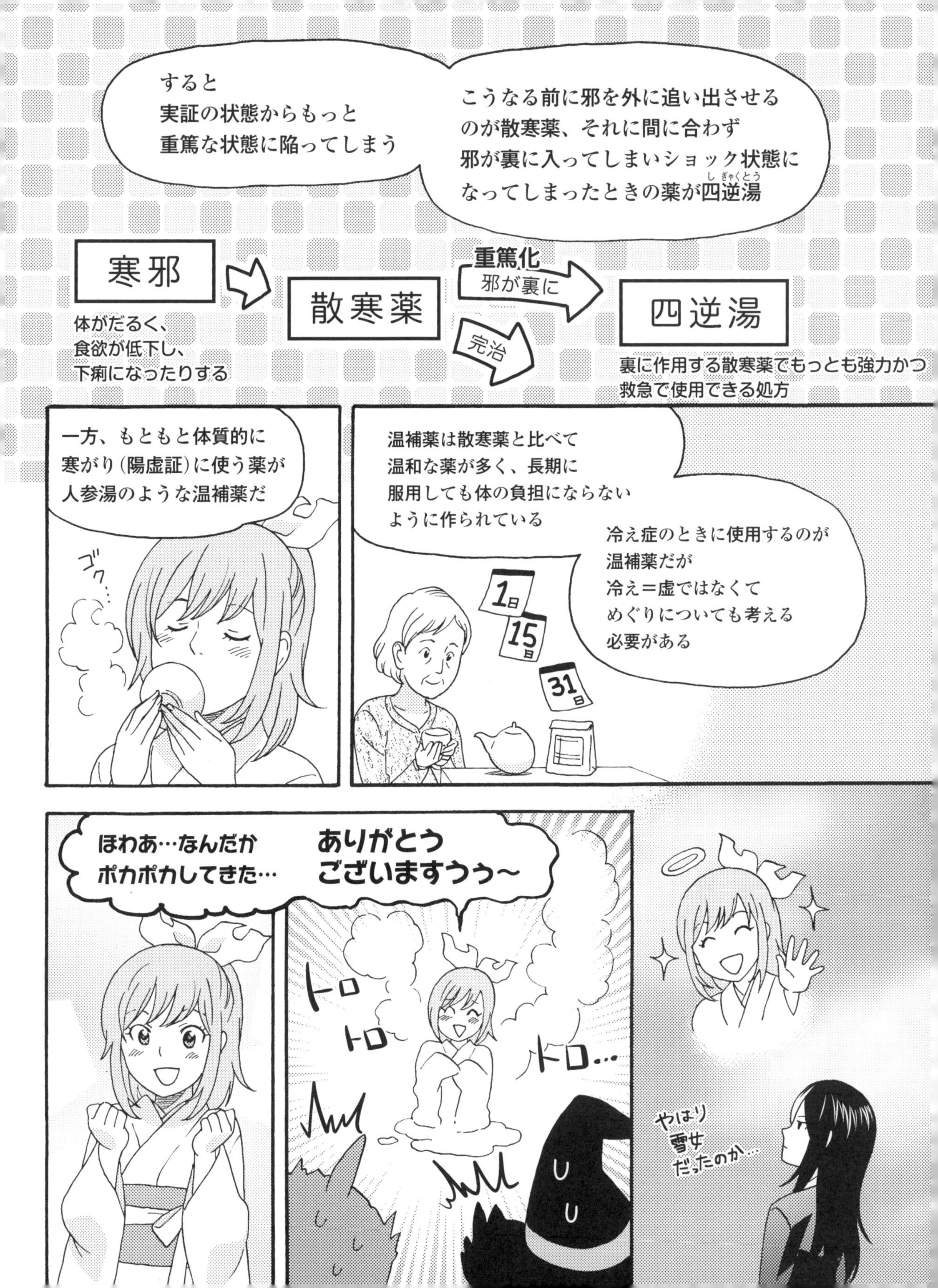
すると
実証の状態からもっと
重篤な状態に陥ってしまう
こうなる前に邪を外に追い出させる
のが散寒薬、それに間に合わず
邪が裏に入ってしまいショック状態に
なってしまったときの薬が四逆湯《しぎゃくとう》
寒邪
体がだるく、
食欲が低下し、
下痢になったりする
散寒薬
重篤化
邪が裏に
完治
四逆湯
裏に作用する散寒薬でもっとも強力かつ
救急で使用できる処方
一方、もともと体質的に
寒がり(陽虚証)に使う薬が
人参湯のような温補薬だ
ゴク…
温補薬は散寒薬と比べて
温和な薬が多く、長期に
服用しても体の負担にならない
ように作られている
冷え症のときに使用するのが
温補薬だが
冷え＝虚ではなくて
めぐりについても考える
必要がある
1日
15日
31日
ほわあ…なんだか
ポカポカしてきた…
ありがとう
ございますうぅ〜
トロ
トロ
トロ…
やはり
雪女
だったのか…

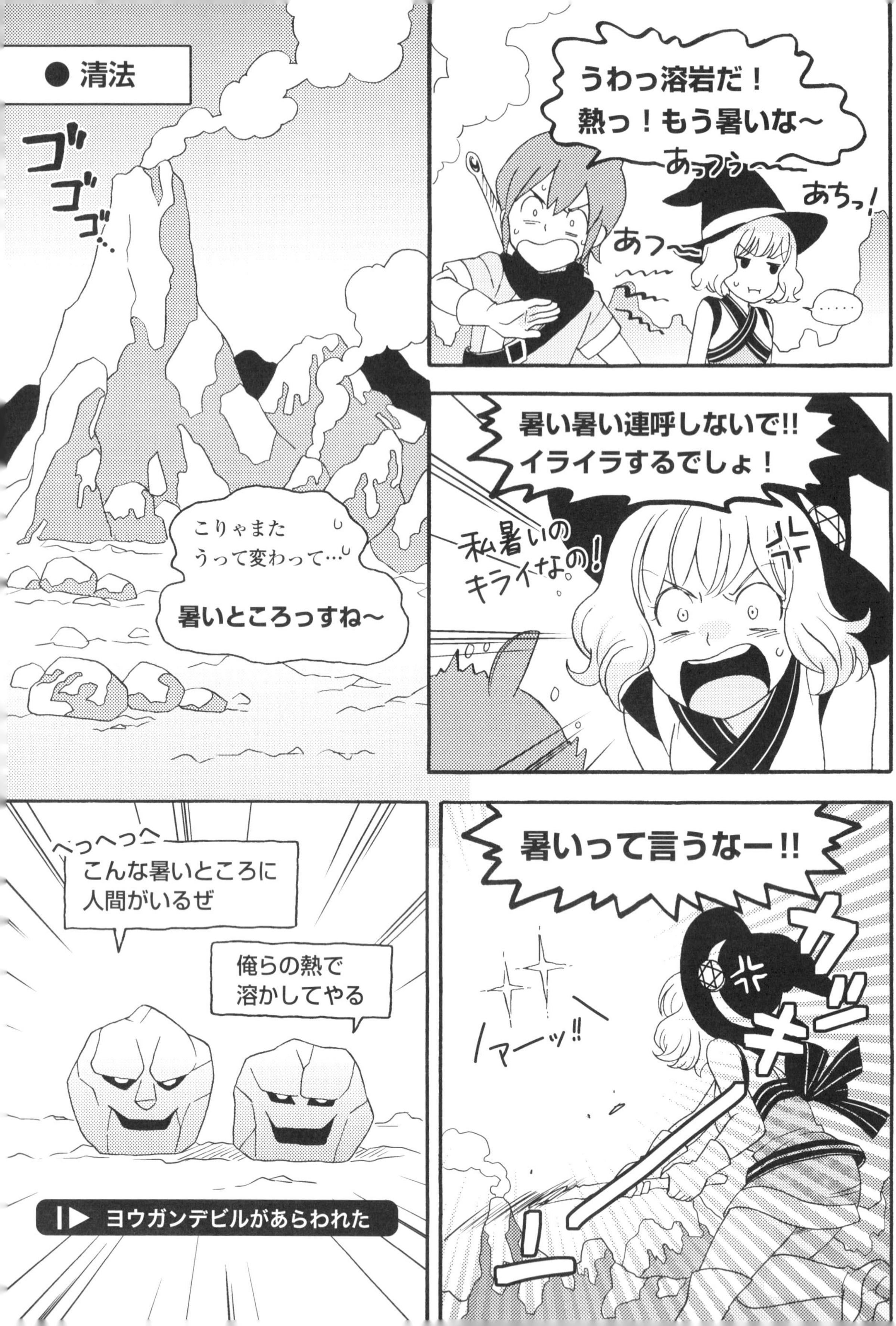
● 清法
ゴゴゴゴ…
こりゃまた うって変わって…
暑いところっすね～
うわっ溶岩だ！ 熱っ！もう暑いな～
あっつぅ～
あちっ！
あつ～
……
暑い暑い連呼しないで!! イライラするでしょ！
私暑いのキライなの！
へっへっへ こんな暑いところに 人間がいるぜ
俺らの熱で 溶かしてやる
ヨウガンデビルがあらわれた
暑いって言うなー!!
アーッ!!

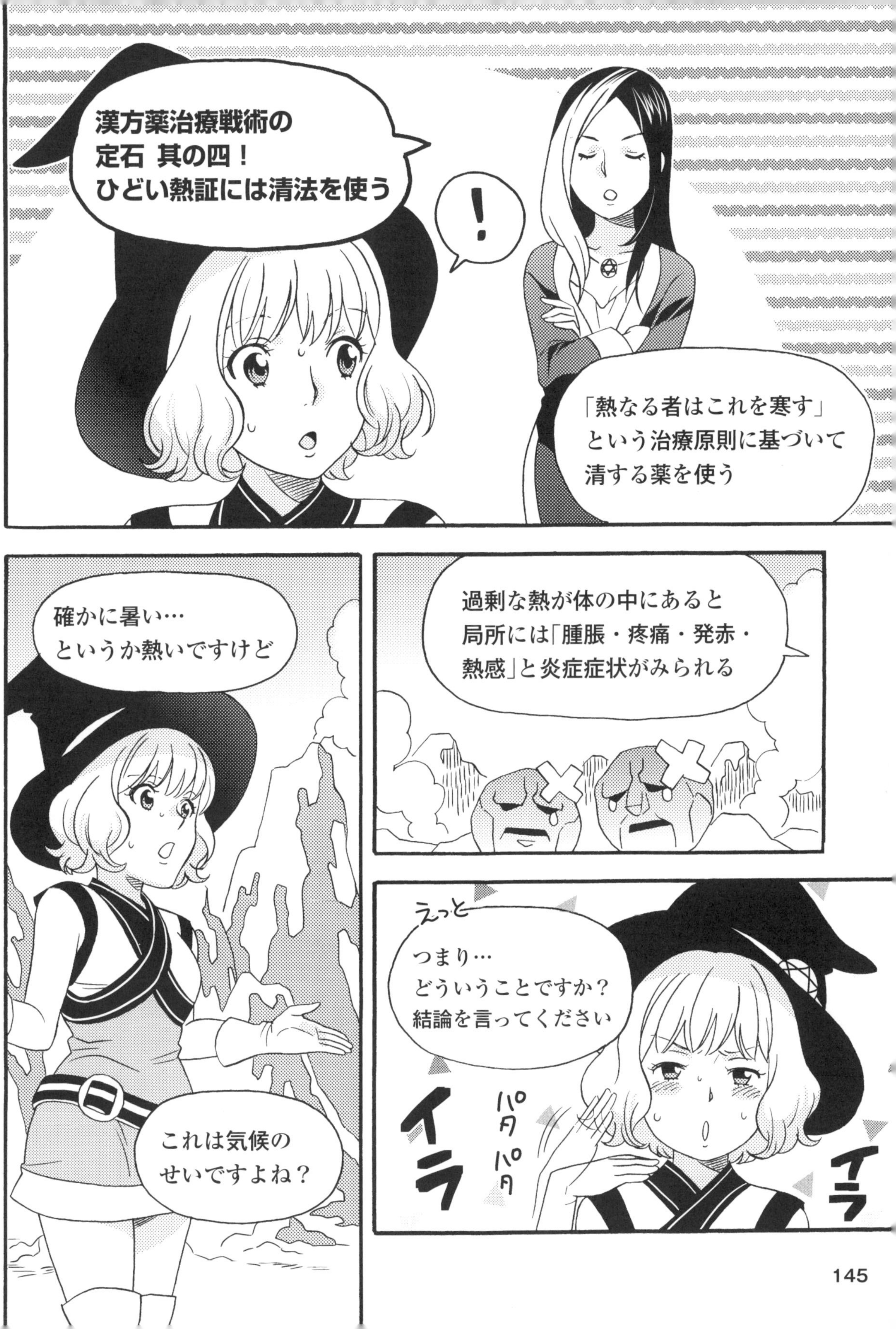
漢方薬治療戦術の
定石 其の四！
ひどい熱証には清法を使う
！
「熱なる者はこれを寒す」
という治療原則に基づいて
清する薬を使う
過剰な熱が体の中にあると
局所には「腫脹・疼痛・発赤・
熱感」と炎症症状がみられる
確かに暑い…
というか熱いですけど
これは気候の
せいですよね？
えっと
つまり…
どういうことですか？
結論を言ってください
パタパタ
イラ
イラ

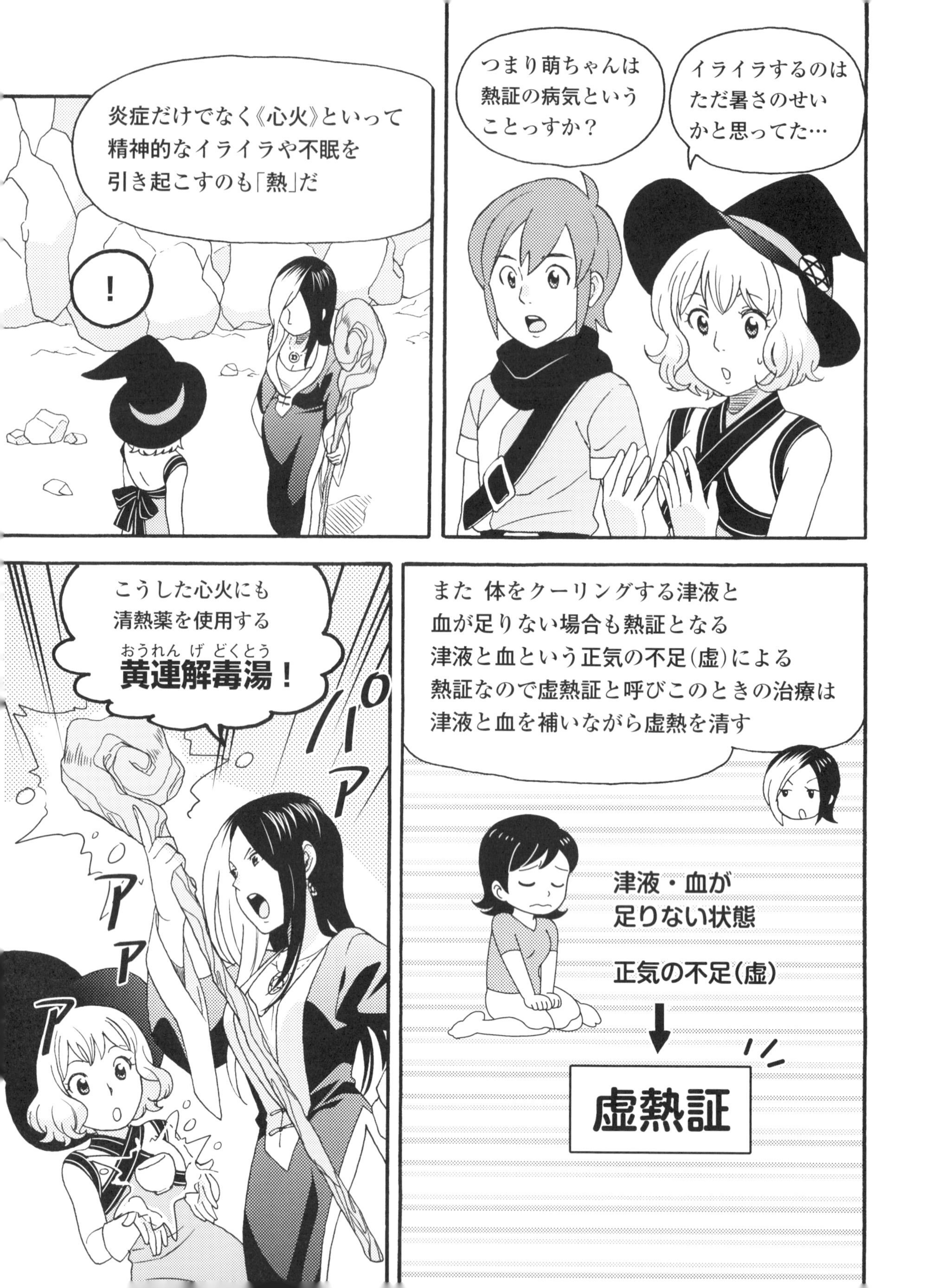
炎症だけでなく《心火》といって精神的なイライラや不眠を引き起こすのも「熱」だ
!
つまり萌ちゃんは熱証の病気ということっすか?
イライラするのはただ暑さのせいかと思ってた…
こうした心火にも清熱薬を使用する
黄連《おうれん》解《げ》毒湯《どくとう》!
パアアアア
また 体をクーリングする津液と血が足りない場合も熱証となる津液と血という正気の不足(虚)による熱証なので虚熱証と呼びこのときの治療は津液と血を補いながら虚熱を清す
津液・血が足りない状態
正気の不足(虚)
虚熱証

● 補法・消法

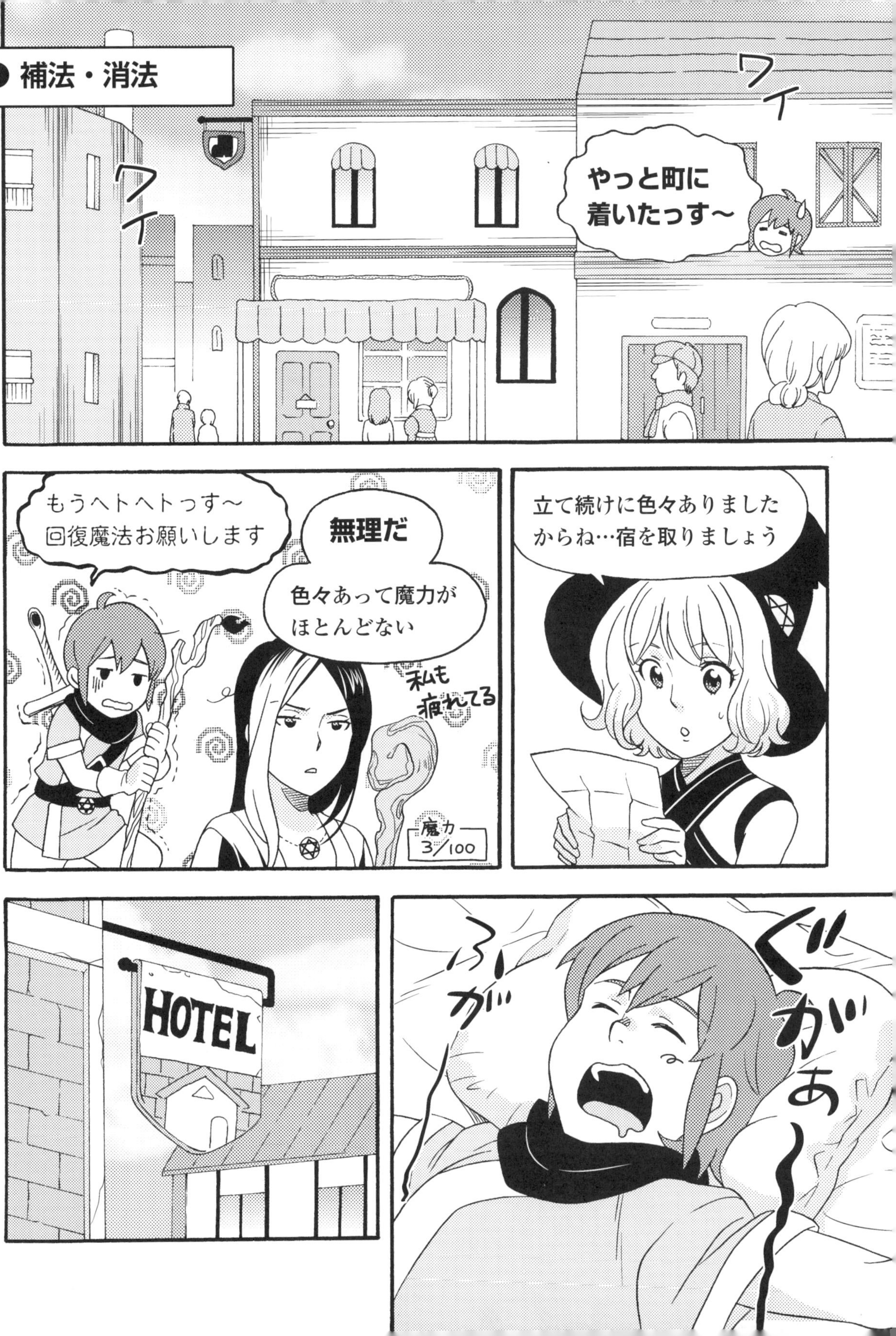
ワイ
やっと町に着いたっす〜
ワイ
立て続けに色々ありましたからね…宿を取りましょう
もうヘトヘトっす〜
回復魔法お願いします
無理だ
色々あって魔力がほとんどない
私も疲れてる
魔力 3/100
ぐがあ
ふが
HOTEL

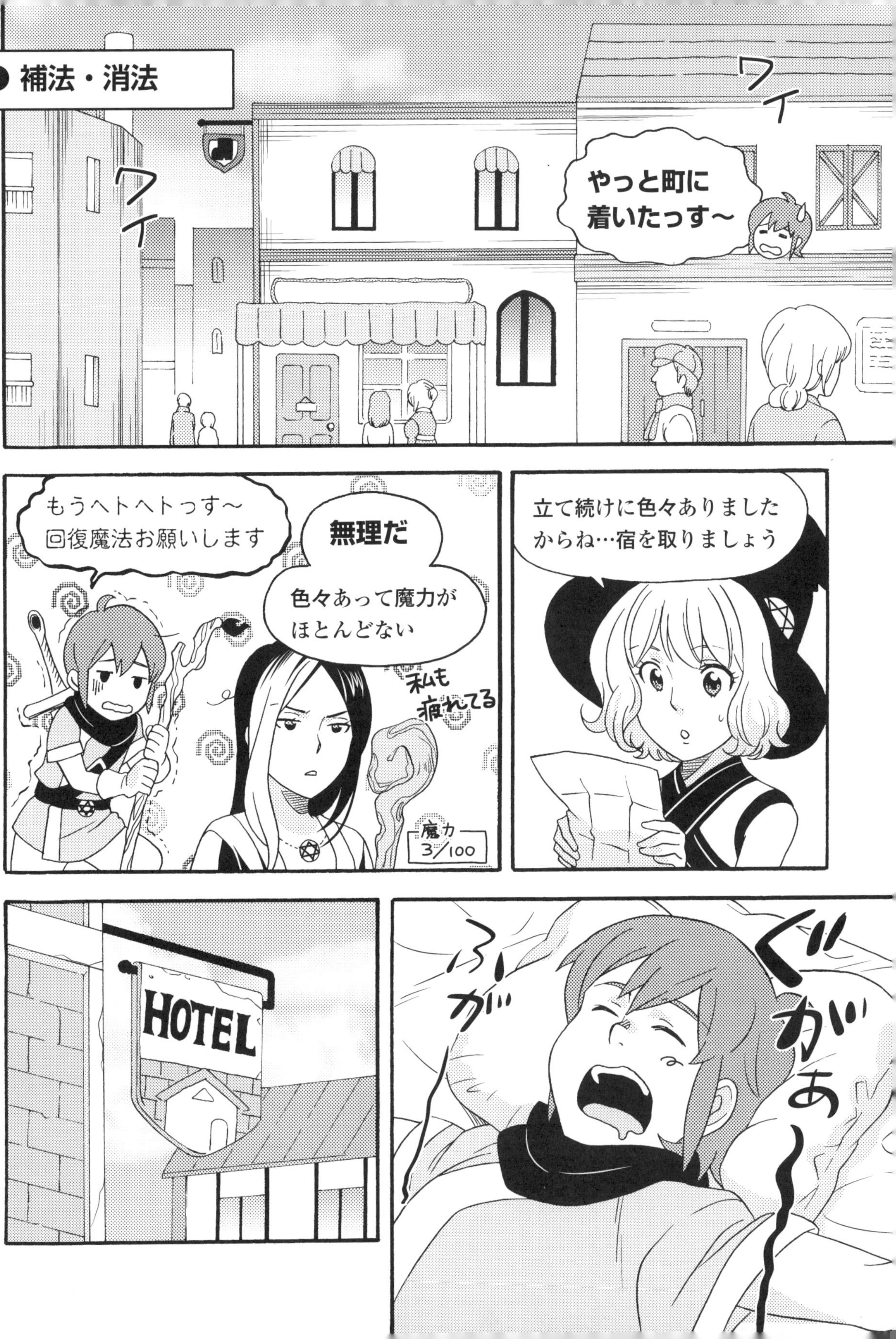

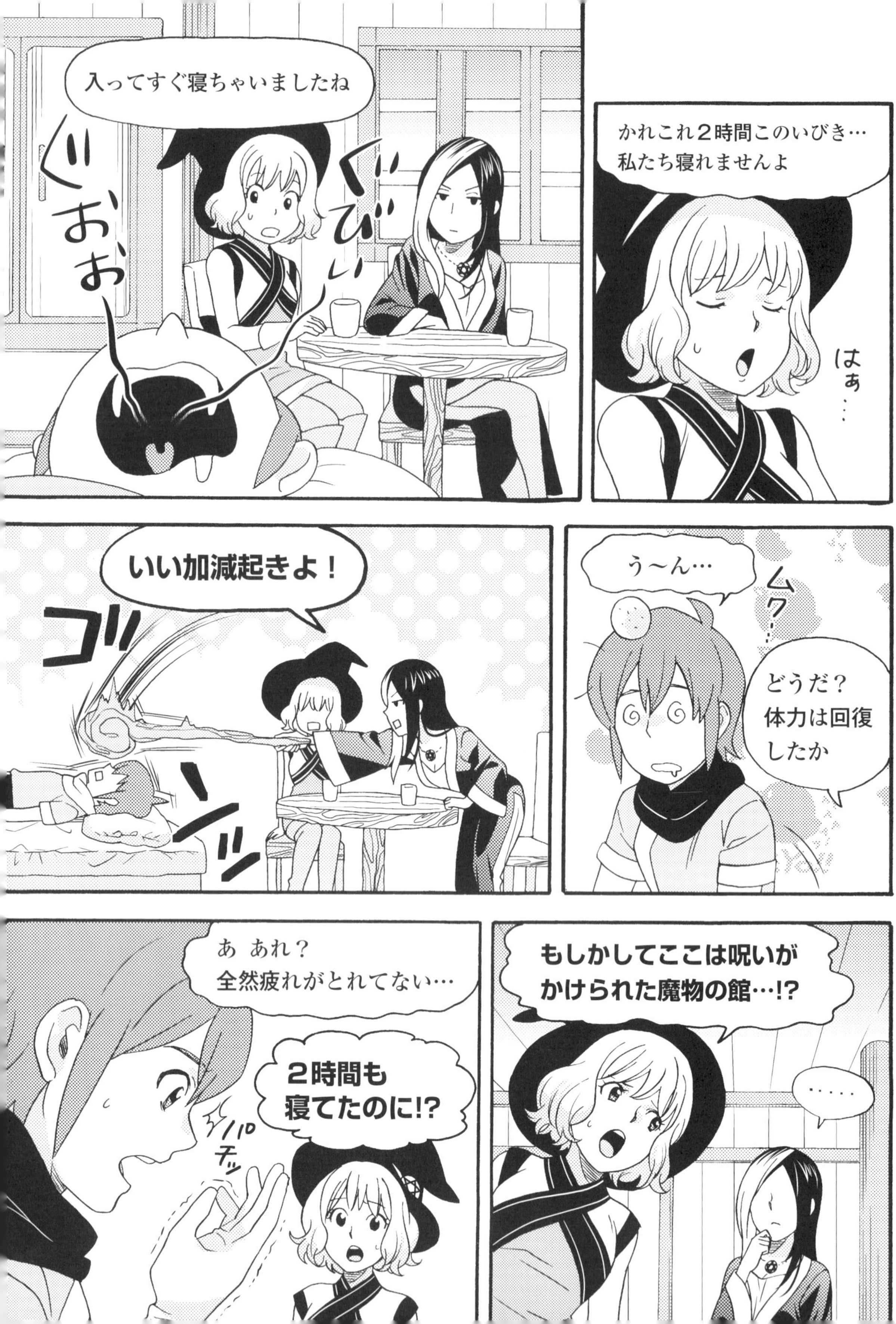
入ってすぐ寝ちゃいましたね
かれこれ2時間このいびき…
私たち寝れませんよ
はぁ…
いい加減起きよ！
う〜ん…
ムク…
どうだ？
体力は回復したか
あ あれ？
全然疲れがとれてない…
2時間も寝てたのに!?
パチッ
もしかしてここは呪いがかけられた魔物の館…!?
……

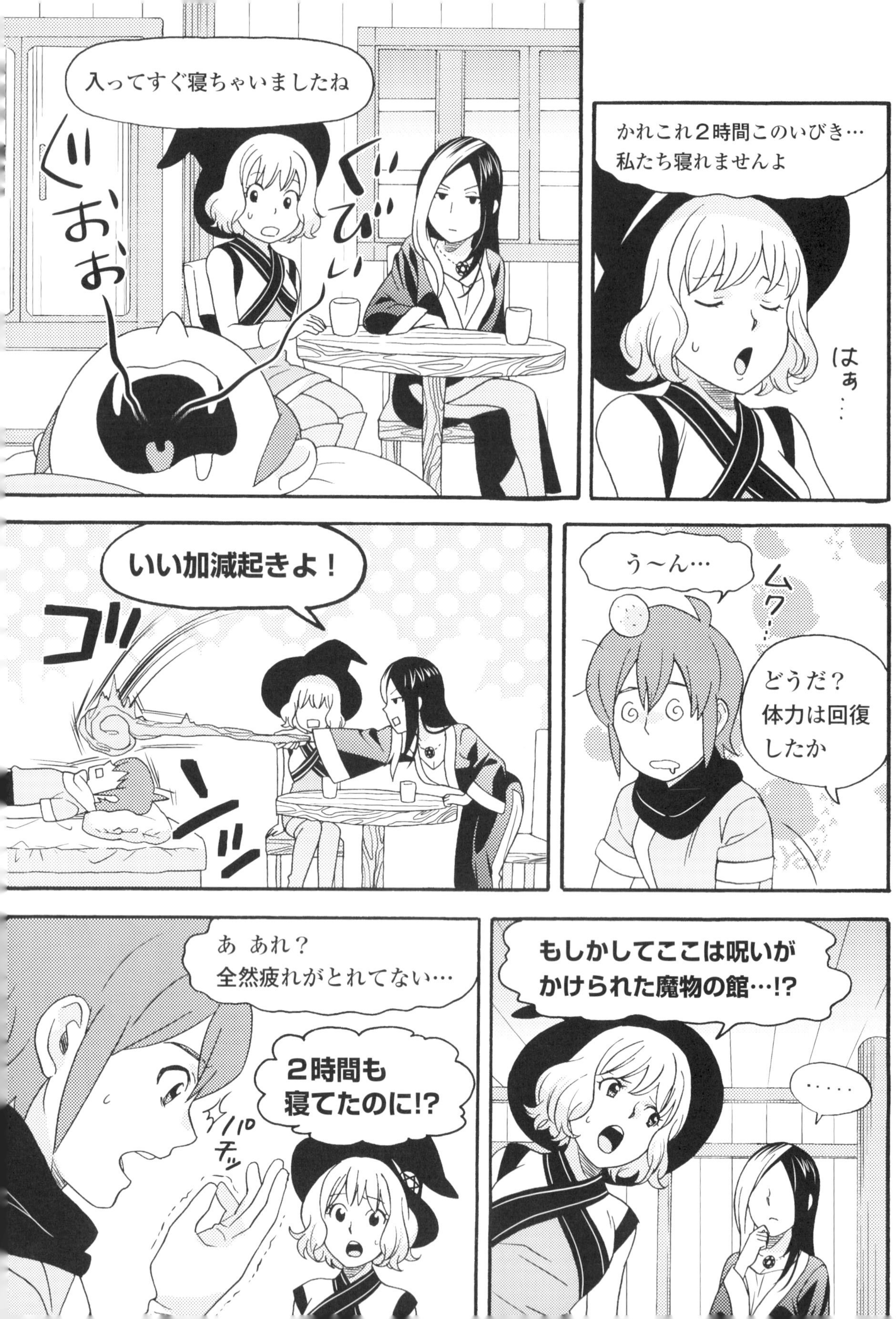

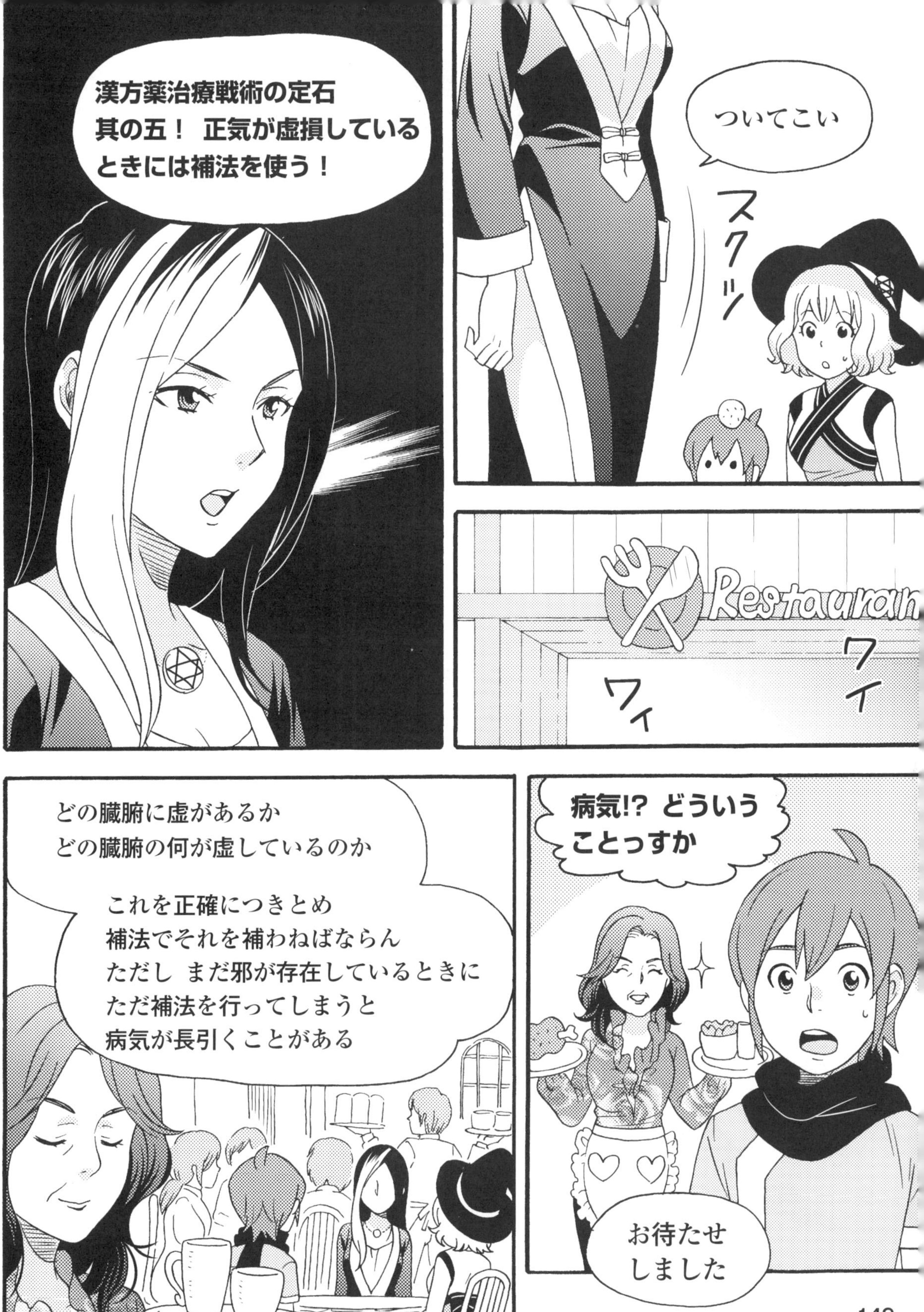
漢方薬治療戦術の定石
其の五！ 正気が虚損している
ときには補法を使う！
ついてこい
スクッ
Restauran
ワイ
ワイ
どの臓腑に虚があるか
どの臓腑の何が虚しているのか
これを正確につきとめ
補法でそれを補わねばならん
ただし まだ邪が存在しているときに
ただ補法を行ってしまうと
病気が長引くことがある
病気!? どういう
ことっすか
お待たせ
しました

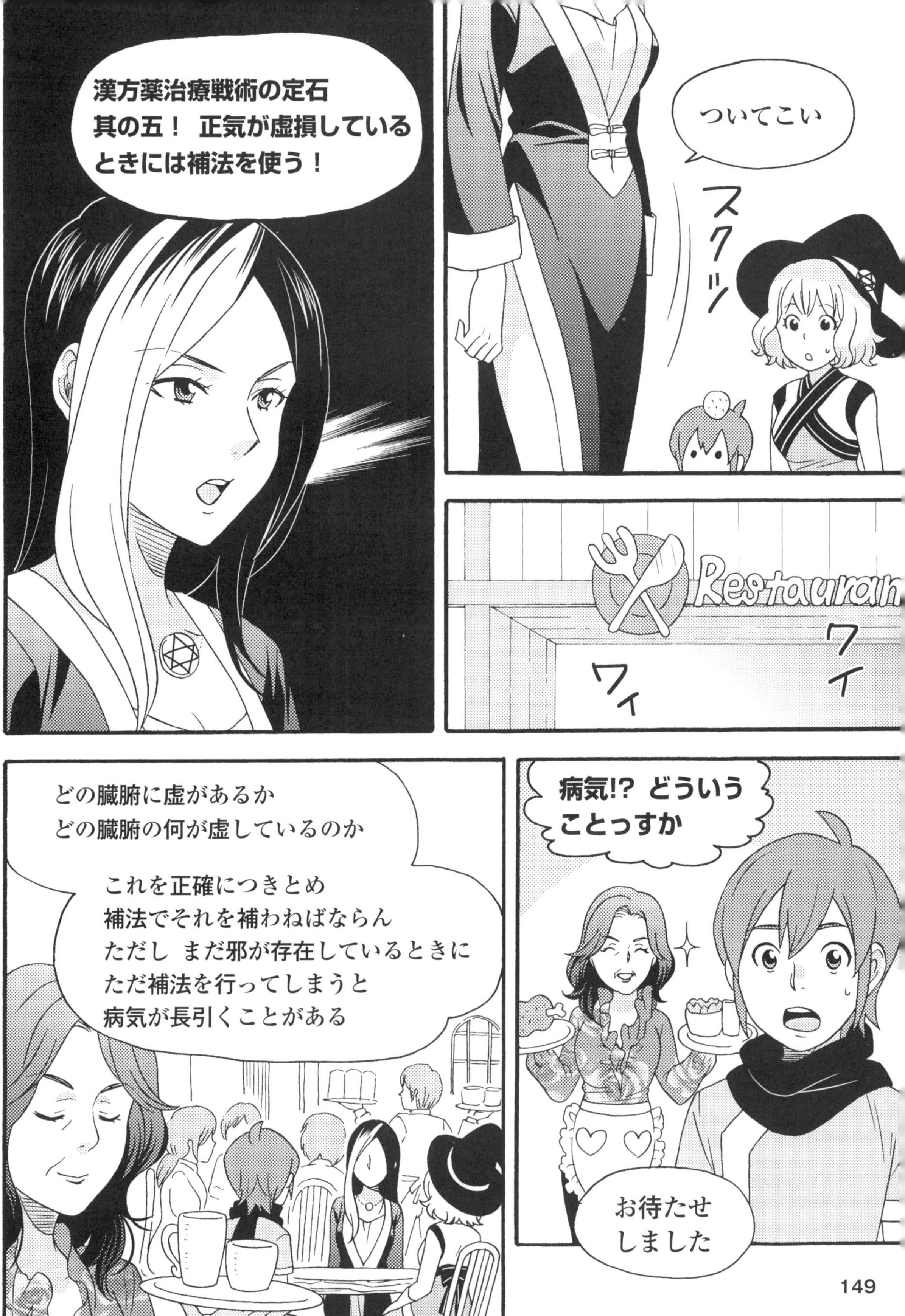

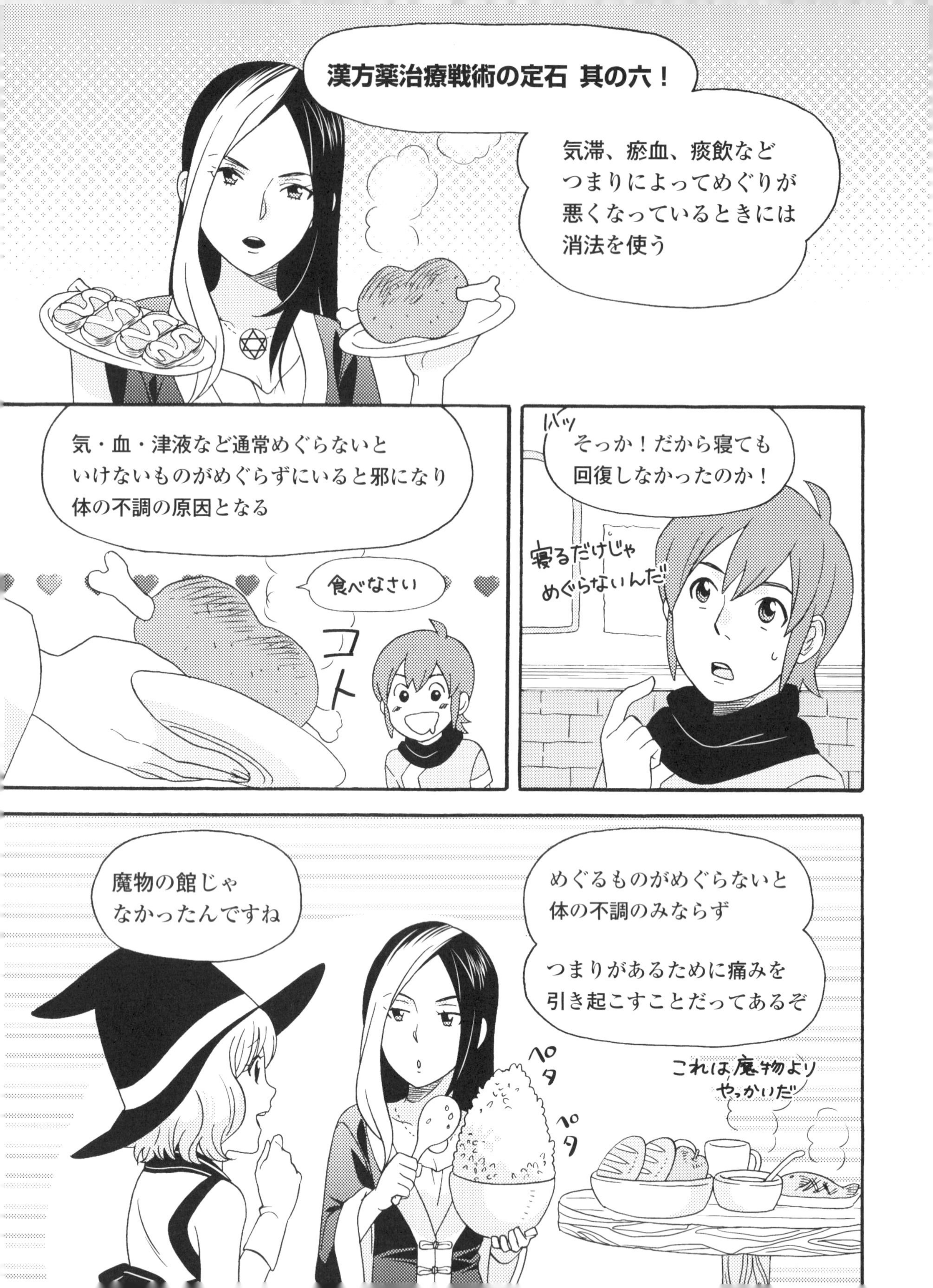
漢方薬治療戦術の定石 其の六！
気滞、瘀血、痰飲など
つまりによってめぐりが
悪くなっているときには
消法を使う
気・血・津液など通常めぐらないと
いけないものがめぐらずにいると邪になり
体の不調の原因となる
食べなさい
コト
バッ
そっか！だから寝ても
回復しなかったのか！
寝るだけじゃ
めぐらないんだ
魔物の館じゃ
なかったんですね
めぐるものがめぐらないと
体の不調のみならず
つまりがあるために痛みを
引き起こすことだってあるぞ
ペタ
ペタ
これは魔物より
やっかいだ

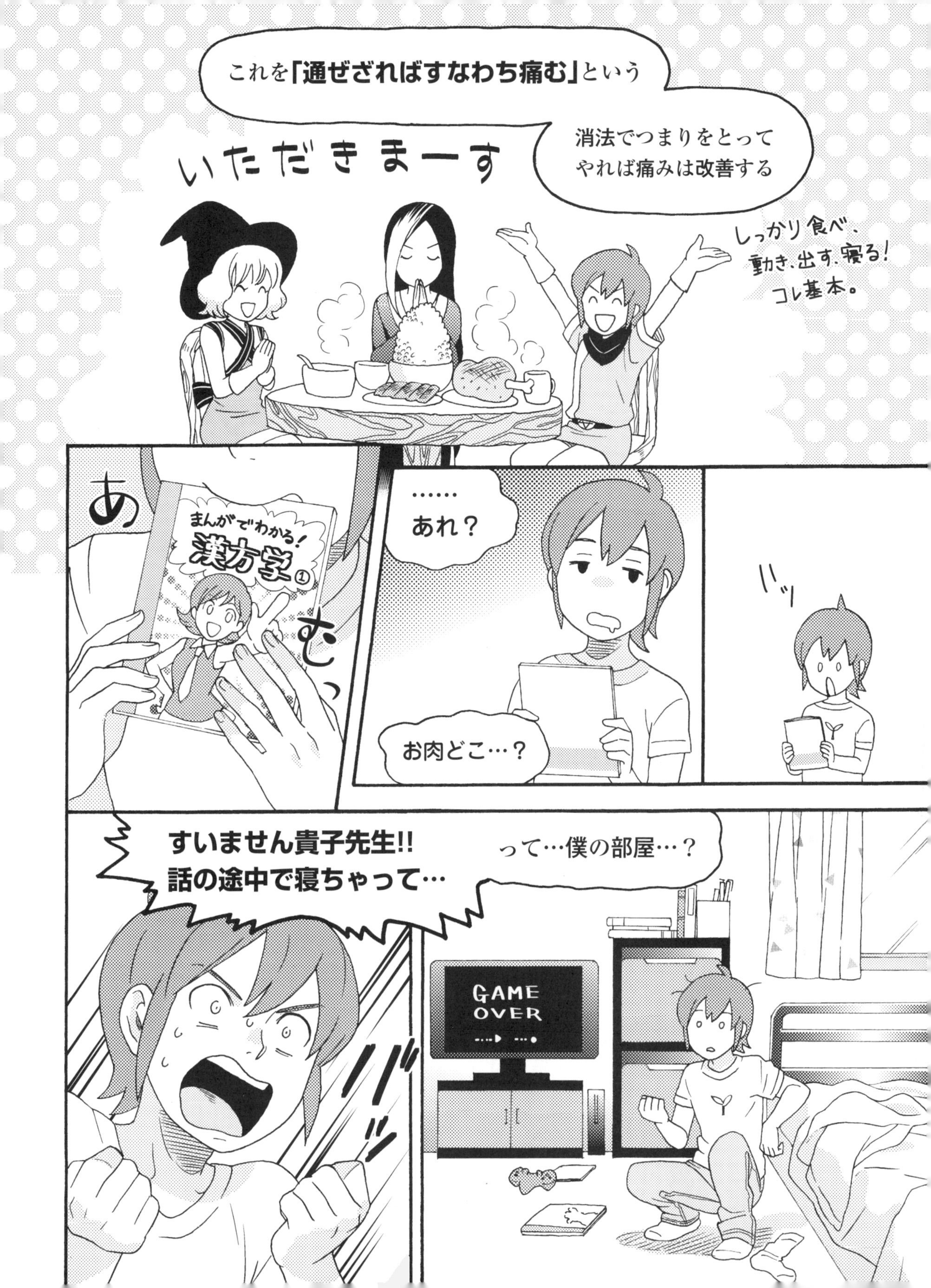

これを「通ぜざればすなわち痛む」という
消法でつまりをとって
やれば痛みは改善する
いただきまーす
しっかり食べ、
動き、出す、寝る！
コレ基本。
ハッ
……
あれ？
お肉どこ…？
あ
むっ
まんがでわかる！
漢方学①
すいません貴子先生!!
話の途中で寝ちゃって…
って…僕の部屋…？
GAME
OVER

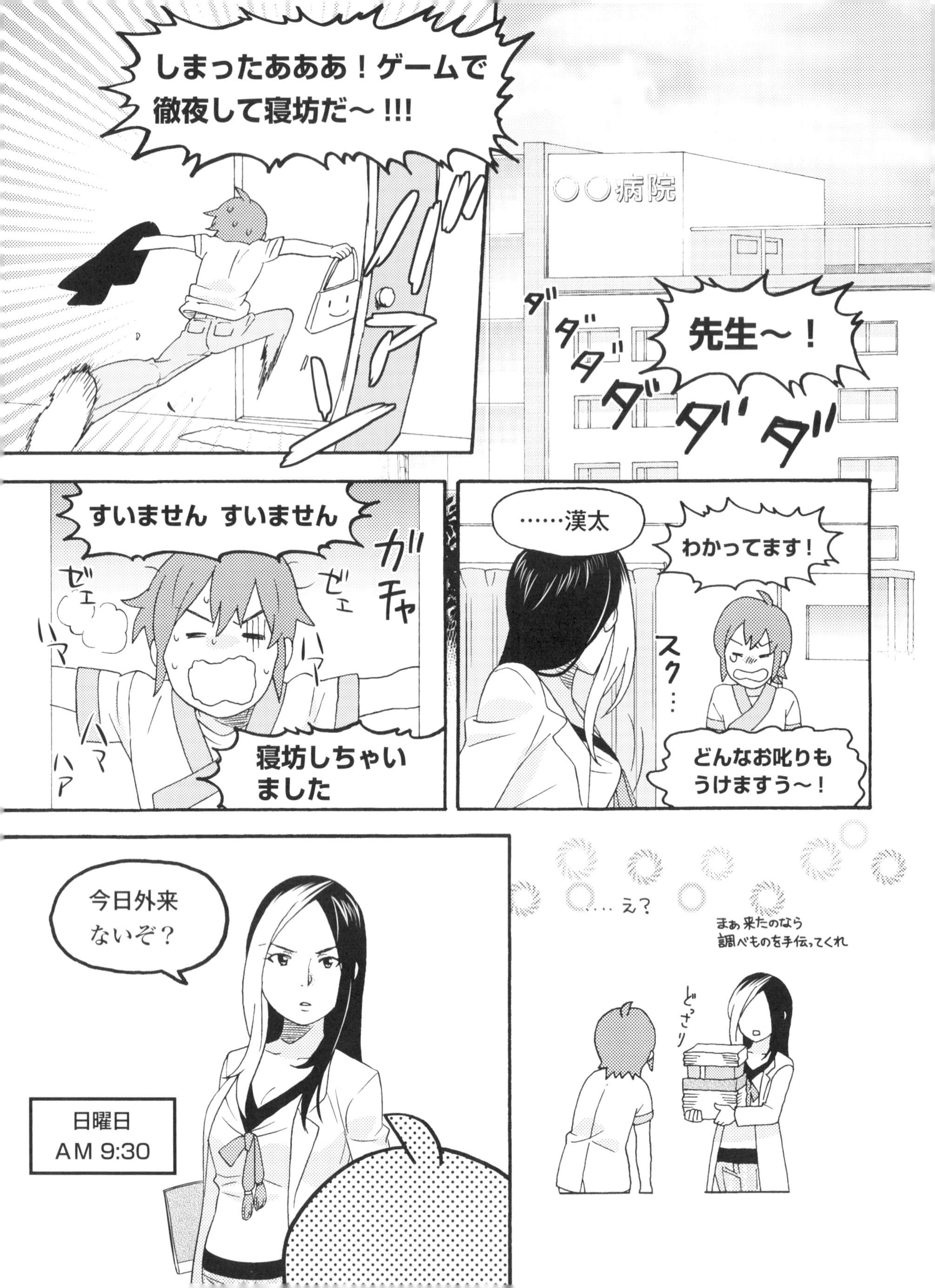
しまったああああ！ゲームで徹夜して寝坊だ～!!!
○○病院
ダダダダダダ
先生～！
すいません すいません
ガチャ
ゼェ ハァ ゼェ ハァ ハァ ハァ
寝坊しちゃいました
……漢太
わかってます！
スク…
どんなお叱りもうけますう～！
今日外来ないぞ？
日曜日
AM 9:30
……え？
まぁ来たのなら
調べものを手伝ってくれ
どっさり

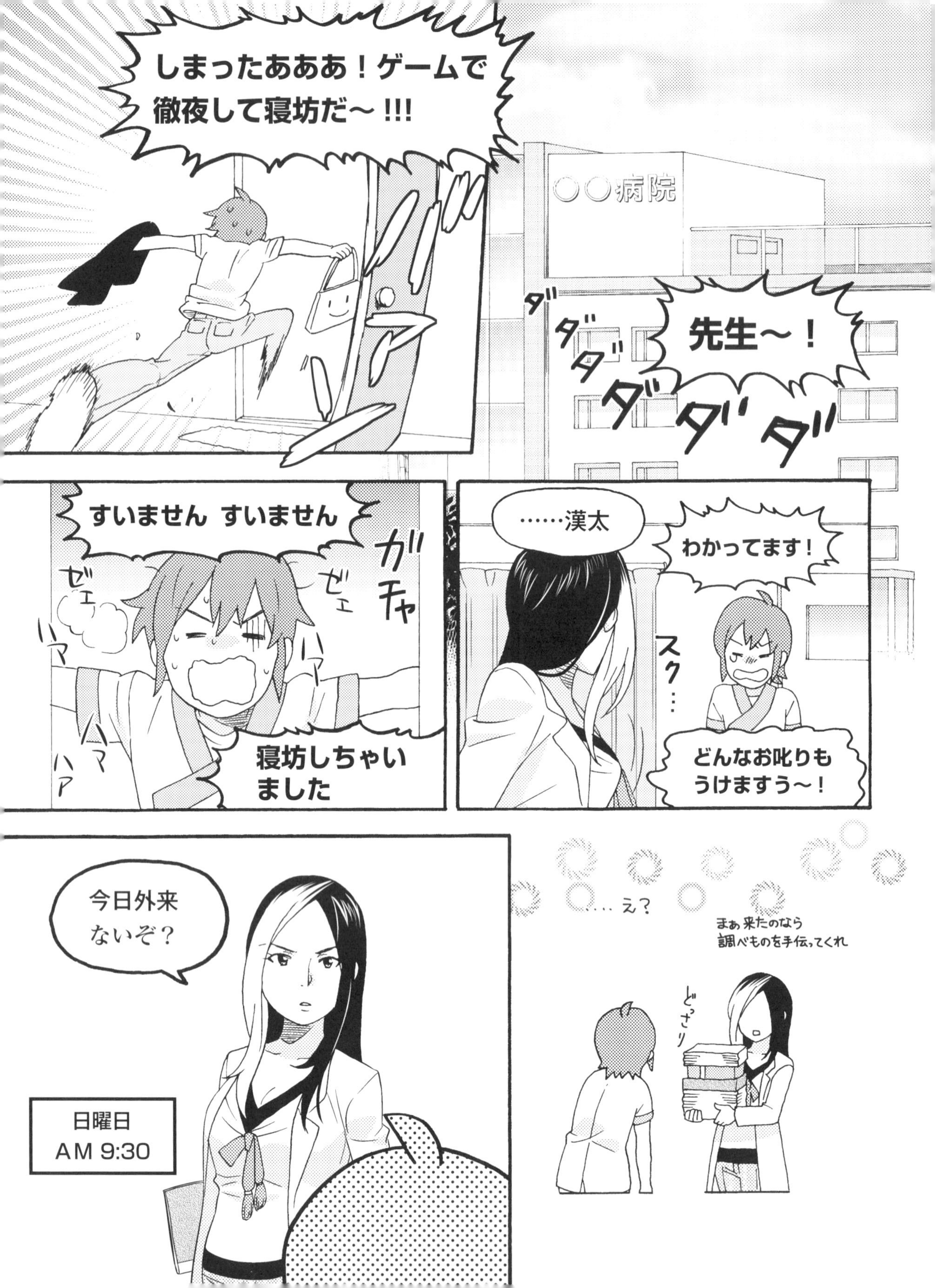

漢方の治療では、どのように戦術をたてるかが大事です。
戦術をたてるためには、情報が必要で、それは４章の四診によって得られます。そして、得られた情報を治療に結びつけられるようにまとめたのが証です。
証がしっかりと立てられれば、治療法はおのずと決定されます。
では、どのように証と治療を結びつけていくのでしょうか？
まずは、**外感（感染症など）**の治療原則について学んでいきましょう。

「外感を治するのは将の如し」

外感とは、**外から邪を感受して病を発症**することです。外感を治療するのは兵を用いて戦をするようなものであり、一つは戦機を掌握して、更には臨機応変に融通する必要があります。急性期には祛邪（外から入ってきた有害な邪を除去すること）に努めて、後期に残った症状についても周到に処置をしていかないといけません。邪気を一日でも早く除去することができれば、害を受けることを一日でも少なくすることができます。すぐれた将軍のように機を逃さず治療をする必要があります。なお、急性期の外感治療の原則は、「**入ってきた邪を外に戻す**」です。

表証……汗法

皮膚から入ってきた邪がまだ皮膚にとどまっている段階を**表証**といいます。表証では、**悪寒、発熱、頭痛**といった症状が認められます。表証では、衛気を皮膚に総動員して、汗と一緒に皮膚から外邪をはらいのけます（**汗法**）。代表的な方剤が、**麻黄湯《まおうとう》・葛根湯《かっこんとう》・桂枝湯《けいしとう》**です。

邪が口から入ってきたときは、どうしたら良いでしょうか？　例えば毒物の誤嚥などがこの病態といえます。もちろん、このときは胃より上へ、嘔吐させて出すのが鉄則です。これを**吐法**といいます。ですが、患者さんの負担があまりに強いため行われなくなってきています。一方、胃洗浄は現代の吐法といえます。

裏証……下法

一方、邪が消化管など体の内側に入ってしまうことがあります。これを**裏証**といいます。裏証では**悪寒を伴わない強い発熱、口渇、腹満**などの症状が認められます。消化管は体の内側で外界とつながっています。このため裏証では**下法（下剤による瀉法）**で邪を体の内部から外界へ排泄します。下法に使う代表処方は、**調《ちょう》胃《い》承《じょう》気《き》湯《とう》・大《だい》承《じょう》気《き》湯《とう》**です。

半表半裏……和法

外界と接していないデッドスペースに、邪が留まってしまうケースがあります。このような病位を**半表半裏**といいます。半表半裏は外とつながっていない病位なので、**汗法や下法では邪を除去できません**。また、半表半裏に邪が落ち込むと、臓腑の機能障害を合併します。このため、半表半裏証では発熱以外の症状として、**口が渇いたり、口が苦くなったり、めまいがしたり、食欲が低下したり、嘔気がしたり、体の機能障害の症状を合併します**。また発熱は、**寒熱往来**という熱が出たりひっこんだりと特殊な熱型を示します。半表半裏の治療法を**和法**といいます。和法の和は調和の和で、体をチューニングして臓腑の機能を調和します。調和のとれた健やかな状態に体を調節すると、自然と邪が除かれていきます。和法の代表方剤は、**小《しょう》柴《さい》胡《こ》湯《とう》**です。

なお臓腑間の相互関係（相生・相克）を調整することも和法といいます。このため和法は、内傷の治療にも応用されます。

外感病では、初期には表証を示すことが多くて、中期には裏証や半表半裏証になることが多いです。後期には、半表半裏証が持続したり、虚証を伴うことが多くなります。虚証になると、**補法**が必要になります。今後どのように病状が変化するかは、病期を考えて治療の戦略を組み立てなければなりません。続いては内傷についてです。

「内傷を治するのは相の如し」

内傷とは、生活の不摂生や過労・ストレスなどの体の中で発生する原因で、体の調子を崩す病です。外感とは異なり病期によって大きな変化はないものの、回復するまでに長く時間を要し、しばしば**慢性病化**します。内傷は主に裏に発病して、臓腑の失調を引き起こします。このため２章で学んだ五臓のどこが調子が悪いか、病位をしっかり判別して治療することが大切です。病位が決まったら、その臓腑は冷えているのか（寒証）、熱くなっているのか（熱証）、臓腑の機能が落ちているのか（虚証）、臓腑に余計な邪があるのか（実証）、また気・血・津液のめぐりについての判断をして治療を行います。すぐれた宰相のように、冷静沈着に徐々に疾病を治療すべきです。

寒証……温法

冷え症に対して良く使う治療法が**温法**です。「寒なる者はこれを熱す」の治療原則にもとづいて、温める薬を使います。薬で体を暖めるというのは、漢方医学独特の治療法です。

実寒証……散寒法

外から入ってきた寒さを取り除くことを温法の中でも**散寒法**といいます。寒いところで作業したり、冷たいものを摂取しすぎたことで、体の中を冷やしてしまうと、とてもひどい**だるけ**が出て、冷えのため**下痢**や**腹痛**を起こします。こうした散寒法の代表方剤は**四逆湯**《しぎゃくとう》です。

虚寒証……温補法

一方、もともと体質的に寒がり（陽虚証）で、熱の産生量が足りない人に使う温法を**温補法**といいます。暖めながら補う温補の薬は、散寒の薬と比べて温和な薬が多く、**長期に内服しても体の負担とならない**ように作られています。温補法の代表方剤は、脾を温める**人参湯**《にんじんとう》、腎を温める**八味丸**《はちみがん》があげられます。

ただし冷え性の患者さんのなかに、めぐりの問題で冷えがある場合があるので、**安易に温法を選択しない**ように注意してください。（２章に出てきた注意点です。）

熱証……清法

「熱なる者はこれを寒す」の治療原則に基づいて、体の中の余計な熱を除くのが**清法**です。

実熱証……清熱法

体の中に熱が発生すると、その部位には**炎症反応（腫脹・疼痛・発赤・熱感）**がみられます。またひどい熱証になると、サイトカインストームのように、本来祛邪を行うために適切にはたらくべきサイトカインや免疫機構が適切に働かず、自己にダメージを与える状況となります。このようなときは、体の中で起こっている熱証を急激に鎮めなければなりません。このような**壮熱（強い熱）**に使用する清熱の代表方剤が**清瘟敗毒飲**《せいうんはいどくいん》や**白虎湯**《びゃっことう》です。ですが熱というと、炎症みたいなものだけでなく、《心火》のように**精神的なイライラや不眠**を引き起こすものもあります。こうした心火にも清熱薬を使用します。心火による不眠やイライラに対する清熱の代表方剤は、**黄連解毒湯**《おうれんげどくとう》です。

虚熱証……補陰と清虚熱を併用

また、体のクーリングをする陰血が足りないと、熱証となります。この熱証は、陰血という正気の不足（虚）による熱証なので虚熱証と呼びます。このときの治療は、陰血を補いながら、虚熱を清します。代表方剤は、**六味丸《ろくみがん》**です。

虚証……補法

体が弱って正気（体を維持するためのエネルギー）が不足しているときに、その虚（不足）を補うことを**補法**といいます。補法では、気・血・津液の不足と臓腑の虚損を治療します。気が足りないときは**補気**、血が足りないときは**補血**、津液が足りないときは**補陰（補津液）**を行います。五臓が弱っているときは、それぞれの五臓の気・血・津液の不足と寒熱を判断して、それに効果のある薬を使用します。

実証（気滞証・瘀血証・痰飲証）……消法

気滞・瘀血・痰飲などが体のなかのめぐりの邪魔をする不要なものを消去する治療法を**消法**といいます。本来めぐるものがめぐらないと、痛みが引き起こされます。これを「通ぜざればすなわち痛む」といいます。例えば、気がお腹に滞るとお腹に脹った痛みが出てしまいます。瘀血のように血液の環流が悪くなると、血行の悪いところで突き刺すような痛みがでます。こうした痛みは消法で、滞りを除きめぐらすことで痛みを治療することができます。

代表方剤は

気滞：**金鈴子散《きんれいしさん》**
瘀血：**桂枝茯苓丸《けいしぶくりょうがん》・血府逐瘀湯《けっぷちくおとう》**
痰飲：**二陳湯《にちんとう》**

があげられます。

汗法・下法と消法は、体の中に入ってしまった余計なものを除去する方法で、実証（体の中に余計な邪がある病態）に対する治療法です。汗法・下法・消法はすべて瀉法に含まれます。汗法・下法は、特に外から入ってきた邪に対して、消法は体の中からそとに排出できない邪に対して優れた治療法です。

エピローグ

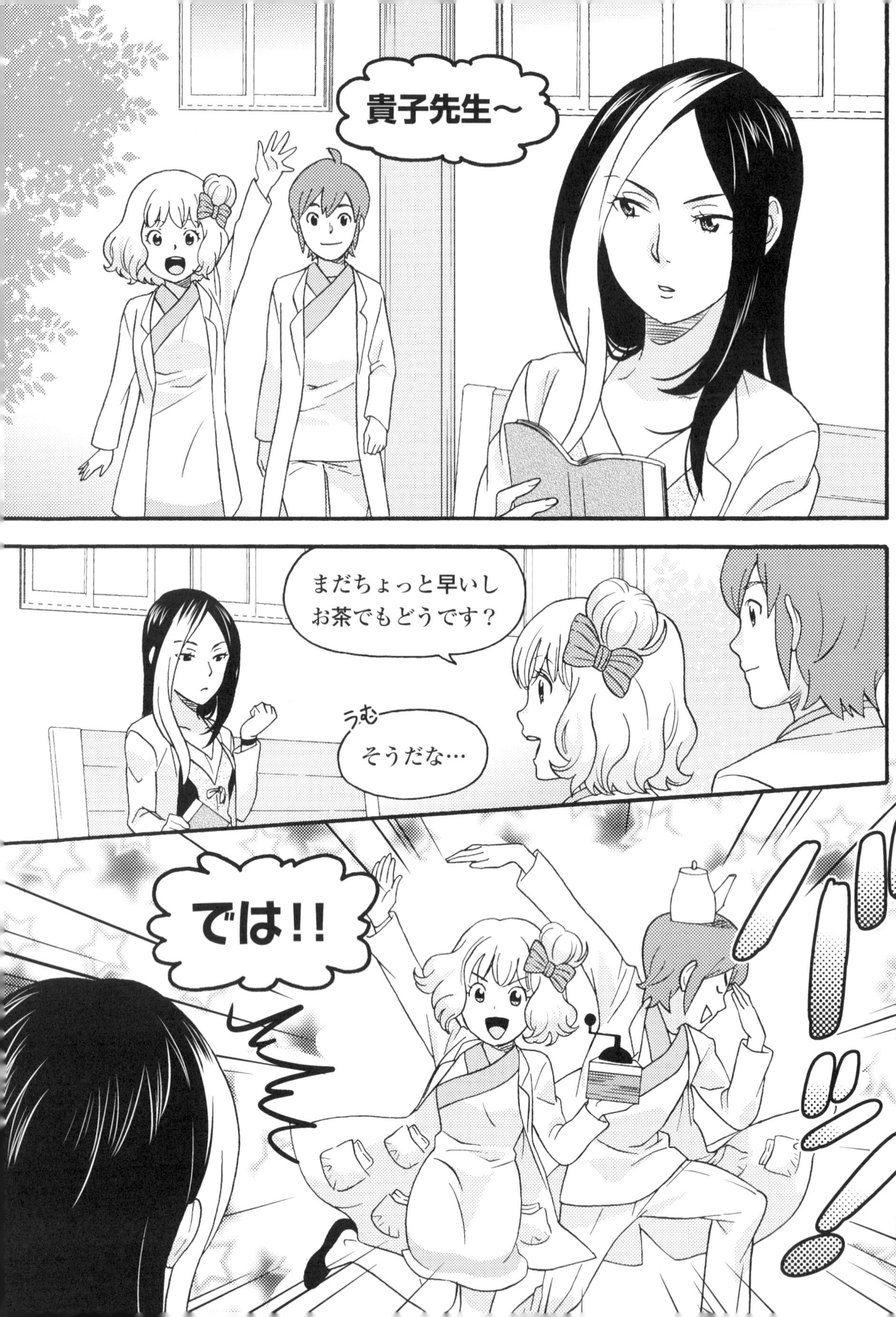
貴子先生～
まだちょっと早いし
お茶でもどうです？
うむ
そうだな…
では!!

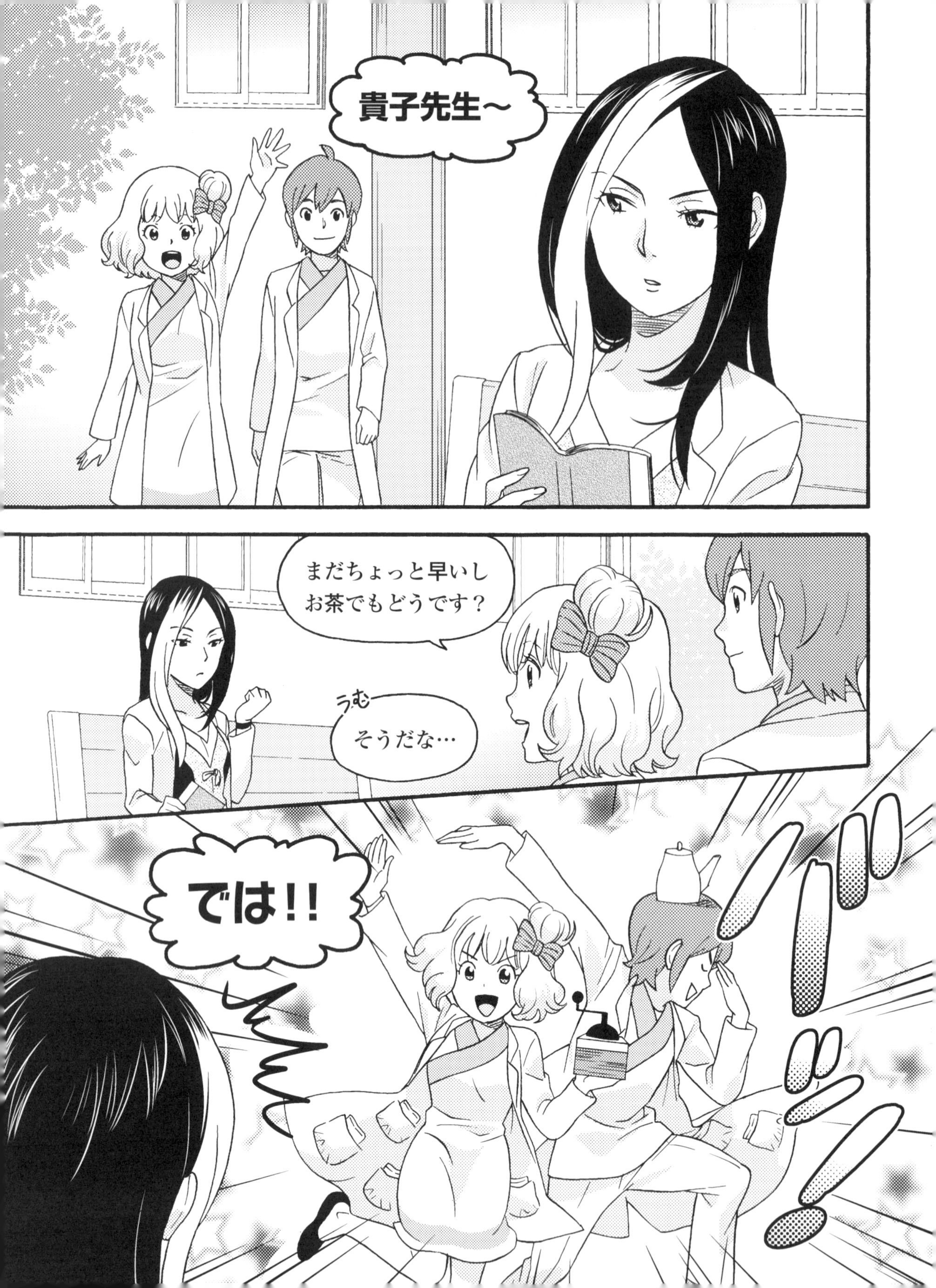

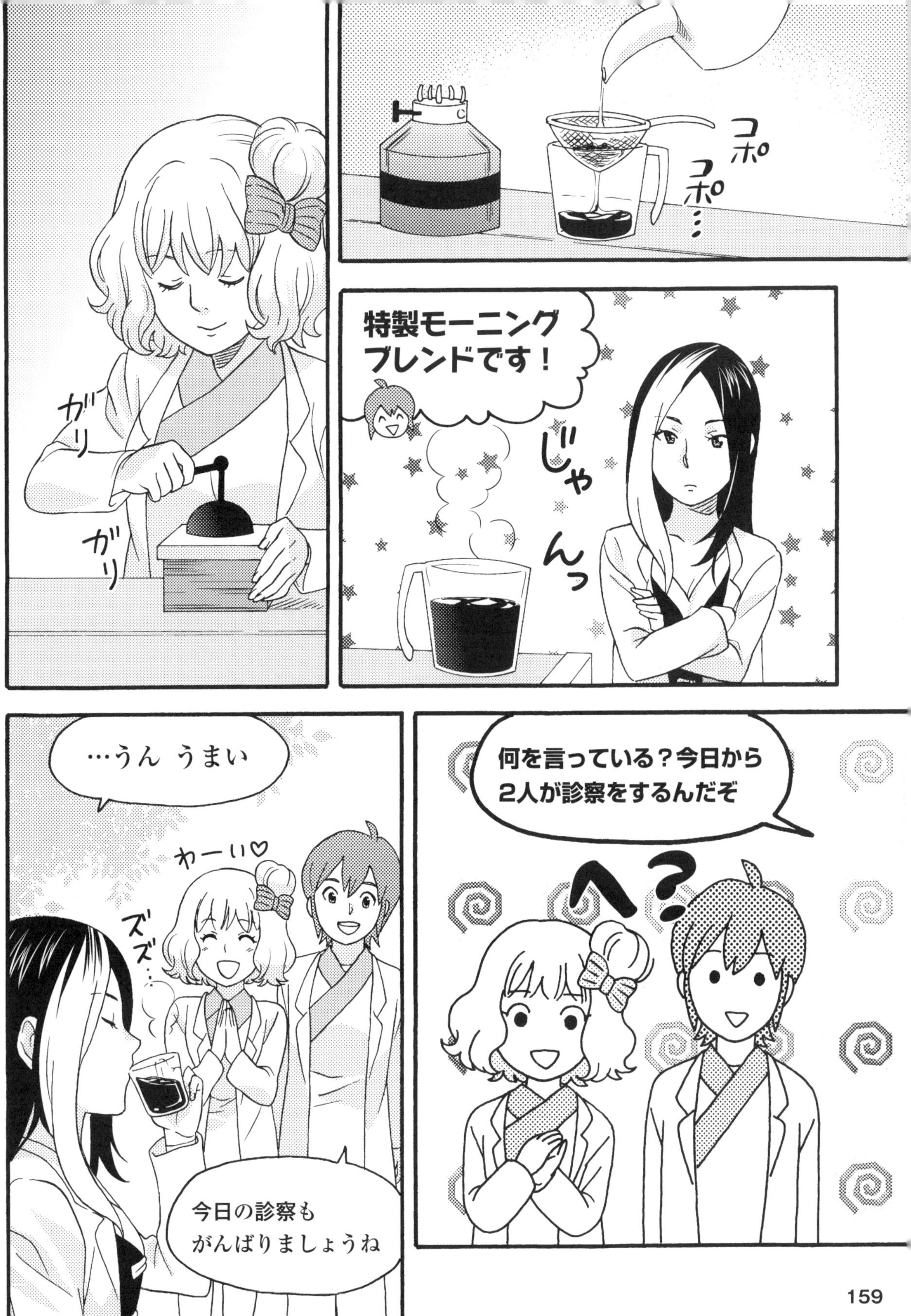
ガリ
ガリ
コポ
コポ…
特製モーニングブレンドです！
じゃんっ
…うん うまい
ズズ…
わーい♡
今日の診察もがんばりましょうね
何を言っている？今日から2人が診察をするんだぞ
へ？

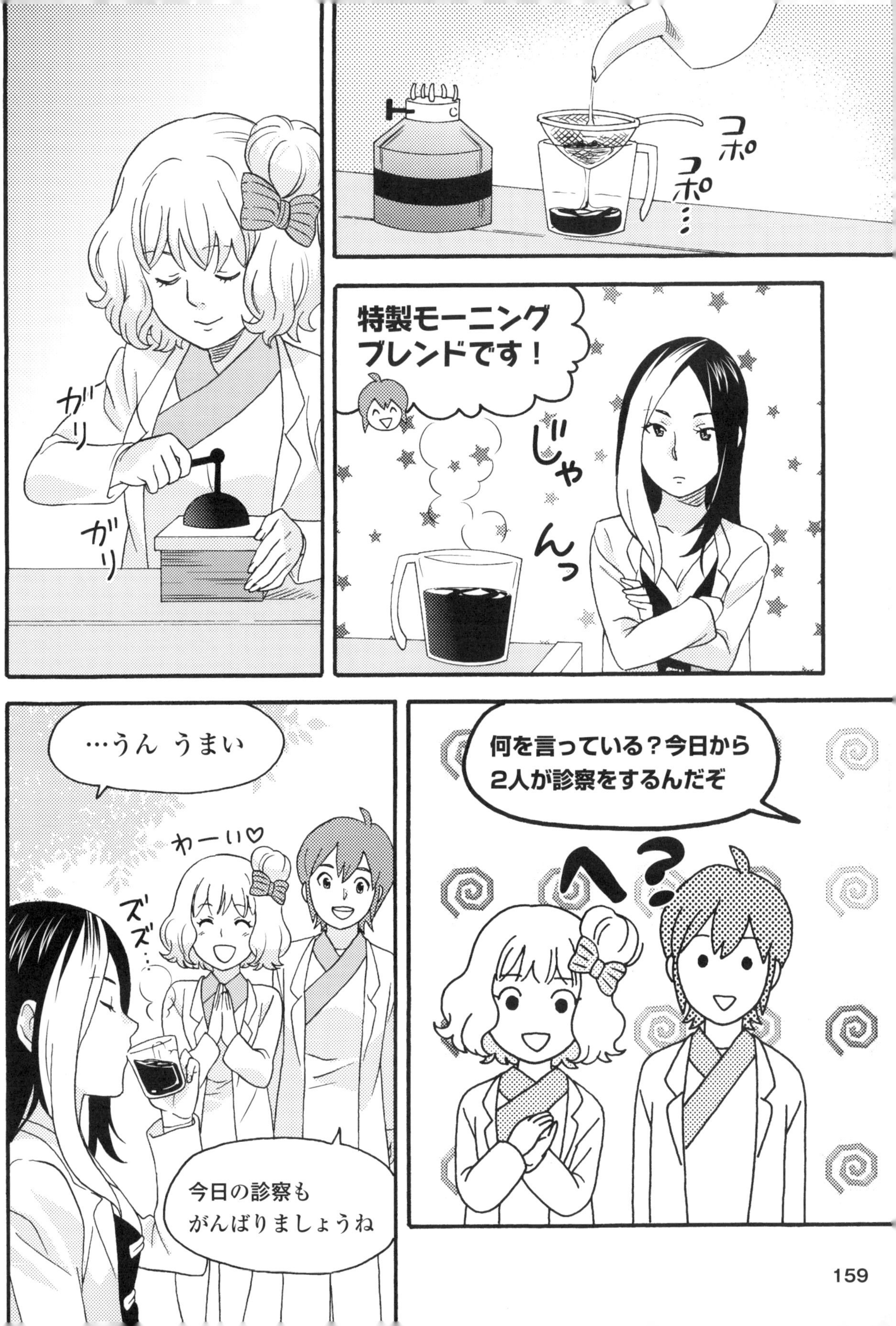

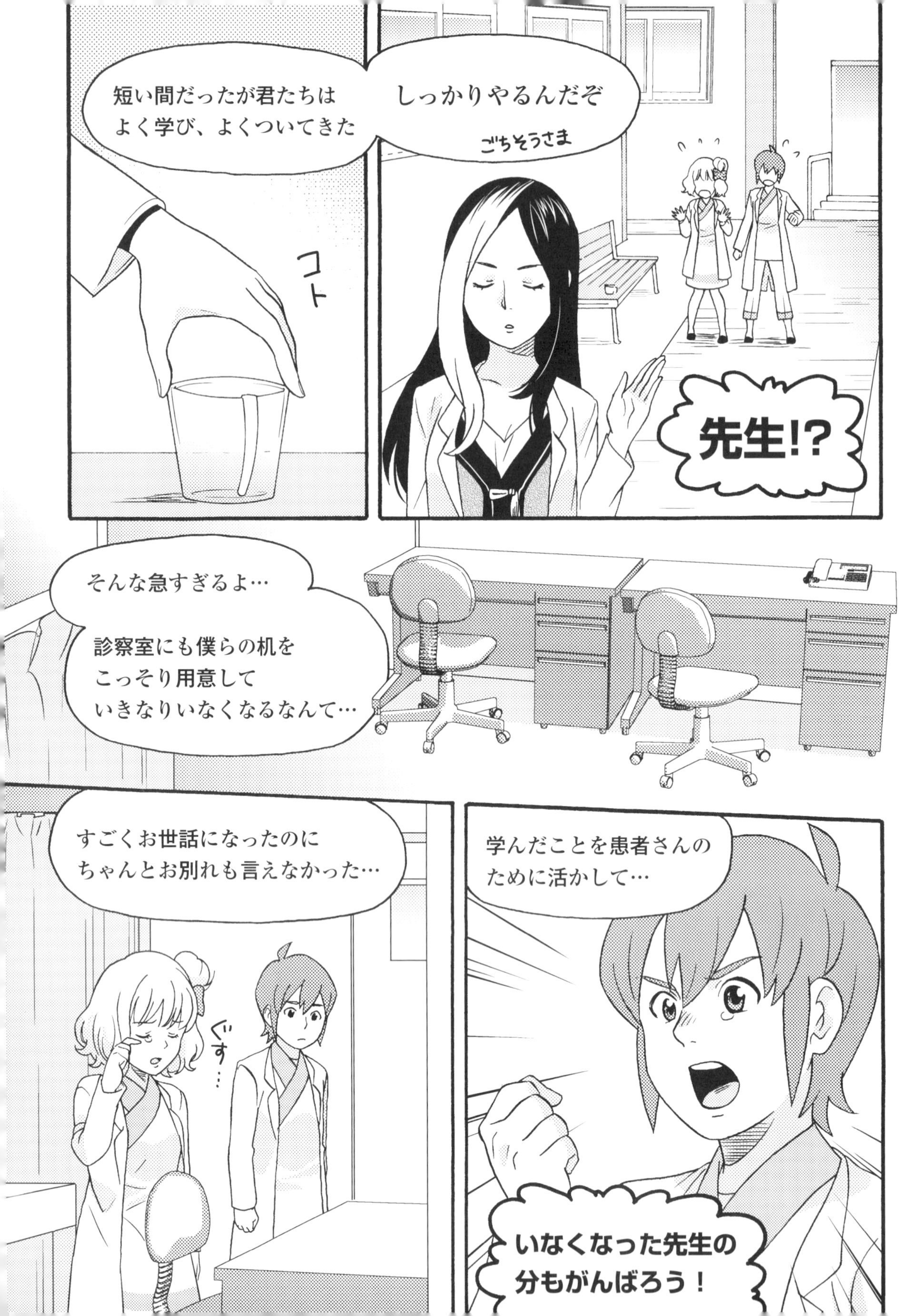
短い間だったが君たちは
よく学び、よくついてきた
コト
しっかりやるんだぞ
ごちそうさま
先生!?
そんな急すぎるよ…
診察室にも僕らの机を
こっそり用意して
いきなりいなくなるなんて…
すごくお世話になったのに
ちゃんとお別れも言えなかった…
ぐす…
学んだことを患者さんの
ために活かして…
いなくなった先生の
分もがんばろう！

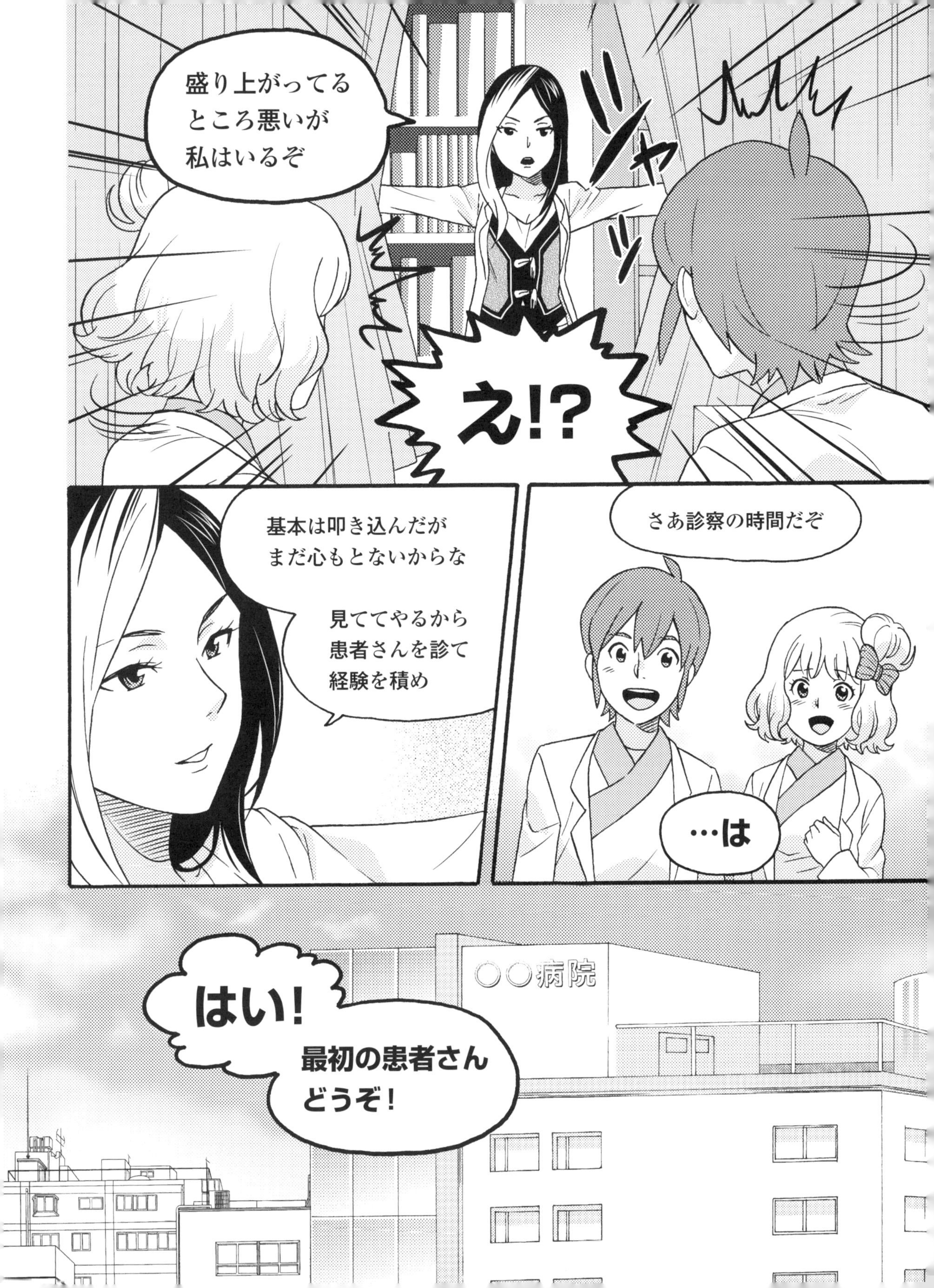

盛り上がってるところ悪いが私はいるぞ
え!?
基本は叩き込んだがまだ心もとないからな
見ててやるから患者さんを診て経験を積め
さあ診察の時間だぞ
…は
○○病院
はい!
最初の患者さんどうぞ!

索　引

あ行

陰虚（いんきょ）……25、94
運化（うんか）……53、57
衛気（えいき）……42、68、72
営気（えいき）……68、72
衛気営血（えいきえいけつ）……27
越婢加朮湯（えっぴかじゅつとう）……95
黄連阿膠湯（おうれんあきょうとう）……58
黄連解毒湯（おうれんげどくとう）……51、146、155
瘀血（おけつ）……92
瘀血証（おけつしょう）……156
温煦（おんく）……70、72、91
温法（おんぽう）……141、155
温補法（おんぽほう）……155
温清飲（おんせいいん）……92

か行

外感を治するのは将の如し（がいかんをちするのはしょうのごとし）……131、153
葛根湯（かっこんとう）……24、153
瓜蒂散（かていさん）……24
加味逍遥散（かみしょうようさん）……45
寒熱（かんねつ）……25、116
寒なる者はこれを熱す（かんなるものはこれをねっす）……26、142
汗法（かんぽう）……153
気（き）……66、89
気陥（きかん）……89、90

気逆（きぎゃく）……89、90
気虚（ききょ）……25、89
気滞（きたい）……89、90
気滞証（きたいしょう）……156
気の産生と循環（きのさんせいとじゅんかん）……90
帰脾湯（きひとう）……23、51、53、93
胸脇苦満（きょうきょうくまん）……90、119
祛邪（きょじゃ）……25、132
虚なる者はこれを補す（きょなるものはこれをほす）……25
虚脈（きょみゃく）……107
金鈴子散（きんれいしさん）……156
桂枝甘草湯（けいしかんぞうとう）……51
桂枝湯（けいしとう）……153
桂枝茯苓丸（けいしぶくりょうがん）……156
血（けつ）……65、73
血の作用（けつのさよう）……76
血の産生と循環（けつのさんせいとじゅんかん）……93
血虚（けっきょ）……25、92
血と気（けつとき）……93
血と津液（けつとしんえき）……94
血熱（けつねつ）……92
血府逐瘀湯（けっぷちくおとう）……93、156
下法（げほう）……133、154
弦脈（げんみゃく）……108
後天の気（こうてんのき）……66、90
五臓弁証（ごぞうべんしょう）……34
五臓六腑（ごぞうろっぷ）……24
五苓散（ごれいさん）……95

さ行

犀角地黄湯（さいかくじおうとう）……92
柴胡加竜骨牡蛎湯（さいこかりゅうこつぼれいとう）……43、56
細脈（さいみゃく）……107
三黄瀉心湯（さんおうしゃしんとう）……5、51
散寒法（さんかんほう）……155
四逆散（しぎゃくさん）……86
四逆湯（しぎゃくとう）……143
滋潤（じじゅん）……72
四診（ししん）……99
四診合参（しっしんがっさん）……122、126
七情（しちじょう）……23
実なる者はこれを瀉す（じつなるものはこれをしゃす）……25
実熱証（じつねつしょう）……155
実脾飲（じっぴいん）……95
実脈（じつみゃく）……107
邪気（じゃき）……25
粛降（しゅっこう）……52
証（しょう）……14
症候群（しょうこうぐん）……15
小柴胡湯（しょうさいことう）……154
昇清（しょうせい）……53
消法（しょうほう）……150、156
逍遥散（しょうようさん）……57
津液（しんえき）……65、78
津液の産生と循環（しんえきのさんせいとじゅんかん）……94
神志（しんし）……51

心腎不交（しんじんふこう）……58
水穀の気（すいこくのき）……90
推動（すいどう）……70、72、74、90
水道通調（すいどうつうちょう）……52
寸・関・尺（すんかんしゃく）……125
正気（せいき）……25
清気（せいき）……90
整体観（せいたいかん）……22
清熱法（せいねつほう）……155
清法（せいほう）……144、155
精を蔵す（せいをぞうす）……55
切診（せっしん）……99、112、125
舌診（ぜつしん）……101
先天の気（せんてんのき）……66、90
宣発（せんぱつ）……52
宗気（そうき）……66、68、72、90
相克（そうこく）……37、49、50
相生（そうせい）……37、49、50
蔵血（ぞうけつ）……40、42、54
疏泄（そせつ）……40、54、57

た行

大承気湯（だいじょうきとう）……24、154
大脈（だいみゃく）……107
痰飲（たんいん）……94
痰飲証（たんいんしょう）……156
調胃承気湯（ちょういじょうきとう）……154

沈脈（ちんみゃく）……108
天芙（てんふ）……55
同病異治（どうびょういち）……18
当帰四逆湯（とうきしぎゃくとう）……93
当帰四逆加呉茱萸生姜湯（とうきしぎゃくかごしゅゆしょうぎょうとう）……63
総血（とうけつ）……52
桃紅四物湯（とうこうしもつとう）……93

な行

内傷を治するのは相の如し（ないしょうをちするのはそうのごとし）……139、154
二陳湯（にちんとう）……156
人参湯（にんじんとう）……142
熱なる者はこれを寒す（ねつなるものはこれをかんす）……26
納気（のうき）……55

は行

麦門冬湯（ばくもんどうとう）……22
半表半裏（はんぴょうはんり）……134、154
表証（ひょうしょう）……153
表裏（ひょうり）……24
病位（びょうい）……24
病因（びょういん）……22
病期（びょうき）……26
病態（びょうたい）……25
腹診（ふくしん）……112
茯苓飲（ぶくりょういん）……95

浮脈（ふみゃく）……108
聞診（ぶんしん）……99、123
平胃散（へいいさん）……22
平脈（へいみゃく）……107
防御（ぼうぎょ）……72、91
望診（ぼうしん）……99、101、122
補中益気湯（ほちゅうえっきとう）……20、90
補法（ほほう）……149、156

ま行

麻黄湯（まおうとう）……153
脈診（みゃくしん）……103
問診（もんしん）……99、124

や行

陽虚（ようきょ）……25

ら行

裏証（りしょう）……154
六淫（ろくいん）……22
六味丸（ろくみがん）……94、156
六経（ろっけい）……26

わ行

和法（わほう）……133、135、154

＜著者略歴＞

板倉　英俊（いたくら ひでとし）

平成 11 年 5 月　東邦大学医学部付属大橋病院第三内科（現：循環器内科）入局
平成 18 年 4 月　東邦大学医療センター大森病院総合診療急病センター（東洋医学科）入局
平成 22 年 4 月　東邦大学医療センター大森病院東洋医学科医局長
平成 25 年 4 月　東邦大学医療センター大森病院東洋医学科客員講師
平成 25 年 4 月　真田クリニック 勤務

■ 日本東洋医学会 漢方専門医 ■ 日本内科学会 認定内科医

●**マンガ制作**　株式会社トレンド・プロ / ブックスプラス

●**シナリオ**　森木林

●**作　　画**　石野人衣

●**D T P**　邊見洋子（ぽんぽちデザイン）

マンガで学《まな》ぶ漢方薬《かんぽうやく》　Ⓒ

発　行　2014 年 12 月 1 日　初版 1 刷

著　者　板《いた》倉《くら》英《ひで》俊《とし》

発行者　株式会社　中外医学社

代表取締役　青木　滋

〒 162-0805　東京都新宿区矢来町 62
電　　話　03 - 3268 - 2701（代）
振替口座　00190 - 1 - 98814 番

印刷・製本 / 三和印刷（株）　＜ HI・HU ＞
ISBN978-4-498-06912-1　Printed in Japan